神经损伤物理治疗

（第1分册）：

脑血管损伤、头部外伤、脊髓损伤

主　编／[日] 铃木俊明　[日] 中山恭秀

主　译／马玉宝　李德盛

主　审／方伯言　常冬梅　刘　畅

Nervous System

北京科学技术出版社

CROSSLINK RIGAKURYOHO TEXT SHINKEI SHOGAI RIGAKURYOHOI
© SUZUKI Toshiaki, NAKAYAMA Yasuhide 2019
Originally published in Japan in 2019 by MEDICAL VIEW CO.,LTD
Chinese (Simplified Character only) translation rights arranged
with MEDICAL VIEW CO.,LTD through TOHAN CORPORATION, TOKYO.

著作权合同登记号　图字：01-2021-5443

图书在版编目（CIP）数据

神经损伤物理治疗 . 第 1 分册，脑血管损伤、头部外伤、脊髓损伤 /（日）铃木俊明，（日）中山恭秀主编；马玉宝，李德盛主译 . — 北京：北京科学技术出版社，2024.1

ISBN 978-7-5714-3178-5

Ⅰ.①神… Ⅱ.①铃… ②中… ③马… ④李… Ⅲ.①神经系统疾病 - 物理疗法 Ⅳ.①R74

中国国家版本馆CIP数据核字（2023）第150583号

责任编辑：	安致君　张真真
责任校对：	贾　荣
图文制作：	北京永诚天地艺术设计有限公司
责任印制：	吕　越
出 版 人：	曾庆宇
出版发行：	北京科学技术出版社
社　　址：	北京西直门南大街16号
邮政编码：	100035
电　　话：	0086-10-66135495（总编室）
	0086-10-66113227（发行部）
网　　址：	www.bkydw.cn
印　　刷：	北京捷迅佳彩印刷有限公司
开　　本：	787 mm × 1092 mm　1/16
字　　数：	300千字
印　　张：	17.25
版　　次：	2024年1月第1版
印　　次：	2024年1月第1次印刷
ISBN	978-7-5714-3178-5

定　　价：180.00元

编译者名单

主 译

马玉宝　首都医科大学附属北京康复医院

李德盛　中国康复研究中心（北京博爱医院）

主 审

常冬梅　中国康复研究中心（北京博爱医院）

方伯言　首都医科大学附属北京康复医院

刘 畅　首都医科大学附属北京康复医院

副主译

邰 虹　航空总医院

庄晓桐　吉林省东临生物科技有限公司

译 者

李方舟　浙江大学医学院附属第二医院

李洪亮　航空总医院

汪宝凤　日本宝塚医疗大学

翻译秘书

闫红娇　首都医科大学附属北京康复医院

王晨曦　沈阳体育学院

高维广　沈阳体育学院

主　编

铃木俊明　日本关西医疗大学

中山恭秀　日本东京慈惠会医科大学附属医院

编　者

长谷公隆　日本关西医科大学

高桥秀寿　日本埼玉医科大学

嘉户直树　日本神户康复福祉专门学校

铃木俊明　日本关西医疗大学

岩月宏泰　日本青森县立保健大学

野村真　日本一般财团法人镰仓医院

松原广幸　日本医疗法人研医会田边中央医院

福本悠树　日本关西医疗大学

文野住文　日本关西医疗大学

东藤真理奈　日本关西医疗大学

木村文佳　日本青森县立保健大学

前田刚伸　日本神户康复福祉专门学校

米田浩久　日本关西医疗大学保健医疗系

后藤淳　日本 Sumirekai 集团康复法人本部

松尾英明　日本福井大学医学部附属医院

内山圭太　日本金泽红十字医院

宫田伸吾　日本金泽红十字医院

浅井仁　日本金泽大学

山本吉则　日本医疗法人凰林会榊原白凤医院

光田尚代　日本医疗法人寿山会喜马医院

藤本将志　日本医疗法人和松会六地藏综合医院

赤松圭介　日本医疗法人和松会六地藏综合医院

大沼俊博　日本医疗法人和松会六地藏综合医院

藤野雄次　日本埼玉医科大学国际医疗中心

畠中泰彦　日本铃鹿医疗科学大学

渡边裕文　日本医疗法人和松会六地藏综合医院

山口和辉　日本铃鹿医疗科学大学

序言

　　《神经损伤物理治疗（第1分册）：脑血管损伤、头部外伤、脊髓损伤》终于在医学阅读公司的帮助下出版发行。感谢一直以来给予我们帮助的各位编者，以及医学阅读公司编辑部的神原优子女士。

　　在进行脑血管损伤、脑外伤、脊髓损伤的物理治疗时，结合对疾病的理解、评估以及物理治疗的实施是至关重要的。有的治疗师仅仅知晓疾病特征，但缺乏详细评估就进行物理治疗；还有的治疗师不理解疾病，只是机械地进行评估和治疗。

　　因此，本书对常见神经损伤的特征与发病机制、医师的评估与治疗方案、治疗师的评估与物理治疗方法等进行了总结。本书不仅由一线的医师和治疗师共同担任编者，还得到了作者所在单位的人员以及不断探索物理治疗的研究者的协助。在撰写整理本书期间，我们与各位编者进行了高效且愉快地交流，顺利完成了本次合作。在此，我们对各位编者致以诚挚的感谢。

　　直观易懂是本书的重要特色。为了便于物理治疗相关专业的学生和年资较浅的物理治疗师理解，本书使用了大量图表对重点难点进行解释说明。此外，本书还将基本的物理治疗方法根据临床情况进行了具体分析，并对物理治疗相关的前沿课题进行了汇总。即使是我们这些积累了多年工作经验的治疗师，在编写和阅读本书的过程中仍受益匪浅。可以自豪地说，本书对很多阶段的治疗师均有所裨益。

　　希望本书的内容能在临床上帮助更多患者康复。

铃木俊明

中山恭秀

缩略语一览

A

ABMS	ability for basic movement scale	基本运动功能量表
ADL	activities of daily living	日常生活活动
AFO	ankle-foot orthosis	踝足矫形器
AIT	anterior inferotemporal	前颞叶
Alb	albumin	白蛋白
ALP	alkaline phosphatase	碱性磷酸酶
APT	attention process training	注意程序训练
ASIA	American Spinal Injury Association	美国脊髓损伤协会
ATIS	atherothrombosis	动脉粥样硬化性血栓形成

B

BAD	branch atheromatous disease	分支动脉粥样硬化性疾病
BADS	behavioral assessment of the dysexecutive syndrome	执行障碍综合征的行为评估
BBS	Berg balance scale	Berg 平衡量表
BCR	bulbocavernosus reflex	球海绵体反射
BFO	balanced forearm orthosis	平衡前臂矫形器
BI	Barthel index	Barthel 指数
BIT	behavioural inattention test	行为忽略测试
BLS	Burke lateropulsion scale	Burke 忽略测试倾斜量表
BMI	body mass index	体重指数
BRS	Brunnstrom recovery stage test	Brunnstrom 恢复阶段检查
BWSTT	body weight-supported treadmill training	减重跑台训练

C

CAS	clinical assessment for spontaneity	自发性的临床评估
CAT	clinical assessment for attention	临床注意评估
CCAS	cerebellar cognitive affective syndrome	小脑认知情感障碍综合征
CCCD	crossed cerebello-cerebral diaschisis	大脑－小脑功能交叉失联络征
CCD	crossed cerebellar diaschisis	交叉性小脑失联络征
CIC	clean intermittent catheterization	清洁间歇导尿
CIT	central inferotemporal	颞下中叶
CKC	closed kinetic chain	闭链运动
CM	centromedian nucleus	中央中核
CPF (=PCF)	cough peak flow (=peak cough flow)	最大咳嗽流量
CPG	central pattern generator	中枢模式发生器
CPK	creatine phosphokinase	肌酸激酶
CPP	cerebral perfusion pressure	脑灌注压
CPT	continuous performance task	持续性注意测试
CRP	C-reactive protein	C 反应蛋白
CSD	cortical spreading depolarization	脑皮质扩散去极化
CT	computed tomography	计算机断层扫描

D

DA	dopamine	多巴胺
DOAC	direct oral anticoagulants	直接口服抗凝剂
DSD	detrusor sphincter dyssynergia	排尿肌 - 外尿道括约肌协同失调
DTR	deep tendon reflex	深部腱反射
DWI	diffusion weighted image	弥散加权像

E

E-FAP	Emory functional ambulation profile	Emory 功能性步行能力评估
EHC	extensor half center	伸肌半中心
ENK	enkephalin	脑啡肽
ERD	event-related desynchronization	事件相关的不同步

F

FES	functional electrical stimulation	功能性电刺激
FHC	flexor half center	屈肌半中心
FIM	functional independence measure	功能独立性评估量表
FLAIR	fluid-attenuated inversion recovery	液体衰减反转恢复
FMA	Fugl-Meyer assessment	Fugl-Meyer 评测
FRT	functional reach test	功能性伸展试验

G

GABA	γ-aminobutyric acid	γ - 氨基丁酸
GC	gait cycle	步行周期
GCS	Glasgow coma scale	格拉斯哥昏迷评分

H

HDS-R	Hasegawa dementia scale-revised	改良长谷川痴呆量表
HQOL	health-related QOL	健康相关生命质量
HR	heart rate	心率

I

IADL	instrumental ADL	工具性日常生活活动
IBITA	International Bobath Instructors Training Association	国际 Bobath 指导教师协会
ICF	International classification of functioning, disability and health	国际功能、残疾和健康分类
ICP	intracranial pressure	颅内压
IN	interneuron	中间神经元
INR	international normalized ratio	国际标准化比值
IP	interphalangeal	指（趾）间
IT	inferior temporal	下颞叶
IVES	integrated volitional control electrical stimulator	随意运动辅助型电刺激装置

J

| JCS | Japan coma scale | 日本昏迷量表 |
| JSS | Japan stroke scale | 日本脑卒中量表 |

K

| KAFO | knee ankle foot orthosis | 膝踝足矫形器 |

L

| LD | lateral dorsal nucleus | 背外侧核 |
| LTD | long term depression | 长时程抑制 |

M

MAC	manually assisted coughing	人工辅助咳嗽
MAPT	modified attention process training	改良注意程序训练
MARS	Moss attention rating scale	Moss 注意力评级量表
MAS	modified Ashworth scale	改良 Ashworth 量表
MAS	motor assessment scale	运动功能评估量表
MBCP	model of Bobath clinical practice	Bobath 临床实践模型
MI	motricity index	运动力指数
MI	myocardial infarction	心肌梗死
MI-E	mechanical insufflation-exsufflation	机械吸气 – 呼气
MLR	midbrain locomotor region	中脑运动区
MMAS	modified motor assessment scale	改良运动功能评估量表
MMSE	mini-mental state examination	简易精神状态检查量表
MMT	manual muscle testing	徒手肌力检查
MP	metatarsophalangeal (joint)	跖趾（关节）
MRA	magnetic resonance angiography	磁共振血管造影
MRI	magnetic resonance imaging	磁共振成像
MRS	modified Rankin Scale	改良 Rankin 量表
MSS	motor status scale	运动功能状态量表
MT	middle temporal	颞中叶
MTP	metatarsophalangeal	跖趾
MWST	modified water swallowing test	改良饮水试验

N

NBS	norm-based scoring	基于常模的计分规则
NIHSS	National Institutes of Health Stroke Scale	美国国立卫生研究院卒中量表评分
NMDA	N-methyl-D-aspartate	N－甲基－D－天冬氨酸
NPPV	non-invasive positive pressure ventilation	无创正压通气

O

OKC	open kinetic chain	开链运动
OPLL	ossification of posterior longitudinal ligament	颈椎后纵韧带骨化症
OT	occupational therapist	作业治疗师

P

PAD	peripheral arterial disease	外周动脉疾病
PASAT	paced auditory serial addition test	同步听觉系列加法测验
PASS	postural assessment scale for stroke patients	脑卒中患者姿势评估量表
PC	Purkinje cell	浦肯野细胞
PCF (=CPF)	peak cough flow (=cough peak flow)	最大咳嗽流量
PPT	pedunculopontine tegmental nucleus	脚桥被盖核
PT	physical therapist	物理治疗师
PTD	preventable trauma death	可预防的创伤性死亡

Q

QOL	quality of life	生活质量

R

RBMT	Rivermead behavioral memory test	Rivermead 行为记忆测试
ROM	range of motion	关节活动度
RSD	reffex sympathetic dystrophy	反射性交感神经性肌营养不良
RSST	repetitive saliva swallowing test	反复唾液吞咽测试
rt-PA	recombinant tissue plasminogen activator	重组组织型纤溶酶原激活剂
rTMS	repetitive transcranial magnetic stimulation	重复经颅磁刺激

S

SC	sensory consequence	感觉结果
SCIM	spinal cord independence measure	脊髓损伤独立性评估
SCP	clinical assessment scale for contraversive pushing	对侧倾斜量表
SCU	stroke care unit	脑卒中护理病房
SDMT	symbol digit modalities test	符号数字模式测验
SF-36	MOS (medical outcome study) short form 36-item health survey	SF-36 量表 / 健康调查简表
SHB	shoe horn brace	鞋拔式短下肢支具
SIAS	stroke impairment assessment set	脑卒中病损评估法
SIS	stroke impact scale	脑卒中影响量表
SLR	straight leg raising	直腿抬高

SLTA	standard language test of aphasia	标准失语症检查
SMS	social maturity scale	社会成熟量表
SNRI	serotonin and norepinephrine reuptake inhibitors	5-HE 及 NE 再摄取抑制剂
SP	substance P	P 物质
SPL	superior parietal lobule	顶上小叶
SpO$_2$	saturation of percutaneous oxygen	经皮动脉血氧饱和度
SSFS	sinking skin flap syndrome	皮瓣凹陷综合征
SSRI	selective serotonin reuptake inhibitors	选择性 5- 羟色胺再摄取抑制剂
ST	speech therapist	言语治疗师

T

TAN	tonically active neurons	紧张性活动神经元
TBI	traumatic brain injury	创伤性脑损伤
TES	therapeutic electrical stimulation	治疗性电刺激
TIA	transient ischemic attack	短暂性脑缺血发作
TMS	transcranial magnetic stimulation	经颅磁刺激
TMT	trail making test	连线测验
TMT-A	trail making test part A	连线测验 A 部分
TPM	time pressure management	时间压力管理
TUG	timed up & go test	起立 - 行走 - 计时测试

V

VA	ventral anterior nucleus	腹前核
VAP	ventilator-associated pneumonia	呼吸机相关性肺炎
VAS	visual analogue scale	视觉模拟评分法
VI	ventral intermediate nucleus	腹中间核
VIP	ventral intraparietal area	顶内沟腹侧区
VO$_2$max	Maximal oxygen consumption	最大摄氧量
VPL	ventral posterolateral nucleus	腹后外侧核
VPM	ventral posteromedial nucleus	腹后内侧核

W

WAB	western aphasia battery	西方失语症成套测验
WAIS	Wechsler adult intelligence scale	韦氏成人智力量表
WBC	white blood cell	白细胞
WCST	Wisconsin card sorting test	威斯康星卡片分类测验
WIQ	walking impairment questionnaire	步行障碍问卷
WISC	Wechsler intelligence scale for children	韦氏儿童智力量表
WMS-R	Wechsler memory scale-revised	韦氏记忆量表修订版
WST	weight support treadmill	减重跑步机

目　录

第一章

总 论

中枢神经系统的结构与功能

1 大脑的结构和区域

- 神经胶质细胞形成了通过突触执行传递信息的神经细胞的环境。
- 顶叶、颞叶、枕叶联合区总称为后联合区，整合感觉信息。
- 额叶联合区是由额前区和除初级运动区以外的运动关联区域构成的。
- 投射纤维、联络纤维、连合纤维在大脑髓质中走行。

神经细胞的结构和功能

- 神经细胞可分为细胞体、树突、轴突和神经末梢，在细胞体及树突处大多数神经末梢通过突触结合（图 1.1.1a）。大脑中，约有数量是神经细胞9倍的神经胶质细胞（Glial）（星形胶质细胞、少突胶质细胞、小胶质细胞、室管膜细胞）将神经细胞包围（图 1.1.1b），发挥了支持神经网络，使神经细胞相互间隔离、绝缘，向神经细胞输送营养，使神经组织修复及再生，分泌神经营养因子等作用。

补充

关于神经胶质细胞的信息传导机制和促进中枢神经细胞再生的神经胶质细胞微环境的组成还在研究之中。

大脑的结构

　　大脑可以分为端脑、间脑、中脑、脑桥、延髓、小脑（图 1.1.2a）。端脑和间脑被分为左、右两部分，构成大脑半球。大脑半球通过脑沟、脑裂分为额叶、顶叶、枕叶、颞叶、岛叶，语言中枢所在一侧被称为优势半球。间脑则包含除嗅觉以外其他感觉

通路所在的丘脑，自主神经系统中枢所在的下丘脑，分泌激素的脑垂体、松果体。中脑、脑桥、延髓统称为脑干。

大脑的区域

- 大脑皮质存在神经细胞的细胞体聚集的部位，每个区域完成不同的功能（图 1.1.2b）。顶叶联合区、颞叶联合区、枕叶联合区（总称为后联合区）负责统合感觉信息。额叶联合区和额前区，除初级运动区构成运动关联区（高级运动区）外，额前区由背外侧前额叶（执行功能和工作记忆等的认知功能：Brodmann 分区8、9、46区）、眶额皮质（产生情绪和欲望：Brodmann 分区47、11、13区）、内

临床建议

以脑部扫描为基础评估

　　脑损伤患者的评估是在了解额叶、顶叶、枕叶、颞叶的皮质功能（图 1.1.3）的基础上，从评估各区域受损部位所表现出的症状开始。皮质下损伤则根据联络纤维和连合纤维的信息传导到损伤部位可出现的症状进行评估。

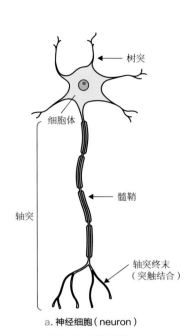

a. 神经细胞（neuron）

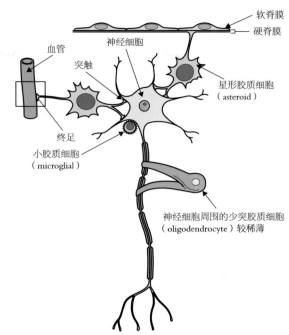

软脊膜
硬脊膜
神经细胞
突触
星形胶质细胞
（asteroid）
血管
终足
小胶质细胞
（microglial）
神经细胞周围的少突胶质细胞
（oligodendrocyte）较稀薄

树突
细胞体
髓鞘
轴突
轴突终末
（突触结合）

b. 神经细胞和神经胶质细胞

图 1.1.1　神经细胞的结构

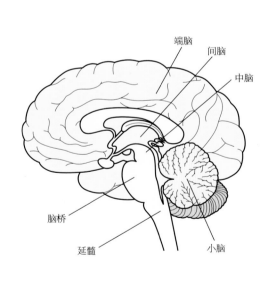

端脑
间脑
中脑
脑桥
延髓
小脑

a. 脑的分区

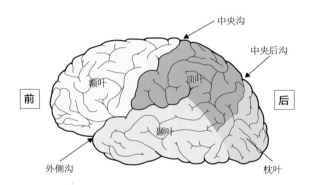

中央沟
中央后沟
额叶
顶叶
颞叶
枕叶
外侧沟
前
后

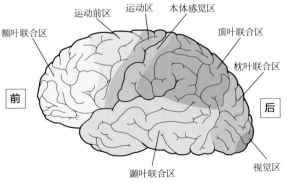

运动前区
运动区
本体感觉区
额叶联合区
顶叶联合区
枕叶联合区
视觉区
颞叶联合区
前
后

b. 大脑皮质的分区（大脑左半球左视图）

图 1.1.2　脑、大脑的分区

3

侧前庭前区（对机体内环境和情绪的监控：Brodmann 分区 9、10 区）组成。

- **大脑髓质**又被称为白质，神经纤维聚集走行于此。大脑髓质是由联系皮质下神经部位的投射纤维（皮质脊髓束、皮质脑桥束等），大脑半球内联系不同皮质的**联络纤维**（上纵束、下纵束、穹隆等），联系两侧大脑半球间的**连合纤维**（胼胝体等）组成（图 1.1.4）。

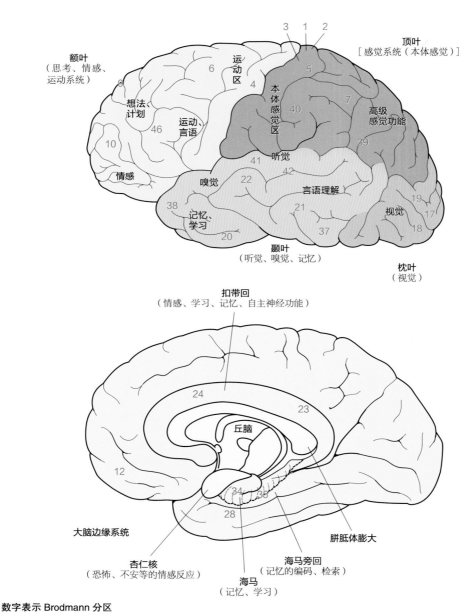

数字表示 Brodmann 分区

图 1.1.3 大脑的功能分区

- 间脑是位于大脑半球中心的灰白质。丘脑作为大脑皮质的中继核发挥作用（图1.1.5），下丘脑作为自主神经系统和内分泌系统的中枢发挥作用。

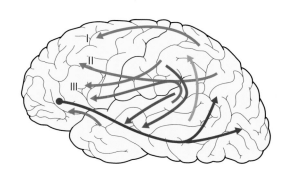

上纵束（Ⅰ~Ⅲ）
中纵束（颞中回至顶下小叶）
下纵束（枕叶至颞叶、海马）
扣带（Ⅰ~Ⅴ）
弓形束（直接通路，颞叶后上部至额叶后下部）
钩束（额叶至颞叶前部）
下额枕束（额叶至顶叶、枕叶）
顶枕颞桥束（颞叶后上部至顶上小叶至颞中回）

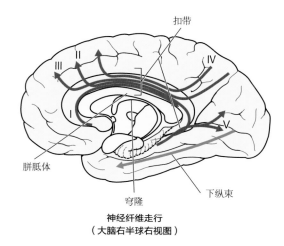

神经纤维走行
（大脑右半球右视图）

图 1.1.4　大脑髓质

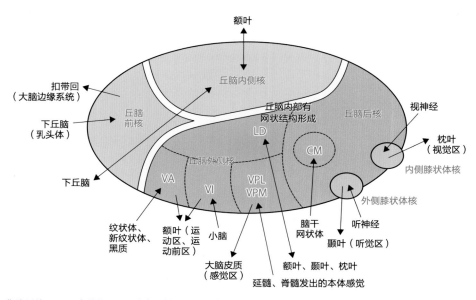

LD– 背外侧核；VA– 腹前核；VI– 腹中间核；VPL– 腹后外侧核；VPM– 腹后内侧核；CM– 中央中核

图 1.1.5　丘脑分区及联络纤维

2 大脑中的信息传递

- 视觉信息是由腹侧通路（what 通路）和背侧通路（where 通路）共同处理的。
- 本体感觉信息在顶叶联合区整合，作为综合性认知信息用于行动。
- 额前区是将来自枕叶联合区及边缘系统联合区的信息进行整合，并传达给初级运动区的综合处理系统。

视觉信息

视觉信息由视网膜的视细胞区分各种视觉属性，经由外侧膝状体向枕叶的初级视觉区（V1）传递。之后，通过次级视觉区向下部颞叶（颞叶联合区）传递的腹侧径路和向顶叶（顶叶联合区）传递的背侧径路并行处理信息，进而被识别（图 1.1.6）。

①腹侧通路（what 通路）：为高级视觉区（V4 区），沿大脑皮质的颞枕叶分布，主要功能是识别物体，处理关于物体的颜色和形状、物体的表面凹凸和深度的知觉信息。

②背侧通路（where 通路）：沿颞枕叶分布，主要功能是辨别空间位置和运动识别（在视觉指导下的动作）。

> **补充**
>
> 颞叶损伤后，将会很难辨别物体的形状、颜色、实体觉等基本情况，但是空间位置知觉和用手操作目标物体等的视觉诱导性行动可能尚存。顶叶联合区损伤会导致本体感觉信息的整合无法顺利进行以及躯体失认。

本体感觉信息

- 顶叶联合区是由顶上小叶（Brodmann 分区 5、7 区）和顶下小叶［Brodmann 分区 39 区（角回）、Brodmann 分区 40 区（缘

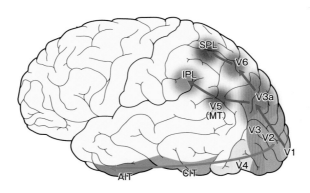

SPL– 顶上小叶；IPL– 顶下小叶；MT– 中颞叶；AIT– 中颞叶前区；CIT– 中颞叶中区

腹侧通路，V1 区细胞对物体的局部方位产生反应，V2 区和 V4 区对组成局部方位的曲线和弯曲产生反应，将复杂的轮廓形状作为信息进行传递。下颞叶皮质（IT）中有对图形特征做出反应的细胞，如对面貌做出选择性反应的细胞。小区域呈块状分布，这些区域在解剖学上紧密结合，形成处理面部视觉图像的特有系统

背侧通路，与理解视觉对象在空间所处位置的空间认识有关

图 1.1.6　视觉信息传导通路

上回）] 组成。感觉区（Brodmann 分区 3、1、2 区）处理本体感觉的相关信息，包括身体哪个部位接触什么样形状、质地的物体之类的信息，会在顶叶 Brodmann 分区 5 区进行相关的手足的位置，以及动作、躯体位置（肢体位置）和姿势等相关信息的整合。这种信息来自 7 区传达的视觉信息，它主要负责把握身体与外界之间的空间关系。除此之外，在顶下小叶处对信息进行概括化和抽象化，以提取出综合的认知信息。

- 从平衡感受器（3 个半规管及耳石器）获得的信息以前庭神经为介质，向前庭神经核（一部分为小脑）传递。这之后，信息传递经过丘脑的腹后外侧核，到达顶叶 – 岛叶前庭皮质和顶叶内腹侧区等多个大脑皮质区域进行前庭感觉信息的输送，前庭皮质的具体局部区域目前尚不清楚。

记忆、情绪等信息

- 在大脑边缘系统（海马、杏仁核）产生的记忆和情绪等自我信息，经过在大脑半球内侧面和底面定位的边缘系统联合区（扣带回、海马旁回、胼胝体压部等），向额前区、顶叶 – 颞叶联合区输送（图 1.1.3）。

信息的综合

- 在后联合区整合的感觉信息，通过联合纤维向额叶联合区传递。额前区将后联合区、边缘系统联合区的信息进行整合，与对外界注意的选择、感觉信息的接受和加工、短期记忆的收集和保存、记忆信息的读取、操作的动机，以及期待、预测、判断等，还有认知功能等功能区域密切相关（图 1.1.8）。向运动皮质下的脊髓、小脑、大脑基底核输入信息，并以丘脑的腹侧核为中介进行投射。

临床建议

半侧空间忽略的病灶

当顶叶的视觉信息处理发生损害和（或）以视觉信息输入为基础的动作处理无法完成时，会发生半侧空间忽略。半侧空间忽略是联合纤维的上纵束损害或者皮质间信息传递发生损害所引起的疾病。换言之，半侧空间忽略是一种顶叶处理的身体同外界认知信息不能被额叶所使用（图 1.1.7）。

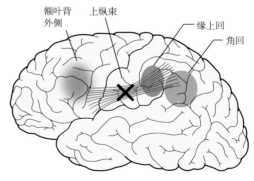

额叶背外侧　上纵束　缘上回　角回

图 1.1.7　半侧空间忽略

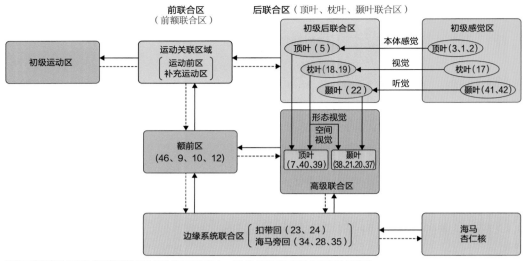

图 1.1.8　大脑对动作发生及控制的网络图

额前区将后联合区和边缘系统联合区收集的信息进行整合，经过运动关联区后向初级运动区传递

数字表示 Brodmann 分区

3　运动皮质

- 运动皮质是由初级运动区、运动前区、补充运动区、扣带回运动区（后三者称为运动联合区）组成的。
- 包括支配近端肌群、管理姿势和协调运动的内侧运动控制系统，以及支配对侧远端肌、管理四肢独立运动（特指手部运动）的外侧运动控制系统。
- 初级运动区负责整合高级运动区的感觉信息，以及通过皮质脊髓束控制随意运动。
- 运动前区、补充运动区通过网状脊髓束控制躯体及双侧上下肢近端肌肉的协调运动和姿势。

结构和功能

- 运动皮质由作为运动输出系统主要器官的**初级运动区**（Brodmann 4 区）、投射到脊髓的椎体束与初级运动区相联络的**运动前区**（premotor cortex）、**补充运动区**（supplementary motor area）、**扣带回运动区**组成（图 1.1.9）。运动前区和补充运动

区位于 Brodmann 6 区，由颜面部、上肢部、下肢部支配区域开始，向与初级运动区支配的躯体部位输出。**运动前区**将顶叶联合区传送的感觉信息（动作图像）用于对动作的选择、形成和表现，并形成动作计划。**补充运动区**则指定一个动作和其他动作的时间长短，以及多个动作之间的运动要素的顺序。位于其前部的**前补充运动**

区则负责执行运动计划的切换。扣带回运动区相当于 Brodmann 23、34 区，辅助完成基于内在需求的自发性行为，同时检查运动错误，对预测之外结果的信息处理进行监控。

运动传出系统

- 大脑皮质的锥体细胞（pyramidal cell）的轴索离开大脑皮质后，提供运动所必需的传出系统（投射纤维）。运动传出系统大致分为内侧运动控制系统和外侧运动控制系统。

　　（1）外侧运动控制系统（图 1.1.11a）：由外侧皮质脊髓束、红核脊髓束，以及桥外侧被盖区发出的网状脊髓束组成，支配对侧的远端肌群。锥体束的 90%～95% 交叉至对侧并下行。一部分神经纤维分支走行至红核，负责动员红核脊髓束。

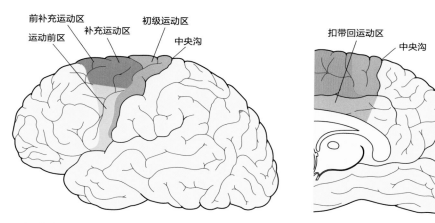

图 1.1.9　运动皮质

镜像神经元系统从颞顶沟后部接受与高级视觉表象相关的输入，将在后顶叶皮质处理的空间信息在下部额叶转换为动作信息。运动的模仿命令作为"传出副本（efference copy）"发送到缘上回，用于动作的模仿和对所观察动作进行视觉比较。这些结构是以模仿为基础进行观察学习和对动作进行心理排练的场所

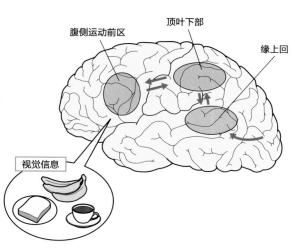

图 1.1.10　镜像神经元系统

（2）内侧运动控制系统（图 1.1.11b）：由皮质脊髓前束（皮质脊髓束的 5%～10%）、前庭脊髓束、顶盖脊髓束、中间脊髓束，脑桥及延髓内侧被盖区发出的网状脊髓束等组成，负责头部、躯体、上下肢近端肌群的支配。与伸展反射、屈曲反射（脊髓）、紧张型颈反射（延髓）、迷路反射、前庭动眼反射（延髓 - 脑桥）、翻正反应（中脑）等姿势反射相关。

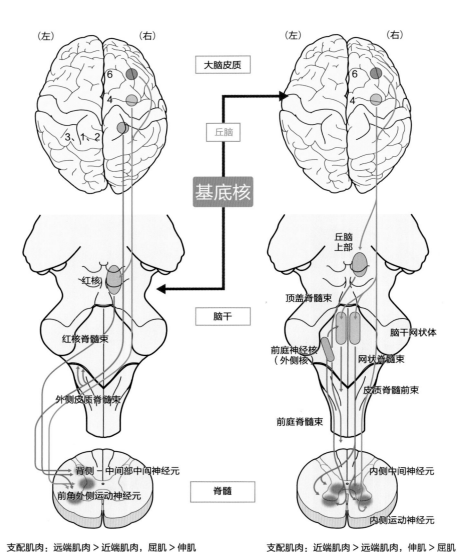

支配肌肉：远端肌肉 > 近端肌肉，屈肌 > 伸肌

a. 外侧运动控制系统

支配肌肉：近端肌肉 > 远端肌肉，伸肌 > 屈肌

b. 内侧运动控制系统

数字表示 Brodmann 分区

图 1.1.11 锥体细胞轴索的运动传出通路

- 与直接到达脊髓运动神经元的纤维相比，皮质脊髓束（图 1.1.12a）更多的是向脊髓中间神经元发出联络。若大脑中的皮质脊髓束受到损伤，除在延髓中交叉到对侧的纤维（皮质脊髓侧束）以外，在延髓未交叉而在颈髓交叉且走行至对侧灰质的纤维（病灶侧及病灶对侧）、在延髓未交叉而投射到同侧运动神经元的纤维，以及在延髓交叉且在颈髓水平再次交叉的纤维（病灶侧及病灶对侧）均会受到影响。此外，皮质脊髓束在基底节、脑干、脊髓内部的许多脊髓节段发出侧支。对脊髓内的各个脊髓节段的支配，多为接近节段的分支，但也有颈髓、腰髓的支配。步行动作的开始和躲避障碍物等随意性要求较高的动作是由皮质脊髓束主要负责的。

- 网状脊髓束（图 1.1.12b），贯穿全部脊髓的灰质、白质以及两侧脊髓发出的侧支。内侧运动控制系统负责躯干和双侧上、下肢近端肌肉的协调性运动和姿势控制（促进同侧屈肌、抑制伸肌、抑制对侧屈肌、促进伸肌）。补充运动区和运动前区通过皮质 – 网状投射系统，对网状脊髓束进行动员，对预测性姿势控制等进行管理。Brodmann 分区 6 区若受到损伤，则会发生姿势控制困难和肌肉萎缩等病症。

- 来自脑桥的网状脊髓束在同侧的前索 – 侧索下行，由于来自延髓的纤维一部分在延髓交叉并于对侧走行，剩下的同侧纤维和交叉至对侧的纤维一同在侧索下行，而一部分轴索在脊髓内侧向对侧侧支投射，所以全部轴索是双侧性支配。来自同一轴索的轴突侧支的脊髓节段虽然不同，但是均投向相同的脊髓前角区，在步行运动等要求四肢协调性的运动中发挥重要作用。中枢性步行节律启动时，由网状脊髓束发出的单突触反射几乎都是进行节奏性的冲动发射。

临床建议

运动、感觉神经通路和脑成像
　　理解从运动、感觉皮质直到深层的上肢、躯干、下肢的运动、感觉神经纤维束的传导（图 1.1.13）。

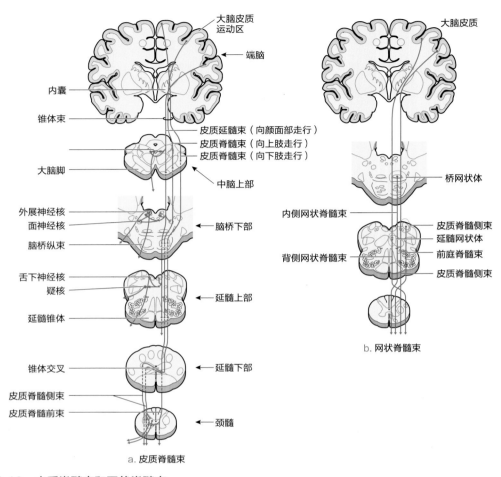

大脑皮质运动区

端脑

内囊

锥体束

皮质延髓束（向颜面部走行）

皮质脊髓束（向上肢走行）

皮质脊髓束（向下肢走行）

大脑脚

中脑上部

外展神经核

面神经核

脑桥纵束

脑桥下部

舌下神经核

疑核

延髓锥体

延髓上部

锥体交叉

皮质脊髓侧束

皮质脊髓前束

延髓下部

颈髓

a. 皮质脊髓束

大脑皮质

桥网状体

内侧网状脊髓束

背侧网状脊髓束

皮质脊髓侧束

延髓网状体

前庭脊髓束

皮质脊髓束

b. 网状脊髓束

图 1.1.12　皮质脊髓束和网状脊髓束

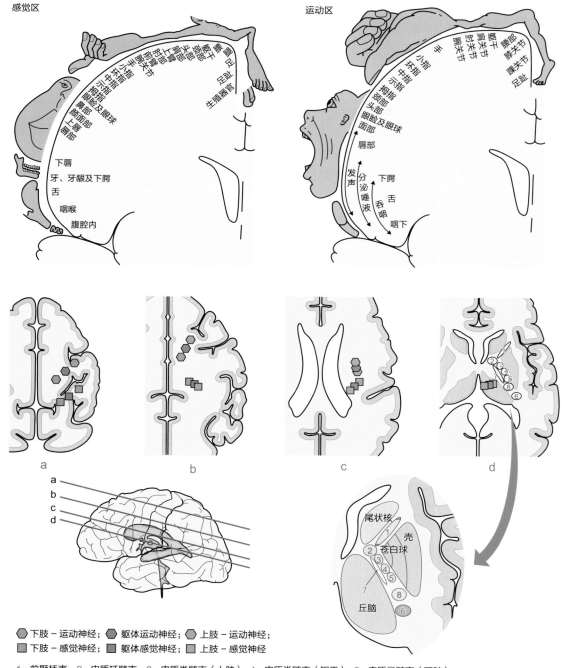

◆ 下肢 - 运动神经；◆ 躯体运动神经；◇ 上肢 - 运动神经；
■ 下肢 - 感觉神经；■ 躯体感觉神经；■ 上肢 - 感觉神经

1- 前额桥束；2- 皮质延髓束；3- 皮质脊髓束（上肢）；4- 皮质脊髓束（躯干）；5- 皮质脊髓束（下肢）；
6- 侧额桥束、顶桥束、后额桥束；7- 皮质网状束；8- 丘脑皮质束

图 1.1.13　躯体部位的支配及运动、感觉神经通路

4 大脑基底节

- 大脑基底节是由有传入系统的纹状体（尾状核和壳核），以及苍白球、黑质、丘脑底核组成的。
- 在解剖学及神经生理学独立的大脑皮质－基底节环路具有运动抑制的功能。
- 基底节具有抑制性作用，但大脑皮质－基底节－丘脑－大脑皮质环路则通过直接通路起到促进作用，再通过高速直接通路和间接通路起到抑制作用。
- 通过对脑干的投射参与对步行、姿势、肌肉紧张的控制。

结构

- 大脑基底节由位于大脑深部的尾状核与壳核（统称为新纹状体）和苍白球，以及位于中脑的黑质、丘脑组成。苍白球可分为内侧部和外侧部，而黑质可以分为致密部和黑质网状部（图 1.1.14）。

功能

- 作为基底节输入系统的纹状体在接收来自大脑皮质的大范围投射和对信息进行处理之后，冲动从位于苍白球内侧部和黑质网状部的传出核团发出，通过丘脑向额叶投射。这种大脑皮质－基底节－丘脑－大脑皮质环路有多个，每个都单独发挥功能（图 1.1.15）。大部分由感觉及运动皮质

> **补充**
>
> 富有伏核的纹状体根据功能可以分为：接受来自运动区、运动前区、感觉区投射的感觉运动区（sensorimotor sector），接受额叶、颞叶、顶叶联合区投射的联合区（associative sector），接受来自海马、小脑扁桃体、海马旁回、眼窝前额皮质投射的边缘区（limbic sector）。大脑基底节－额叶循环的神经回路：①壳核－额前区循环，负责四肢顺序运动模式的自动化及对有关运动技能的运动记忆的学习；②尾状核－额前区的循环，新顺序运动模式的学习、解决遇到的问题、运动的选择；③黑质－伏核－额前区循环，与奖励机制有关的运动模式的学习。

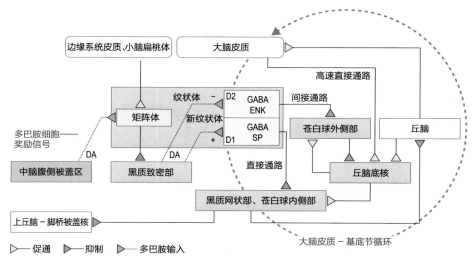

▷— 促通　▶— 抑制　▷▷▷— 多巴胺输入

DA– 多巴胺；ENK– 脑啡肽；SP–P 物质；GABA–γ – 氨基丁酸

图 1.1.14　大脑基底节主要输入与输出路径

发出到纹状体的输入路径，都是向 γ- 氨基丁酸（GABA）能神经元的矩阵体进行投射。与之相对的，富有阿片类受体的矩阵体则呈马赛克状存在，主要接受来自边缘系统的输入。

- 作为纹状体投射神经元的棘细胞，受到来自靠近细胞体形成的黑质致密部、中脑腹侧被盖区的多巴胺输入和胆碱能神经元等的修饰作用（图 1.1.16）。虽然纹状体和矩阵体都受到多巴胺的调控，但是向黑质致密部的投射只接受来自纹状体的神经输入（图 1.1.14）。由黑质致密部向纹状体发出的冲动可以分为兴奋性（D1 受体）和抑制性（D2 受体），前者为直接通路，后者为间接通路。

补充
在纹状体的中间神经元有 10%~20% 为胆碱能神经元，其可以产生约 5 Hz 的持续性活动，对纹状体的信息处理起重要作用。

- 基底节内部通路有 3 个：①具有多巴胺 D1 受体、GABA、P 物质（substance P）的神经元向苍白球内侧部、黑质网状部进行投射的**直接通路**；②具有多巴胺 D2 受体、GABA、脑啡肽（enkephalin）的神经元向苍白球外侧部的投射，以及经丘脑底核到达多突触性苍白球内部、黑质网状部的投射构成**间接通路**；③接受来自大脑皮质传入冲动的丘脑底核神经元向苍白球内侧、黑质网状部投射而形成的**高速直接通路**（图 1.1.14）。

- 作为输出部的苍白球内侧 / 黑质网状部，其神经冲动具有高频率（60~100Hz）持续发射的特征。GABA 介导的丘脑和脚桥被盖核对丘脑上部具有抑制作用。在额前区和运动前区决定运动时序，被传送至纹状体和丘脑底核，同时因为通过直接通路

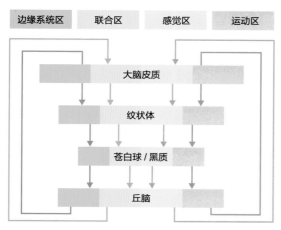

通过边缘系统区的循环通路：以情感和恐惧相关信息为基础，对动机、奖赏刺激所对应的运动模式的学习。通过联合区的循环通路：与新指令、奖赏相关的信息的记忆，问题的解决，运动的选择相关。通过感觉区和运动区的循环通路：与特定的行为模式的自动化以及运动机能的运动记忆的学习相关。这些循环通路相关的信息的整合，目前为止普遍被认为是由纹状体 - 黑质 - 纹状体网络结构等执行的

图 1.1.15　大脑皮质 - 基底节回路

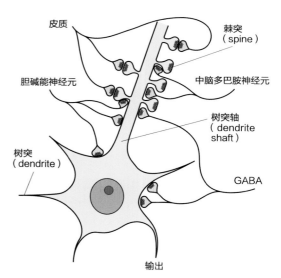

中型多棘神经元是纹状体的投射神经元，接受来自皮质的输入，同时也接受来自丘脑、边缘系统、小脑扁桃体的兴奋性冲动输入。来自皮质和小脑扁桃体的兴奋性输入终末端为棘突的起始部，来自黑质致密部及腹侧被盖区的多巴胺输入位于棘突颈或树突轴，邻近的棘细胞和纹状体中间神经元的终部位于树突的近端

图 1.1.16　纹状体的投射神经元（棘细胞）

抑制抑制性基底核输出神经冲动，使丘脑／皮质系统处于脱抑制的状态，在形成最终的必要运动输出的同时，通过丘脑底核的高速直接通路、间接通路抑制不必要的运动。

> **补充**
> 在随意运动中，基底神经节的特点之一是在运动开始后神经冲动的发射频率会发生变化，这表明基底神经节同时控制着若干个已经完成的运动，以对运动皮质的输入做出反应。基底神经节不直接接受感觉输入，而直接控制运动执行的环境。

- 在中脑存在可以诱发步行的区域［中脑运动区（MLR）］及与抑制肌紧张有关的**桥脑脚被盖核**（PPN）。大脑基底节的传出核团（存在于黑质网状部）发出冲动，向 GABA 能神经元进行投射，抑制中脑运动区的活动，提高屈肌、伸肌的紧张程度，从而抑制步行运动（甚至使步行运动

停止）。
- 若存在于黑质致密部的多巴胺减少，则会导致苍白球内侧部、黑质网状部向丘脑腹外侧核传导的抑制性神经冲动增强。最终结果将是从丘脑向大脑皮质传送的绝对性兴奋输出减少，产生动作迟缓（bradykinesia）的症状。另一方面，若来自丘脑底核向苍白球内侧部传送的抑制性神经冲动减弱，会导致传入丘脑的神经冲动脱抑制，从而发生**不随意运动**（偏身投掷障碍和舞蹈病）。
- 对于中脑多巴胺细胞，给予额外的奖励刺激则会使活动增加，而未给予应有的奖励则会导致活动减少。与运动学习相关的大脑基底节系统，普遍认为其与奖赏刺激为基础的**强化学习**机制有关。

5 小脑

- 小脑从纵切面看可以分为正中的蚓部和外侧的小脑半球，从功能上可以分为前庭小脑、脊髓小脑和大脑小脑。
- 负责调节或协调由大脑运动皮质传来的信息，以及运动相关神经末梢的感觉信息进行整合而完成的运动。
- 是基于视觉、听觉、本体感觉进行误差学习的器官。
- 小脑与认知功能和精神疾病有关。

结构

- **小脑**通过其表面的褶皱结构可以横向分为 10 个小叶，纵切面正中心部位为蚓部，外侧为小脑半球，介于两者之间的为中间区（图 1.1.17a）。**小脑半球**通过原裂和后外侧裂，可以分为小脑前叶、小脑后叶

和绒球小结叶。小脑由小脑皮质、小脑髓质、小脑核团（包含前庭核团的一部分）组成，小脑与脑干的联系通过 3 对上、中、下小脑脚实现，小脑脚由包围小脑核团的小脑深部髓质构成。
- **小脑皮质**由表及里可分为 3 层：分子层、浦肯野细胞层、颗粒细胞层。这些

细胞是唯一的传出神经元——浦肯野细胞接受另外两种细胞的兴奋性传入刺激（图 1.1.17b）。个体接收到来自外界的或

自身的必要运动信息后，神经冲动通过大脑皮质经过脑桥核-中小脑脚，本体感觉信息经过下小脑脚，通过苔状纤维

小脑的功能结构是根据小脑皮质向不同核团进行投射的模式进行分类的：蚓部向顶核传出，中间区向间位核（栓状核及球状核）传出，小脑半球部向齿状核传出神经冲动

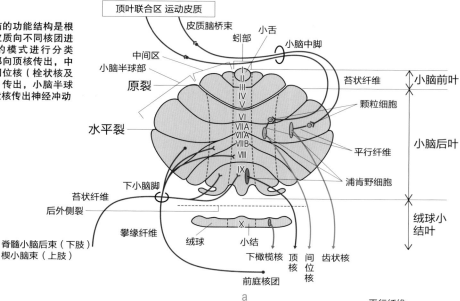

a

PC- 浦肯野细胞；
IN- 中间神经元
具有球形突触终末结构的苔状纤维称为小脑小球（cerebellar glomerulus），这样的突触复合体可以使颗粒细胞（Gr）和高尔基细胞（Go）兴奋。高尔基细胞又可以抑制反周期性循环的颗粒细胞

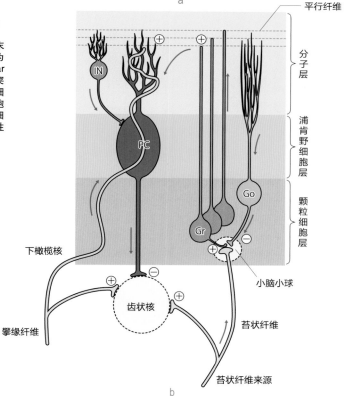

b

图 1.1.17　小脑皮质的主要传入传出路径

（mossy fiber）和平行纤维（parallel fiber）传入。另外一种极为重要的兴奋传入路径是，通过走行于下橄榄核的攀缘纤维（climbing fiber）所传入的异常信号信息（图1.1.17a）。

- 浦肯野细胞发出的轴索经过小脑核团和丘脑，向运动皮质区和额前区传出抑制性神经冲动。

功能

小脑根据功能不同可以分为前庭小脑（绒球小结叶）、脊髓小脑（除去绒球及第6~12小叶的蚓部和中间区的大部分）、大脑小脑（小脑半球部及第6~12小叶的蚓部和中间区）。

（1）前庭小脑：接受来自苔状纤维的前庭系统信息，以及来自攀缘纤维的视觉（全部视野范围内的物体移动信息）和前庭系统信息。浦肯野细胞发出的轴索，投射到前庭神经核，绒球负责反射性眼球运动（前庭动眼反射、视反射），小结叶则负责反射性眼球运动，以及在空间中对头、身体姿势和运动的认知和控制。

（2）脊髓小脑：接受来自脊髓、楔束核、外侧网状核的本体感觉系统传入，以及来自桥核和前庭神经核的苔状纤维的传入，纤维经过顶核到达前庭神经核（内侧前庭脊髓束）以及经过脑干网状结构（网状脊髓束），最终至脊髓传出。蚓部的第1~5小叶

与步行、姿势控制、躯体及上下肢的复合运动的控制相关。

第7小叶经过脑桥核、下橄榄核接受来自中脑上丘或者大脑视觉系统的传入，而经由顶核腹侧尾部的部分则与控制眼球的随意运动（眼球扫视运动、追视、凝视）有关（眼球运动小脑蚓部）。小脑蚓部第9小叶接受来自苔状纤维和攀缘纤维的前庭系统的传入，以及来自苔状纤维的肩部、颈部的本体感觉的传入，经过顶核腹侧投射到脑干网状部、前庭神经核、眼球运动系统，这些都与身体平衡、姿势以及头部位置的控制相关。

（3）大脑小脑：第3~4小叶及第6小叶中间区和小脑半球部大部分结构与同侧运动控制相关。来自本体感觉系统的苔状纤维传入纤维（脊髓、三叉神经、外侧网状核）大多存在于中间区，只有很少一部分分布在小脑半球部。大脑系统的传入纤维主要来自运动区，经过桥核，内侧、前方纤维（第4小叶）主要支配在下肢，中间纤维（第4~6小叶）主要支配在上肢，外侧纤维（第6小叶）主要控制头部在空间的位置。浦肯野纤维的主要投射区是由小脑中间区到栓状核（前中位核），从小脑半球部到齿状核背侧部分；作为传出系统的主要部分，传出纤维经过红核，之后再与从丘脑发出并经过大脑运动区的本体感觉系统合并传出。若此部分发生病变则会导致上下肢的运动失调和构音障碍问题。两侧小脑半球外侧部负责将随意的、有意识的单一运动组合成灵活的复合运动，此部分若发生病变则会导致运动分解（decomposition）。

- 小脑在随意运动的控制方面，与肌肉收

缩节律（timing device）的调节、多关节运动的协调（coordinator）、运动的学习（learning device）紧密相关。齿状核损害会导致测量障碍和反应时间延长，间位核损害会导致3~5 Hz的意向性震颤，顶核损害会导致偏瘫侧的立位、步行伴发跌倒，这些与随意运动的开始、进行中的运动控制、姿势调节相关。前庭核团接受来自绒球小结叶及小脑蚓部、小脑前叶、小脑后叶的投射，前庭核团损害会导致平衡障碍、眼球不自主震颤的症状出现。

- 来自运动皮质的指令沿着锥体束发出的同时，运动信号经过皮质脑桥小脑束并在小脑半球复制［感知副本（efference copy）］，运动模型［正向模型（forward model）］被记住（图 1.1.18）。通过实现该运动模式而得到的感觉结果由小脑核团输送至下橄榄核。另外，实际输出的来自运动的感受结果经由橄榄小脑束传送至下橄榄核，并在此与预测运动的感觉结果

和实际运动的感觉结果进行核对。若根据核对检测出的误差信号（error signal）由攀缘纤维对小脑进行反馈，经由苔状纤维的平行纤维 – 浦肯野细胞神经突触的工作效率会被长期抑制，从而改写已被复制的运动模式。这样，在通过丘脑对运动皮质进行反馈的同时，红核脊髓束参与运动的传出。小脑接受实际执行的运动轨迹相关的各种感觉结果，但遇到出现与预期不同的情况时，小脑负责修正误差并改写运动指令，所以小脑是进行反馈误差学习的场所。

- 由额叶皮质发出的传出纤维在脚桥核和下橄榄核形成突触结构，脚桥核神经元形成

①－运动指令通过皮质脊髓束传递到执行器官（end-effector）的同时，该运动指令实现预期的感觉结果［感知副本（efference copy）］也通过皮质脑桥小脑束被传送到小脑。②－正向模型感知副本会被记录下来。③－实际运动得到的感知结果与预期运动的感知结果将会在下橄榄核进行核对。④－核对结果会通过攀缘纤维将误差信号传递至小脑，并改写正向模型

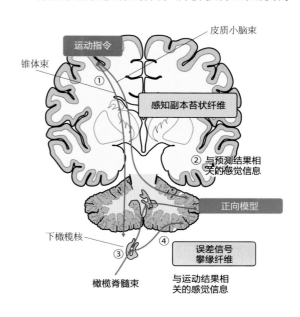

图 1.1.18　**基于小脑反馈机制的误差学习**

　　苔状纤维，下橄榄核神经元形成攀缘纤维，分别投射到小脑皮质。在小脑皮质处理的信息全部集中到浦肯野细胞，之后传送到小脑核团。小脑核团由许多核团组成，其中主要是以齿状核和间位核发出纤维经丘脑传送至额叶皮质。小脑后叶（第6叶及包含第1、2大脑脚的第7叶）、第9叶与认知、情绪相关，由小脑损害引起的高级脑功能损害被称为小脑认知情感障碍综合征（cerebellar cognitive affective syndrome，CCAS）。小脑不同部位的损伤可以引起不同的认知功能障碍。

- 橄榄桥小脑核损伤：执行功能障碍、注意障碍。
- 小脑蚓部损伤：调节欲望、感情和社会行为的障碍。

- 左侧小脑损伤：视空间认知功能障碍。
- 右侧小脑损伤：语言功能障碍（语言学习障碍、构音障碍、失语、语法缺失）。

6　脊髓神经通路

- 脊髓前角的 α 运动神经元是运动系统的最后通路（final common pathway）。
- 中间神经元和联合神经元对过长的神经控制系统进行管理和调控。
- 中枢模式发生器（CPG）的作用是生成节律，以及使肢体主动肌 – 拮抗肌协调、肢体间协调。

α 运动神经元

- 脊髓前角的 **α 运动神经元**是经由神经肌肉结合部来带动肌肉收缩的运动系统的最后通路（final common pathway），随意运动和步行、呼吸这样的节律性运动，包括反射在内的所有运动都是由 α 运动神经元发起的。

中间神经元、联合神经元

- 支配手指部分的 α 运动神经元，在**皮质脊髓束**处直接接受传入信息的部分只占 10% 以下，而大部分皮质脊髓束的投射是由**中间神经元**控制的。中间神经元对各种传入信息进行整合，对**冗余**的运动指令进行管理，对输出信息有决定性作用。

基础知识

神经元的种类及脊髓的解剖

　　运动神经、感觉神经、自主神经的特点及功能整理见表 1.1.1，对主要脊髓通路的解剖结构的理解见图 1.1.19。

- **网状脊髓束**是由脊髓侧支分出，并间断地对脊髓全长进行支配。在网状脊髓束的投射区分布很多越过中线进行对侧支配的**联合神经元**，其轴突走行至对侧，多在脊髓白质内上行或下行，多数轴索侧支会分出分支，集中支配 1 个至数个脊髓节段，对左右两侧的脊髓神经控制信息进行整合。

补充

　　"冗余"是指"被附加的多余的东西"，在计算机网络系统中，是用来描述使用各种方法来表现信息，从而使该信息可以平稳运行的特定技术名词。在运动控制系统中，为得到某种结果会有各种实现方法，如因为存在多块跨关节肌肉，为了达到关节的扭矩，各肌肉贡献度的组合方式有很多。反过来说，即使某块肌肉对关节的运动不起作用，也可以通过其他肌肉的活动来弥补。

表 1.1.1　神经元种类

种类（粗细程度）	直径（μm）	传导速度（m/s）	有无髓鞘	种类（感觉神经）	对应支配
Aα	12~20	60~120	有髓鞘	—	本体运动（α 运动神经纤维）
				Ⅰa	本体感觉（肌肉纺锤体）
				Ⅰb	本体感觉（肌腱受体）
Aβ	8~10	30~80	有髓鞘	Ⅱ	本体感觉（皮肤的触压觉）
Aγ	2~8	15~30	有髓鞘	—	本体感觉（γ 运动神经纤维）
Aδ	1.5~3	6~30	有髓鞘	Ⅲ	本体感觉（冷感觉、锐痛觉）
B	1~3	3~15	有髓鞘	—	交感神经/副交感神经的节前纤维
C	0.2~1	0.3~2	有髓鞘	Ⅳ	本体感觉（温感觉、钝痛感）

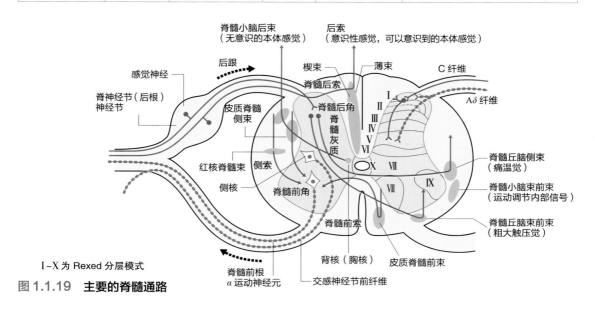

图 1.1.19　主要的脊髓通路

中枢模式发生器（CPG）

- 作为步行运动最基本的屈肌-伸肌周期性运动传出信息，是来自位于脊髓的上位中枢和运动神经元之间的CPG。负责屈肌和伸肌的中间神经元集群相互之间抑制性结合，因此产生屈肌、伸肌的屈曲、伸展交替运动［半中心（half center）假说］（图1.1.20）。

- 兴奋性神经末梢传入：运动神经元的兴奋性传入信息由来自纺锤体的Ⅰa类和Ⅱ类的向心纤维直接传导。在姿势控制方面，影响最强的是来自抗重力肌的Ⅰa类纤维向心纤维的传入信息，并且它可根据运动的改变而改变。此外，皮肤、关节、肌肉Ⅲ类向心纤维与α运动神经元的促进有关。

- 抑制性神经末梢传入：在进行抑制性传入过程中，存在主动肌（agonist）活动时对拮抗肌（antagonist）产生的交互抑制（reciprocal inhibition），通过闰绍细胞进行的反馈抑制，以及来自高尔基腱器官的Ⅰb类纤维抑制。

（1）相反性抑制：相反性抑制分为突触前抑制和突触后抑制。对于伸肌，若是发生牵张反射，则会导致屈肌被动牵伸，即作为拮抗肌的牵张反射会被诱发，屈肌Ⅰa类纤维向心性传入会被反向抑制，从而避免发生牵张反射连续发生的情况（突触前相反性抑制）（图1.1.21a）。在进行节律性步行等运动的过程中，Ⅰa类中间神经元对拮抗肌的α运动神经元进行突触后抑制，有利于协调性运动（图1.1.21b）。

（2）反馈抑制：α运动神经元可以通过闰绍细胞这种中间神经元对自身进行控制。反馈抑制对精细动作并不起作用，但是，对姿势、步行控制中近端肌群α运动神经元集群的活动则起到重要的作用（图1.1.22a）。

（3）Ⅰb抑制：当肌张力增加时，通过来自高尔基腱器官的Ⅰb类纤维的向心性传入信息，对α运动神经元产生抑制作用。这种过度的张力对肌肉产生保护作用的机制称为反牵张反射或反馈抑制（autogenic reflex）（图1.1.22b）。另一方面，Ⅰb类中间神经元接受大部分的传入信息，根据运动方可脱抑制或促进。

EHC-伸肌半中心；FHC-屈肌半中心；Ex MN-伸肌中间神经元；Flx MN-屈肌中间神经元 EHC、FHC分别是投射到Ex MN、Flx MN的神经元集群，通过相互抑制性结合产生屈曲、伸展交替的运动。FHC神经元集群之间也产生相互抑制，以此再出现左右两部分运动输出的周期性交替

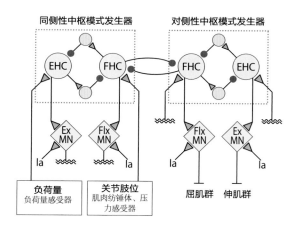

图1.1.20 半中心假说

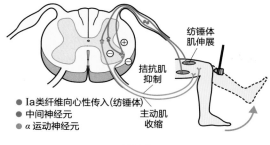

- Ia类纤维向心性传入(纺锤体)
- 中间神经元
- α运动神经元

a. 突触前抑制

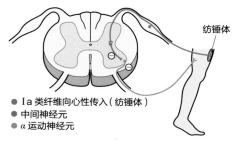

- Ia类纤维向心性传入（纺锤体）
- 中间神经元
- α运动神经元

b. 突触后抑制

图 1.1.21　相反性抑制

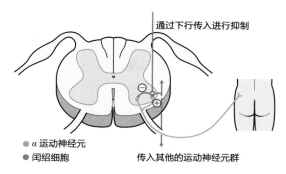

- α运动神经元
- 闰绍细胞

a. 反馈抑制（闰绍细胞）

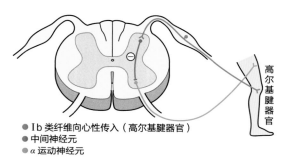

- Ib类纤维向心性传入（高尔基腱器官）
- 中间神经元
- α运动神经元

b. Ib抑制（高尔基腱器官）

图 1.1.22　反馈抑制

- 在步行运动中的 CPG 受到压力感受器和随髋关节运动的神经末梢向心性输入的影响。髋关节的负重和运动是通过控制 CPG 的活动，对由支撑相到摆动相的移动进行管理。另外，步行运动中来自小腿三头肌的高尔基腱器官的 Ib 类纤维向心性输入被称为正反馈（positive force feedback），也就是说，因为在反馈通路中张力增加，所以在站立相小腿三头肌约 50% 被抑制。

临床建议

通过促进 CPG 获得对步行节律的必要的感觉传入

　　双足步行中最重要的压力感受器是来自小腿三头肌的 Ib 类纤维向心性活动。因此，在步行练习中，站立中期到后期的踝关节背屈极其重要。因为步行运动中的站立后期，通过促进小腿三头肌收缩，身体重心保持在同一水平，获得向前的推动力（前推力）。另外，站立后期，随髋关节伸展的屈肌群的 Ia 类纤维向心性活动，对 CPG 的屈肌半中心有促进作用。因此，身体摆动练习不是随意地将下肢向前伸出（步行训练），而是要确保髋关节的牵伸，同时进行屈曲运动和伸展之间的交替练习也同样重要。

总结

- 中枢神经的神经细胞应如何分类?（第 2 页）
- 传递大脑皮质信息的神经纤维如何分类?（第 2~5 页）
- 视觉信息的两条传递通路和其作用是什么?（第 6 页）
- 额前区在运动的发生过程中起到怎样的作用?（第 7~8 页）
- 运动皮质的种类和作用是什么?（第 8 页）
- 锥体细胞的两条功能通路分别是什么?（第 9~11 页）
- 脑成像中运动及感觉的神经通路的特征是什么?（第 13 页）
- 请详述大脑基底节的构成。（第 14 页）
- 在大脑基底节中奖赏信号进行传达的结果是什么?（第 15 页）
- 小脑的解剖学特征是什么?（第 16 页）
- 小脑病变后产生可以观察到的症状有什么?（第 18~20 页）
- 小脑中误差信号传递的结果是什么?（第 19 页）
- 在运动学习中，大脑皮质、大脑基底节、小脑的功能分别是什么？（第 20 页）
- 请详述 CPG 的半中心假说的内容及定义。（第 22~23 页）
- 形成步行节律的过程中必要的感觉信息是什么?（第 23 页）

【参考文献】

[1] 稲垣未来男，藤田一郎：側頭連合野の視覚情報処理—形，顔，色，質感，奥行きの処理．Brain and Nerve，68(11)：1363-1370，2016.

[2] 丹治　順：頭頂連合野と運動前野はなにをしているのか？その機能的役割について．理学療法学，40(8)：641-648，2013.

[3] Khan S, Chang R: Anatomy of the vestibular system: a review. NeuroRehabilitation, 32(3): 437-443, 2013.

[4] 高田昌彦：前頭連合野の神経解剖学．Brain and Nerve 68 (11)：1253-1261，2016.

[5] 高草木　薫：大脳基底核による運動の制御．臨床神経学，49(6)：325-334，2009.

[6] Rothwell J：Control of human voluntary movement 2nd ed, 449-501, Chapman & Hall, 1994.

[7] Brooks DJ：Imaging basal ganglia function. J Anat, 196(Pt4)：543-554, 2000.

[8] 南部　篤：臨床に役立つ大脳基底核の解剖と生理．神経治療，28(1)：19-23，2011.

[9] Roostaei T, et al.：The human cerebellum; a review of physiologic neuroanatomy. Neurol Clin, 32 (4)：859–869, 2014.

[10] 長谷公隆：運動学習理論に基づくリハビリテーションの実践 第 2 版，13-31，医歯薬出版，2016.

[11] Bodranghien F, et al.: Consensus Paper: Revisiting the Symptoms and Signs of Cerebellar Syndrome. Cerebellum 15(3): 369-391, 2016.

[12] Doya K：Complementary roles of basal ganglia and cerebellum in learning and motor control. Curr Opin Neurobiol, 10(6)：732-739, 2000.

[13] Maguire CC, et al.: The influence of walking-aids on the plasticity of spinal interneuronal networks, central-pattern-generators and the recovery of gait post-stroke. A literature review and scholarly discussion. J Bodywok Move Ther, 21(9): 422-434, 2017.

[14] Nielsen JB：Motoneuronal drive during human walking. Brain Res Rev, 40(1-3): 192-201, 2002.

各 论

第一节 脑血管疾病的物理治疗

1 脑血管疾病的病理

- 脑梗死分为腔隙性梗死、动脉粥样硬化血栓性脑梗死、心源性脑栓塞。动脉硬化为动脉粥样硬化血栓性脑梗死的主要原因，心房颤动为心源性脑栓塞的主要原因。
- 脑出血多因高血压引起，其好发部位有壳核、丘脑、小脑等。
- 脑脊液是在侧脑室的脉络丛动脉处产生的，在脑表面蛛网膜颗粒中吸收，理解了脑脊液的流向，也就理解了蛛网膜下腔出血的并发症——脑积水的原因。

脑梗死的分类

　　脑血管障碍（脑卒中）的分类如图2.1.1所示。其中，脑梗死分3类。①腔隙性梗死，发病机制是高血压导致脑动脉的交通支末端发生玻璃变性而闭塞，病变直径在

1.5 cm以下。其好发部位为大脑基底核、内囊、丘脑、脑桥等的交通支区域。临床表现为轻度的运动障碍、感觉障碍、构音障碍等。其是最常见的脑梗死类型，症状多较轻，反复发作会引发脑血管性痴呆或帕金森病。②动脉粥样硬化血栓性脑梗死，高危因

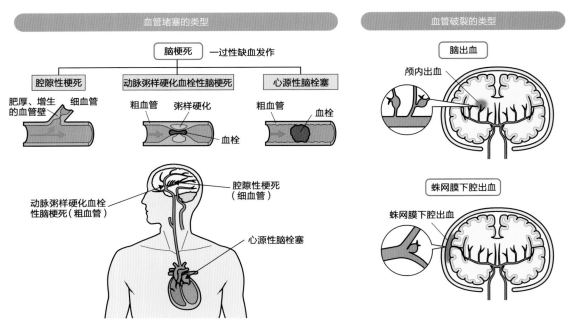

图 2.1.1　**脑卒中的分类**

素通常为高脂血症、糖尿病、高血压，以及不良生活习惯等。其发病机制如图 2.1.2 所示，是因颈动脉和颅内较大的动脉发生粥样硬化形成血栓，血栓剥脱并堵塞下段血管而引起。其约占脑梗死的 20%。③心源性脑栓塞，发病机制为在心脏形成的血栓流入脑动脉导致血管堵塞。在心脏最容易形成血栓的疾病是心房颤动（简称"房颤"）。一旦出现房颤，来自肺的血液在左心房中淤积，非常容易形成血栓。由于大的脑血管突然堵塞，引起的梗死范围很广，因此严重时会危及生命。而且，该病常常发生失语症、半侧空间失认等高级脑功能障碍和重度偏瘫。其在脑梗死中占 20%~25%。

基础知识

房颤

引发脑梗死的最重要原因之一是房颤。房颤随着年龄的增加发病率增高，且男性高于女性。高血压、糖尿病、心肌梗死、瓣膜性心脏病和慢性肺病患者容易发生房颤。另外，过量摄取酒精或咖啡因、睡眠不足、精神紧张也会引起该病发生。

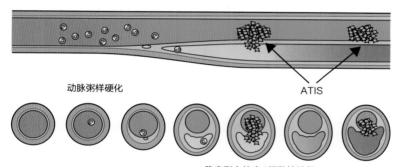

ATIS 是由于动脉粥样硬化性血管破裂，血小板中大量的血栓聚集导致缺血或血管闭塞的疾病。可引起不稳定型心绞痛、心肌梗死、脑梗死等

图 2.1.2 动脉粥样硬化性血栓形成（ATIS）

 临床建议

分支动脉粥样硬化性疾病（BAD）

以从脑动脉交通支的母动脉开始的分支部附近的动脉粥样斑块为基础的血栓，导致遍及交通支全域的梗死称为分支动脉粥样硬化型梗死（图 2.1.3）。其比腔隙性梗死的病灶范围更大，患者住院后，康复治疗开始时常常会出现运动麻痹突然急剧恶化的情况，因此需要注意。好发部位是灌注放射冠的豆纹动脉、灌注内囊后脚的脉络丛前动脉、灌注脑桥底面的旁正中桥动脉。若患者有豆纹动脉梗死时，在 MRI 水平像中 3 层以上及头尾方向可见长的高信号。

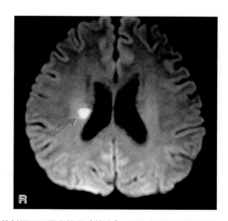

在右放射冠区可见高信号（箭头），可见血栓引起的梗死

图 2.1.3 分支动脉粥样硬化型梗死

脑梗死发病的危险因素

CHADS₂ 评分常作为评估脑梗死的发病风险指标（图 2.1.4）。脑梗死的危险因子 [心功能不全（C）、高血压（H）、年龄（A，75 岁以上）、糖尿病（D）] 各计 1 分，脑梗死既往史（S）计 2 分，合计 6 分（满分）。这个分数越高，患脑梗死的风险就越大。以前，对于 CHADS₂ 评分 2 分以上的房颤患者，需预防脑梗死，推荐使用抗凝药物；对于 CHADS₂ 评分 1 分的患者，抗凝药物用不用均可。但是，近年来随着新研发的抗凝药物陆续上市，对 CHADS₂ 评分 1 分的患者也推荐使用。

脑出血

由于高血压，脑内细动脉压力不断升高，最终破裂引起脑出血。好发部位为壳核、丘脑、小脑等，多伴有偏瘫、感觉障碍，重症病例还伴有意识障碍。

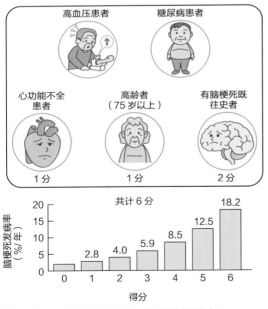

图 2.1.4 不同 CHADS₂ 评分的发病率

蛛网膜下腔出血

脑动脉上的动脉瘤破裂，引起蛛网膜下腔出血。发病后，患者有强烈的头痛、恶心、呕吐，并常伴意识丧失。在出血量少的情况下意识会恢复，但若出血量多或血进入脑室，病情就会加重。蛛网膜下腔出血的严重程度常用 Hunt-Kosnik 分级（表 2.1.1）评估，分级越高预后越差。根治性的治疗，可采用针对破裂的脑动脉瘤，进行**夹闭手术**或者微弹簧圈栓塞术（图 2.1.5）。

并发症

- 脑血管痉挛引起的脑梗死：蛛网膜下腔出血发病后的第 4~14 天可并发**脑血管痉挛引起的脑梗死**。其中脑血管痉挛的发生率为 30%~70%。大脑梗死发生率为 15%~20%，可引起特别严重的后遗症。

表 2.1.1 **蛛网膜下腔出血的重症度分级（Hunt-Kosnik 分级）**

0 级	未破裂的动脉瘤
I 级	无症状或最小程度的头痛及可见颈强直
Ia 级	未见急性脑膜刺激征，但存在固定的神经功能障碍
II 级	中度头痛、颈强直，除脑神经瘫痪无其他神经功能障碍
III 级	嗜睡、谵妄，或存在轻度神经功能障碍
IV 级	昏迷、中重度偏瘫，伴早期去大脑强直或自主神经功能障碍
V 级	深昏迷、去大脑强直、濒死状态

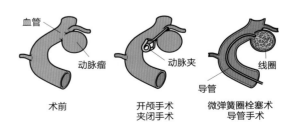

图 2.1.5 **夹闭手术和微弹簧圈栓塞术**

因此，在发病后的 14 天之内，在脑卒中单元内进行康复辅助治疗。

- 脑积水：蛛网膜下腔出血的另一个并发症是在发病 1~2 个月后发生的脑积水。这种脑积水的症状有步行障碍、尿失禁、健忘和乏力。其发生机制是，正常的脑脊液每天由侧脑室的脉络丛动脉中产生（500 ml），最终被脑表面的蛛网膜颗粒吸收并回流到静脉（图 2.1.6）。但是，蛛网膜下腔出血时，由于血肿使出血区域的蛛网膜颗粒闭塞，阻断脑脊液的循环而引起脑积水。因此，治疗可以采用将侧脑室和腹腔（存在肠管的空间）用导管连接起来，可采用导管间行皮下的 V-P 分流术，以及连接腰椎蛛网膜下腔和腹腔的 L-P 分流术。

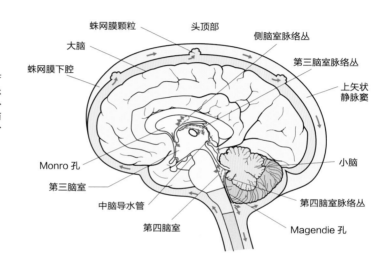

脑脊液在脉络丛动脉中每天产生 500 ml。脑脊液循环路径为：脉络丛动脉→侧脑室→ Monro 孔→第三脑室→中脑导水管→第四脑室→ Magendie 孔 /Luschka 孔→蛛网膜颗粒→静脉入口

蛛网膜颗粒　头顶部　侧脑室脉络丛
大脑　第三脑室脉络丛
蛛网膜下腔　上矢状静脉窦
Monro 孔　小脑
第三脑室
中脑导水管　第四脑室脉络丛
第四脑室　Magendie 孔

图 2.1.6　脑脊液循环

2　症状和障碍

 POINT

- 损伤部位和症状的关系。
- 运动障碍、感觉障碍、高级脑功能障碍等代表性症状。
- 由于运动障碍和感觉障碍，难以完成站立和步行等基本动作。

代表性症状

在大脑中，负责特定功能网络存在于特定位置。因此，脑血管障碍引发与病灶部位对应的症状。脑血管障碍的代表性症状——运动障碍、感觉障碍、高级脑功能障碍，接下来将逐一介绍。

运动障碍

运动障碍包括：因锥体束损伤引起的运动麻痹，因小脑损伤引起的运动失调，因丘脑和大脑基底节损伤引起的不自主运动。

- 运动麻痹。从运动区域到肌肉纤维的任何部位的损伤，都会引起随意运动困难。从初级运动区开始到沿延髓锥体走行的锥体束受到损伤时，会引发对侧上下肢瘫痪（偏瘫）。一般刚发病时表现为弛缓性麻痹，之后出现伴随痉挛的痉挛性麻痹。即使能够进行运动，也常出现固定模式的病理性共同运动或联合反应。

- **挛缩**的特征是，对牵张反射亢进而产生的依赖于肌肉伸展速度的被动运动的抵抗感增大。另一方面，**肌张力**是骨骼肌的硬度和弹性程度，不仅是痉挛，还包括肌肉和皮肤的缩短。

- 病理性共同运动是不能独立进行单一运动，常与其他运动共同进行，并只能以固定的模式运动。
- 联合反应，是从一个肢体的肌群作用到另一个肢体的肌群的紧张性反射，强调偏瘫侧上下肢的固有模式。在非患侧的上下肢用力等情况下引发。
- **运动失调**，是由于小脑损伤而导致的，难以以正常频率进行运动的状态，包括四肢测定障碍、运动转换障碍、运动协调障碍

等。深感觉障碍时也可能会出现失调（感觉性失调）。

感觉障碍

感觉障碍，是指与受损的神经通路相对应的一般感觉（浅感觉、深感觉）和特殊感觉（嗅觉、视觉、味觉、听觉、平衡觉）的障碍。从感受器经丘脑到初级躯体感觉区的神经通路受到损伤时，可产生对侧的浅感觉和深感觉的障碍。

高级脑功能障碍

高级脑功能障碍，是伴随大脑的器质性病变而产生的认知障碍和行动障碍，包括失认、失用、失语、注意障碍、执行功能障碍、记忆障碍。

- **失认**（表2.1.2），是指虽然感觉没有异常，但无法通过某种感觉来识别对象的状态。

- **失用**（表2.1.3），是指没有运动障碍，与是否有相关行为的知识无关，但不能进行目的行为的状态。
- **失语**（表2.1.4），是指在学会正常的语言后，由于脑损伤，在理解语言、自发说话、解读、书写方面出现障碍的状态。
- **注意障碍**，是指对注意力的选择、持续、转换、分配等出现障碍，不能适当地使注意力指向一定对象的状态。
- **执行功能障碍**，是由于额叶的损伤，使目标的设定、计划的制订和执行，以及有效

 锥体束征 一般指病理反射。病理反射是正常情况下（除婴儿外）不出现，仅在中枢神经系统损害时才发生的异常反射。

行动发生障碍的状态。

- 记忆障碍，是由于海马等的损伤，记忆、保持和回忆功能出现障碍的状态。

其他

包括构音障碍、吞咽障碍、偏盲、眼部症状、意识障碍等症状。

- 运动障碍、感觉障碍导致站立动作和步行动作等基本动作完成困难。另外，即使运动障碍和感觉障碍得到改善，能够获得基本动作，也常会由于高级脑功能障碍，难以回归社会。

症状和病灶一起记录
脑血管障碍的症状与病灶位置尽量一起记录。确定从 CT 和 MRI 的检查图像可见的损伤部位，并预测可能出现的症状。

表 2.1.2　**失认的种类、症状、病灶**

种类	症状	病灶
触觉失认	无法通过触觉辨认物品	左右顶叶
听觉失认	能听到声音，但不能识别环境声音的声源	左右颞叶
视觉失认	无法通过视觉辨认物品	左右枕叶
相貌失认	无法辨别认识的人的相貌	右侧枕叶、颞叶（梭状回）
视空间失认	不能利用视觉来把握空间关系	右侧颞叶、枕叶
半侧空间忽略	不能辨认半侧空间（大部分为左侧忽略）	右侧顶叶（广泛区域）
地理空间失认	在熟悉的道路上迷路	右侧颞叶、枕叶
身体失认	对自己身体的体位产生认知障碍	右侧顶叶
手指失认	不能辨别或指出提示的手指	左侧顶叶、枕叶
左右失认	由于左右概念的辨别障碍，无法识别左右	左侧顶叶、枕叶
疾病失认	否定自己的病情	右侧顶叶

表 2.1.3　**失用的种类、症状、病灶**

种类	症状	病灶
肢体运动失用	病灶对侧手指等动作笨拙	左右中央前回、中央后回
观念性运动失用	可有自发动作，但无法模仿或按指示完成动作	左侧顶叶
观念性失用	无法完成使用物体或工具的一系列动作	左侧顶叶、枕叶
结构性失用	无法表示图形或形态的结构	左右顶叶
穿衣失用	无法完成穿衣动作	右侧顶叶
运动维持困难	无法维持闭眼、开口、伸舌等动作	右侧额叶、颞叶、顶叶

表 2.1.4　**失语的种类、症状、病灶**

种类	症状	病灶
Broca 失语	自发语不流畅，复述障碍，理解相对保留	左侧额叶
经皮质运动性失语	自发语缺乏流畅性，复述和理解保留	左侧额叶
Wernicke 失语	理解和复述功能受损，自发语流畅但呈现 Jargon 失语	左侧颞叶
经皮质感觉性失语	理解障碍，可复述，自发语流畅但有错	左侧颞叶
传导性失语	可理解，自发语流畅，但呈现音韵性错语，复述障碍	左侧颞叶、顶叶下部
命名性失语	命名不能，其他语言功能相对保留	各部位均可发生
完全性失语	语言的表达、理解、复述均严重受损	左侧额叶、颞叶

名词解释　Jargon 失语（杂乱性失语）　原意是胡言乱语。也有人将其称为奇特语言，即口语表达中充满新语、错语、赘语式刻板的、无意义的词，形成难懂的言语。

3　临床检查

POINT

- 采用 CT 诊断脑出血、蛛网膜下腔出血。
- MRI 的弥散加权像可用于脑梗死的早期诊断。
- MR 脑血管造影法（MRA）用于脑血管异常的诊断。
- 锥体束通过放射冠、内囊后支、大脑脚，在延髓下部交叉。
- 可见倒"Ω"标志。
- 中央前回是从上至下按脚、手、脸的顺序排列。
- 初级听觉区、Wernicke 区在左颞叶上部。
- 角回、缘上回位于顶叶。
- Broca 区位于额叶。
- 脑出血的好发部位依次是壳核、丘脑、皮质下、小脑、脑干。
- 丘脑出血不仅会出现感觉障碍，还会并发高级脑功能障碍。
- 壳核出血根据症状可选择手术治疗。
- 蛛网膜下腔出血可出现"卫星现象"。
- 脑动脉瘤的鉴别用三维 CT（3D CT）检查。
- 心源性脑栓塞是包含大脑皮质在内的一种广泛梗死。
- 关于动脉粥样硬化性脑梗死，MRA 可以见到主动脉的狭窄和闭塞。

影像诊断的基础

- CT 是从多个方向照射的 X 线，根据计算值合成的影像。主要用于脑血管疾病的急性期脑出血和蛛网膜下腔出血的检查和诊断。正常情况下，脑脊液显示为低吸收区（呈黑色），出血部位显示为高吸收区（呈白色），脑实质呈中间色。

- MRI 利用磁共振，与 CT 一样，根据其计算值合成影像。影像的种类包括 T_1 加权像（T_1WI）、T_2 加权像（T_2WI）、液体衰减反转恢复像（FLAIR）、弥散加权像（DWI）等。其中，DWI 在脑梗死发病 1 小时后，梗死部位会显示为高信号，因此对脑梗死的超早期诊断非常有效。

- MRA 是通过 MRI 再次合成的血管成像法，血流速度越快，信号强度就越强（呈白色），而血管狭窄的地方信号就会变弱（呈黑色），血管堵塞的地方无法显像，因此可以识别血管闭塞的部分。正常人的大脑 MRA 图像如图 2.1.7 所示。

锥体束

- 为了使影像学检查在康复治疗中发挥作用，首先要了解脑的局部解剖。想要通过脑的检查图像来判断脑血管疾病中最重要的运动麻痹，就需要知道锥体束的走行。锥体束的初级神经元细胞体位于在额叶的最上部的中央前回，其轴索下行形成放射

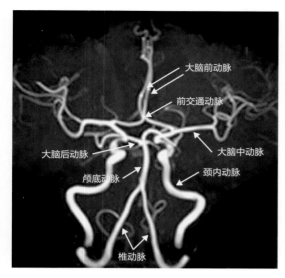

图 2.1.7　正常人大脑的 MRA 图像

死的影像学检查图像如图 2.1.8 所示。

找到中央沟的方法

- 中央沟是大脑半球额叶和顶叶的大的分界，而且因为在其前方是运动区，后方是感觉区，所以中央沟对康复治疗来说是非常重要的区域。通过 CT 和 MRI 识别中央沟，就很容易找到倒"Ω"标志。如图 2.1.9 所示，中央沟的一部分呈倒"Ω"状。加之其前方有平行的中央前回，而且其前方有垂直的额上回，所以很容易找到。中央沟一旦被确定，其前方的中央前回大体为初级运动区。中央前回的内侧为足部，中间部分的倒"Ω"形状的圆形部位为手部，外侧部分为颜面部，就是所谓的"倒立'小人儿'状态"的运动神经元（图 2.1.10）。感觉区在中央沟的后部，就是中央后回。如果在运动区和感觉区发生腔隙性脑梗死，就会在相应的位置出现症状。例如，右侧的运动区的足部对应位

冠，然后在基底核部通过内侧的丘脑和外侧的壳核间的内囊后脚。之后从中脑的大脑脚进入脑干部，通过脑桥束（腹侧）到达延髓锥体，在这里交叉至脊髓的侧索下行，到达脊髓运动神经元（次级神经元）。脑梗死的腔隙性梗死好发于锥体束，所以常出现偏瘫。锥体束和腔隙性梗

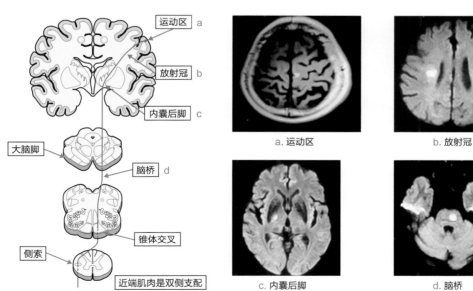

图 2.1.8　锥体束和腔隙性脑梗死的 MRI 表现

置发生梗死，就会造成左下肢的偏瘫。

找到语言区的方法

- 语言区主要存在于左大脑半球。如图2.1.11 所示，来自内耳的信息经丘脑后部的内侧膝状体，到达大脑皮质、颞叶的颞上回前部的初级听觉区域。其中，关于语言的声音，到达颞叶的颞上回后部的 Wernicke 区，能够理解语言。如果此处出现障碍，就会出现感觉性失语（无法理解语言的失语症）。另外，语言的发声指令在位于额叶后外侧的 Broca 区形成。如果此处出现障碍，就会出现运动性失语（不能表达语言的失语症）。岛叶皮质位于外侧沟内侧，较为隐蔽，从外侧无法发现。如果左侧岛叶皮质受损，同样也会出现失语症。语言区的 CT 和 MRI 的识别方法如图 2.1.12 所示。另一方面，位于

Wernicke 区后上部顶叶的角回，控制着书写、计算等功能，此处受损则出现格斯特曼综合征。

脑出血

- 脑出血好发部位依次为壳核、丘脑、皮质下、小脑、脑干，特别是壳核和丘脑占70%~80%（图 2.1.13、2.1.14）。壳核在锥体束的内囊后脚的外侧、丘脑的内侧，出血波及内囊后脚而引发偏瘫。

- 丘脑出血，由于与侧脑室连接，如果向内侧扩散就会穿破侧脑室。另外，丘脑是脑干和大脑皮质的重要中继处，丘脑前部与记忆障碍，丘脑内侧部与注意障碍、意识

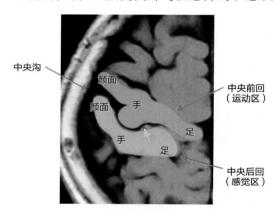

图 2.1.10 运动区、感觉区的位置

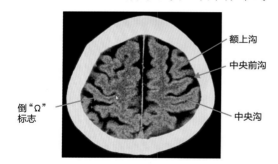

图 2.1.9 找到中央沟的方法

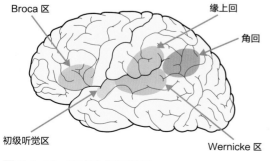

图 2.1.11 语言中枢的位置

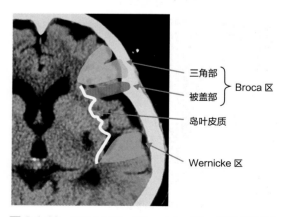

图 2.1.12 Broca 区、Wernicke 区、岛叶皮质的位置

障碍，丘脑外侧部与感觉障碍、运动失调，丘脑后部与失语症（左侧丘脑）、半侧空间忽略（右侧丘脑）等高级脑功能障碍相关，所以要特别注意。

- 壳核出血向外侧扩散会压迫语言区，有时会出现失语症。另外，如果出血量较大，为了避免出现脑疝，有时会去除血肿、进行脑减压手术（暂时去骨瓣）等。

蛛网膜下腔出血

- 蛛网膜下腔出血的 CT 表现，脑底部蛛网膜下腔（下凹鞍上部）为高吸收区域（白色），又被称为"卫星现象"和"五角星"的特发性征象（图 2.1.15）。另外，可

以用三维 CT（3D CT）来判断脑动脉瘤。图 2.1.16 是颅底动脉前端部及前交通动脉的脑动脉瘤的 3D CT 图像。

脑梗死

- 在心源性脑栓塞中，来源于心脏的血栓入主动脉，常导致包括广泛皮质受损的脑梗死。图 2.1.17 为右侧大脑中动脉区广泛的脑梗死的 MRI 弥散加权像和 MRA。
- 动脉粥样硬化血栓性脑梗死是由于主动脉粥样硬化性改变，引起狭窄、闭塞而导致的脑梗死，表现为多处大小不一的梗死灶。图 2.1.18 所示为颈内动脉因动脉粥样硬化样血栓而狭窄的部位（MRA）。

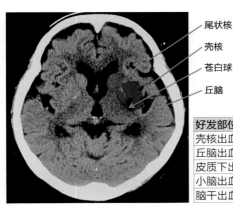

尾状核
壳核
苍白球
丘脑

好发部位	占比例
壳核出血	40%~50%
丘脑出血	30%
皮质下出血	10%~15%
小脑出血	5%
脑干出血	5%~10%

图 2.1.13　脑出血的好发部位

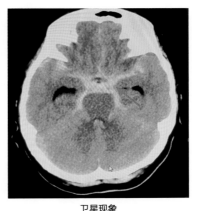

卫星现象

图 2.1.15　蛛网膜下腔出血的 CT 表现

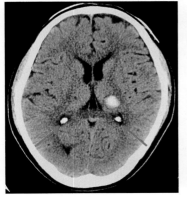

丘脑出血

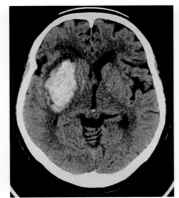

壳核出血

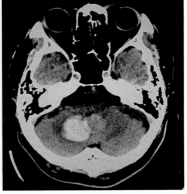

小脑出血

图 2.1.14　脑出血好发部位的 CT 表现

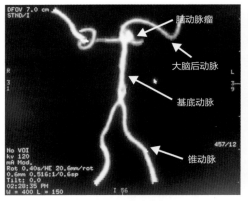
颅底动脉前端的脑动脉瘤

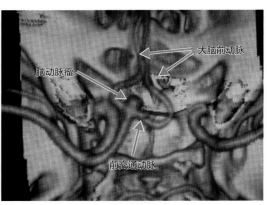
前交通动脉的脑动脉瘤

图 2.1.16　脑动脉瘤的 3D CT 表现

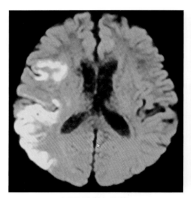
MRI 弥散加权像

MRA，右侧大脑中动脉闭塞（箭头）

图 2.1.17　心源性脑栓塞

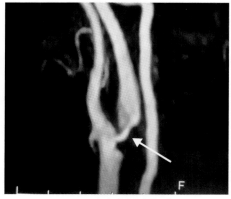
MRA，颈内动脉狭窄（箭头）

图 2.1.18　动脉粥样硬化血栓性脑梗死

 实践

临床建议

在急救现场首选 CT

　　在急救现场，首选 CT。CT 对出血反应良好，并且检查时间短。不首选 MRI 的理由是急救时也怀疑可能为脑出血，但患者的信息较少，无法确认是否有与心脏起搏器等金属镶嵌物有关的风险。

4　临床治疗

- 进行脑血管疾病的类型诊断。
- 在全身管理下开展最小化脑损伤的治疗。
- 吞咽障碍和排尿障碍的诊断和治疗。
- 疼痛的管理。
- 挛缩治疗。

脑梗死的治疗

- 急性期治疗包括溶栓和血管内治疗。
- 预防复发采用药物治疗，包括抗凝和抗血小板治疗。

脑出血的治疗

- 颅内高压的管理。
- 脑出血的对症治疗。

蛛网膜下腔出血的治疗

- 预防再出血。
- 迟发性脑缺血的预防和治疗。

第
二
章

各
论

脑血管疾病的治疗原则

- 医生对脑血管疾病的类型进行诊断，在进行全身状态管理的同时进行急性期治疗的主要目标是将大脑障碍限制在最小限度。医生要给出恢复功能、活动重建的处方，统领医疗团队，制订包含短期和长期目标的治疗计划。以吞咽障碍和排尿障碍的管理、功能恢复为目标，制订治疗方案，进行综合治疗，包括使用辅助器具治疗和神经调节治疗，防治肩 – 手综合征和抑郁症等并发症，以及积极治疗挛缩等。在向患

> **补充**
> 神经调节治疗是一种使用电刺激、磁刺激或药物调节神经功能的疗法。

者和家属介绍这些症状和治疗方法的预后的同时，启动管理回归社会的治疗程序。

- 对于脑血管疾病的患者，血压要控制在 140/90 mmHg 以下。对于合并糖尿病和蛋白尿的患者，血压要在 130/80 mmHg 以下，而处于后期的老年患者的血压控制目标则是 150/90 mmHg 以下。

- 脑血管疾病急性期的治疗要注意预防**深静脉血栓症和肺栓塞，推荐使用间歇性空气压迫法**。癫痫发作分为脑血管疾病发病后

> **补充**
> 对于脑卒中的急性期治疗，采用具有专业知识的多学科、多部门的医疗团队进行的卒中单元（stroke care unit, SCU）治疗，可以降低患者死亡率和再发病率，缩短住院时间，提高出院率，有利于改善长期的日常生活活动（ADL）。

 活动重建　通过包括康复治疗在内的各种方法重建生活所必需的活动，是康复治疗的主要成果。
胶质细胞增生症　又称神经胶质增多症，是中枢神经组织继发瘢痕（神经胶质细胞瘢痕）的一种病理现象。

1~2周发病的早期发作和2周之后发病的迟发性发作。前者是由局部的代谢变化和血液分解产物的直接刺激引起的大脑皮质的反应，复发风险较低。但后者是由器质性病变导致的皮质胶质细胞增生症，形成癫痫原发灶，复发的可能性很大，所以应考虑使用抗癫痫药治疗。

脑梗死的治疗

- 急性期的治疗：从发病开始4、5小时以内的缺血性脑血管疾病患者，若出现痉挛、出血等症状，血液、影像学检查结果不符合排除标准时，推荐使用静脉内注射重组人组织型纤溶酶原激活物（rt-PA）进行溶栓治疗。如对应并发症中的颅内出血可以进行集中治疗。对于诊断为颈内动脉及大脑中动脉M1段闭塞的急性脑梗死的病例，发病6小时以内，若已采用rt-PA治疗，推荐使用不锈钢套管血管内治疗（机械性取栓疗法）（图2.1.19）。

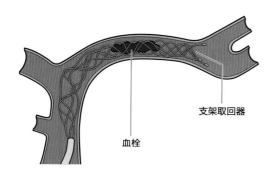

支架取回器

血栓

图2.1.19　机械性取栓疗法

基础知识

癫痫

　　癫痫是由大脑神经元的过度放电引起的，分为明确原因的脑血管疾病、脑外伤、脑脊髓膜炎等脑功能障碍引起的继发性癫痫，以及原因不明确的特发性癫痫。癫痫发作分为全面发作和部分发作。

在大脑中动脉区域覆盖的广泛脑梗死、小脑梗死引起颅内压增高伴重度意识障碍的情况下，应进行颅外减压术。

- 脑保护药依达拉奉，可以抑制脑神经细胞的障碍，脑血管疾病各类型都可以使用。

- 心源性脑栓塞的基本疗法是采用防止心内血栓形成的抗凝治疗。与华法林相比，口服抗凝剂（DOAC）直接作用于凝固因子，可以减少包括颅内出血的出血性并发症，因此推荐用于非瓣膜性房颤的脑梗死及继发短暂性脑缺血发作（TIA）的预防。

- 抗血小板疗法，用于非心源性脑梗死的急性期。包括静脉滴注血栓素A2合成抑制剂奥扎格雷（Cataclot）、口服西洛他唑（Cilostazol）。对于非心源性脑梗死或TIA的急性期－亚急性期复发的预防，可采用氯吡格雷、阿司匹林等。对于非心源性脑梗死的慢性期复发的预防，以上述药物和噻氯匹定的抗血小板疗法为主。

脑出血的治疗

- 高血压性脑出血的急性期的治疗，可使用钙拮抗剂等控制收缩压在140 mmHg以下。对于颅内压高的患者，可以静脉滴注甘露醇以改善脑水肿。可采用将上半身抬高30°的仰卧位体位，8~10天保持体温在35℃的低体温疗法。另外，对于有出血倾向的患者，可以考虑给予血液制品。

- 高血压性脑出血的治疗，根据血肿量和神经学检查结果，对于壳核出血、皮质下出血、小脑出血的病例，可采用开颅血肿清除术。对于血肿突破脑室怀疑伴丘脑出血、脑干出血、急性脑积水的病例，可以

临床建议

脑梗死药物治疗的管理和不良反应

在进行运动治疗的过程中，事先了解口服药物的管理法和不良反应是很重要的。华法林治疗是根据国际标准比（INR）的定期监测的结果（出血性合并症的发病率在 INR 2.6 以上时剧增，因此 INR 应维持在 2.0~3.0，70 岁以上的高龄者 INR 应维持在 1.6~2.6）来调整使用量。需要限制摄入富含维生素 K 的食物。对于使用机械人工瓣膜的患者，华法林为首选药。与华法林相比，采用 DOAC 可使颅内出血等出血并发症明显减少。为预防脑梗死复发，不推荐同时使用 2 种抗血小板药一年以上，以防止增加出血性并发症的发生率。必须严格管理高血压、高血糖、过度饮酒、吸烟等颅内出血的危险因素。西洛他唑的优点是可减少出血性并发症，但要注意其血管扩张作用引起的头痛以及心脏刺激作用可引起心悸、脉搏数增加导致的心绞痛症状。降压药钙拮抗剂和治疗高脂血症的辛伐他丁一样，使用时必须注意避免同时饮用葡萄柚汁。

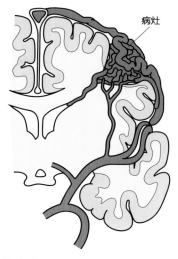

动脉和静脉短路畸形。形成像线卷一样的血管团块（病灶）

病灶

图 2.1.20　脑动静脉畸形

考虑行脑室引流术。也可采用神经内镜血肿吸引法等微创手术治疗，其效果不错。

- 对于脑动静脉畸形（图 2.1.20）再出血量较多的病例，以减轻癫痫发作等为目的，进行外科摘除术、栓塞术、定位放射治疗。对于硬膜动静脉瘘（图 2.1.21）的病例，可采用相应的血管内治疗、外科治疗、定位放射治疗。对于海绵状血管瘤的病例，可根据病情考虑采用外科治疗、定位放射治疗。

蛛网膜下腔出血的治疗

- 初期治疗的目的是预防血管再破裂。为预防再出血，在进行镇痛、镇静、降压的同时，通过行脑血管造影对包括未破裂脑动脉瘤在内的所有血管进行检查。预防再出

血的治疗分为外科治疗和血管内治疗（图 2.1.22）。外科治疗原则上在出血 72 小时内进行，脑动脉瘤头部夹闭术为其基本治疗方式。在特殊情况下，可以在动脉瘤的前后两处选择行夹闭主动脉的动脉瘤补漏术和动脉瘤壁加固的包裹术（涂层术、包装术）。另外，随着动脉瘤的闭塞，需要对周围血管进行血液循环重建，此时可以行旁路术。对由于脑底动脉瘤等解剖学因素无法直接手术的患者和老年患者，可行在动脉瘤内装入白金制线圈的线圈栓塞术。而且血管内治疗导致术后认知功能减退的情况要比开颅手术少。术后，为了清除蛛网膜下腔的出血和控制颅内压，多留置引流管。蛛网膜下腔出血发病后 72 小时到 14 天，治疗重点是预防由脑血管痉挛、微小血栓和微小血管收缩等因素造成的迟发性脑缺血（图 2.1.23）。迟发性脑缺血定义为，意识水平降低［格拉斯哥昏迷评分（GCS）下降 2 分以上，美国国立卫生研究院卒中量表评分（NIHSS）增

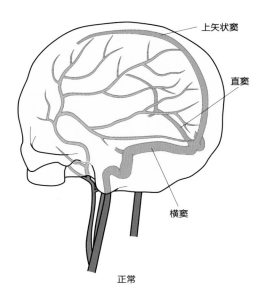

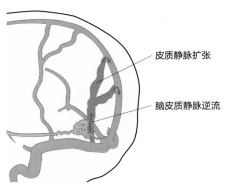

皮质静脉扩张

脑皮质静脉逆流

Cognard 分类Ⅳ型

硬膜产生的后天性动静脉分流疾病。脑皮质静脉逆流是静脉性梗死和脑出血的原因

图 2.1.21　硬膜动静脉瘘

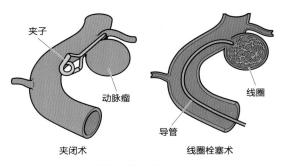

图 2.1.22　脑动脉瘤的治疗

加 2 分以上]，或者出现持续 1 小时以上的新的局部神经症状，且不能证明是全身并发症，或脑积水等其他症状。

- 为预防迟发性脑血管痉挛，可使用蛋白激酶抑制剂法舒地尔和奥扎格雷。如果诊断为迟发性脑血管痉挛，就要考虑以改善脑灌注为目的增加循环血流量（hypervolemia）、血液稀释（hemodilution），以及人为高血压（hypertension）相结合的

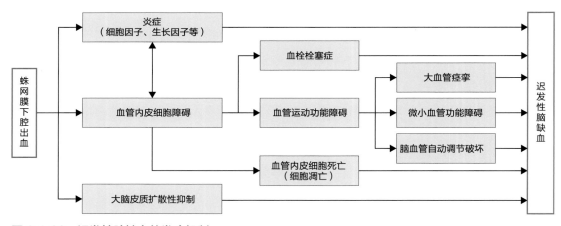

图 2.1.23　迟发性脑缺血的发病机制

"3 H"疗法。如果血管造影检查证实有血管痉挛,可以考虑行脑血管成形术和动脉注射选择性血管扩张药疗法。

- 受伤后因儿茶酚胺分泌过多而引起血管通透性增高,可能会引发神经源性肺水肿、伴心功能低下的心源性肺水肿、心肌梗死等并发症。抗利尿激素分泌异常综合征和脑性耗盐综合征引起的低钠血症,要保持循环血液量的同时纠正水、钠代谢紊乱。

- 继发性正常压力脑积水是脑功能障碍的独立因素,可采用导管连接脑室和腹腔的 V-P 分流术,或导管连接腰椎的蛛网膜下腔和腹腔的 L-P 分流术(图 2.1.24)。

<table>
<tr><td>补充</td></tr>
</table>

大脑皮质扩散去极化(CSD)
通过对大脑皮质进行机械性、电性、化学性刺激,使神经细胞和胶质细胞去极化,通过钾离子和谷氨酸的扩散,使白质呈同心圆状传导去极化波,造成微循环障碍和二次障碍。

对功能障碍和并发症的治疗

- 对于**吞咽障碍**,根据筛查、吞咽造影检查、内镜检查等对基本营养摄取途径(经导管、经口)进行管理,进行包括食物形态调整在内的多学科综合治疗。若在发病 1 个月后仍存在难以自行吞咽的情况,建议行胃造瘘营养管理。

- 对于尿失禁和尿闭等**排尿障碍**,根据排尿模式的情况,残余尿量测定、尿动力学等检查,可采用药物治疗和时间诱导、行动疗法等治疗。

- 对于重度偏瘫侧肩易合并的**肩关节痛**,可以给予口服非甾体抗炎药或肩峰下滑液囊内类固醇注射(图 2.1.25)。对于肩手综合征的疼痛,给予口服低剂量的类固醇和抗抑郁药。对于中枢性疼痛,可以使用普瑞巴林等治疗神经障碍性疼痛的药物。对于镇痛药无效的病例,可以考虑使用重复经颅磁刺激和外科手术电刺激。

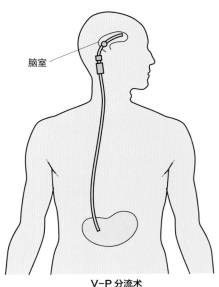

V-P 分流术
(ventriculo-peritoneal shunt)

脑室

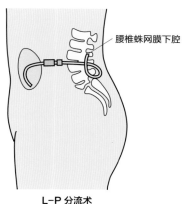

腰椎蛛网膜下腔

L-P 分流术
(lumbo-peritoneal shunt)

图 2.1.24 脑积水的治疗

- 对于偏瘫侧肢体的随意性降低和异常体位引起的痉挛，可口服抗痉挛药，或进行注射肉毒毒素和苯酚水溶液、乙醇溶液的阻滞治疗。口服药物起到全身作用，而阻滞治疗对局部有较好的效果（图 2.1.26）。在神经肌肉接头部位进行肉毒毒素注射，以阻碍乙酰胆碱释放，治疗效果可持续 3 个月，所以，在此期间可以充分地进行改善关节活动度和促进神经肌肉恢复等的康复治疗。当进行神经破坏药苯酚阻滞治疗时，如果触及感觉神经会引起感觉异常，所以治疗时必须使电极针尽可能地接近运动神经。对痉挛非常明显的病例，可考虑行髓内注射巴氯芬。

- 对偏瘫侧易发生的骨质疏松症可进行药物治疗，诊断为抑郁状态的患者可给予抗抑郁药。

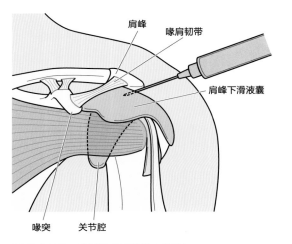

图 2.1.25　肩峰下滑液囊内注射

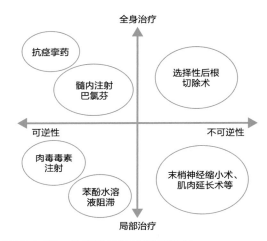

图 2.1.26　痉挛治疗的种类和特点

基础知识

神经 - 肌肉结合部

　　运动神经的活动电位通过神经 - 肌肉结合部（图 2.1.27）传导到肌纤维。根据到达神经 - 肌肉结合部的动作电位的电压变化，打开电压依赖性钙通道，钙离子流入突触小体内，促使突触小泡与突触前膜紧密结合，并释放乙酰胆碱于突触间隙。当乙酰胆碱与突触后膜的乙酰胆碱受体结合时，通道打开，钠离子流入，使电位变化，产生活动电位。活动电位经 T 管传导至与肌原纤维平行存在的肌胞体，释放钙离子，引起肌肉收缩。

实践

临床建议

肉毒毒素治疗的评估

　　肉毒毒素治疗，根据治疗目的分为：对穿衣和手卫生等护理障碍的痉挛的治疗（被动功能），以及改善抓握和步行动作的治疗（主动功能）。物理治疗师（PT）和作业治疗师（OT）需要根据治疗目的选择注射的肌肉，再对痉挛进行相关治疗。

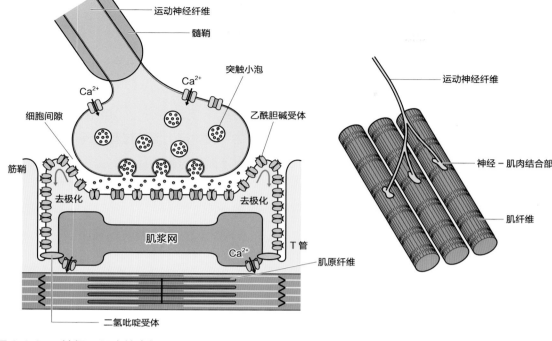

图 2.1.27　神经－肌肉结合部

5　物理治疗评估

- 心肺功能的评估。
- 关节活动度（ROM）的测定。
- 肌张力检查，肌力检查。
- 反射检查。
- 感觉检查。
- 运动功能的评估。
- 高级脑功能障碍的评估。
- 脑神经的检查。
- 协调运动的评估。
- 姿势、平衡的评估。
- 步行的评估。
- 脑血管障碍的综合评估。
- 日常生活活动（ADL）的评估。
- 生活质量（QOL）的评估。
- 动作分析。

概述

- 物理治疗评估是掌握患者存在的症状和障碍，分析这些信息，找出日常生活困难的原因的过程。具体来说就是"了解患者的生活"，从掌握 ADL 开始。首先，收集病历信息，通过直接询问患者的问诊来掌握 ADL 是很重要的。如果能够从问诊中提取出 ADL 的问题点，就能掌握患者的 ADL 在实际生活中是如何降低的。其次，需要了解生活中必要的运动功能，如"那个动作需要做什么关节运动""需要什么样的 ROM 才能完成运动"等。总之，准确理解患者的整体障碍非常重要（图2.1.28）。

- PT 的工作是改善患者的**基本动作**，因此在物理治疗评估中，要掌握基本动作的障碍。基本动作是日常动作及生活相关动作的基础，具体来说，是低卧位、俯卧位、坐位、立位等姿势和这些动作的结合，如翻身、起身、站起来、步行等动作。基本动作不是符合自身的动作（不是"为了翻身而翻身""为了坐而坐""为了站而站"），而是对日常动作能力和生活相关

的动作有帮助的动作，这一点是很重要的。具体而言，如"为了上厕所而起身、坐下、站立步行""为了上班而走路"等，PT 要掌握引起患者 ADL 困难的基本动作的障碍。

- 物理治疗评估分为"**自下而上过程的评估**"和"**自上而下过程的评估**"两大类。
- 自下而上过程的评估，是指针对疾病的障碍部位，列举所有相关的检查项目，以及进行检查的方法。例如，对于脑血管疾病偏瘫患者，为了确认偏瘫症状，需要对偏瘫侧上下肢、躯干的功能障碍进行检查，

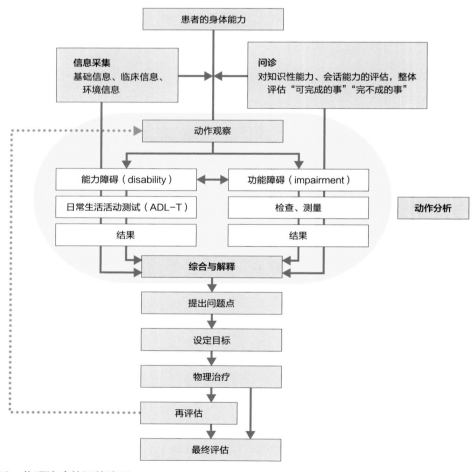

图 2.1.28　**物理治疗的评估流程**

并将检查结果进行整合。但是，由于物理评估需要大量的时间，这个工作实际上很难进行。因此，在实际临床工作中，自上而下过程的评估很重要（图2.1.29）。

- 在自上而下过程的评估中，列举出根据问诊收集到的信息推测出患者能力障碍的问题点。为了验证其准确性，还要对问题和能力障碍相关的动作进行观察。根据动作观察的结果，假设功能障碍的原因，然后证明这个假设。之后进行物理治疗检查。

- 自上而下评估过程的优点：①对功能障碍的物理治疗检查项目进行限制，使检查目的更加明确；②有利于理解能力障碍和功能障碍的关系，以及多个功能障碍之间的关系；③明确构成患者ADL问题的基本动作，以及造成问题的功能障碍，并将二者整合。缺点是，对于脑血管疾病急性期的患者，若不能对其进行动作观察，则无法使用该评估。此时，可采用"假设自上而下评估"的方法。这种方法首先要考虑患者需要获得哪些基本动作，然后考虑并检查获得该动作所需的功能。具体而言，对于以保持坐位为目的的患者，不仅需要髋关节屈曲活动度，还需要随着腰椎伸展的髋关节屈曲活动度，再针对这些必要功能进行检查。

- 综上所述，物理治疗评估的基本方法是根据对患者的动作观察，检查并确定可预测的功能障碍的问题点，并在此过程中，根据脑血管疾病的情况推测会出现的症状。由于不同患者大脑受损的部位和受损程度不同，所以常需要进行脑神经检查和高级脑功能检查。另外，有必要进行脑血管疾病的特征性检查，如脑卒中病损评估法（SIAS）等。

心肺功能的评估

在《脑卒中治疗指南2015》（日本脑卒中学会制）中，只推荐对脑血管疾病的超急性期和急性期的患者进行心肺功能管理。另外，该指南指出"因有氧运动训练或有氧运动和加强下肢肌力组合训练有利于改善有氧运动能力、步行能力、身体活动性、QOL、糖耐量，故强烈推荐"。对脑血管疾病的运动耐受能力的评估还可作为运动处方，也是以提高ADL为目标的运动治疗的重要指标，所以一定要先理解运动负荷和运动强度的表示方法。

超急性期

- 在呼吸系统方面，该指南指出"如果认为

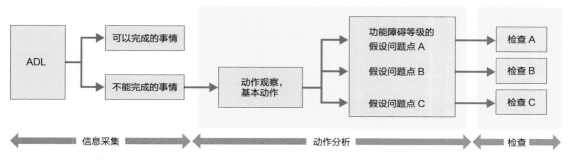

图 2.1.29　自上而下过程的评估

意识障碍的原因之一是呼吸障碍，则一定要维持呼吸道通畅（图2.1.30），强烈建议进行人工呼吸管理"。因此，对使用人工呼吸机的患者，除了需要进行换气能力和氧化能力的评估外，还要实时监测心脏输出量、血压、肺压损伤等。另外，脱离人工呼吸机时，要对血压、心率、呼吸模式、经皮氧饱和度、精神症状进行评估。在循环系统方面，该指南指出"计划进行溶栓治疗的患者，若其收缩压在185 mmHg以上或舒张压在110 mmHg以上时，建议采用静脉输注降压治疗"。

急性期

- 脑卒中患者一般常合并呼吸道感染、尿路感染、跌倒、压疮等，所以该指南"建议从住院开始时就评估并发症的风险，积极预防和治疗并发症""建议从急性期开始积极进行物理治疗和呼吸康复训练等，可降低肺炎的发病率"。脑卒中患者在急性期易患社区获得性肺炎（图2.1.31），急剧出现的局部症状（咳嗽、咳痰等）和全身症状（发热、全身倦怠感等）为其特征。因此，患肺炎时原则上应停止运动治疗。另外，在缓解期进行运动治疗时，必须监测呼吸频率、心率、血压及经皮血氧饱和度。

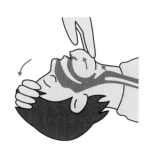

呼吸道开放

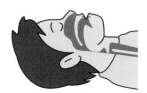

呼吸道堵塞

图2.1.30 保障呼吸道通畅

基础知识

自然呼吸和人工呼吸的区别

自然呼吸时胸腔内压为负压，而使用人工呼吸机时肺内为正压，为防止静脉反流，心输出量和血压会降低。

- 根据美国心脏协会和美国脑卒中协会的美国脑梗死指导方针指出，"有气管闭塞和误咽风险的病例，以及颅内高压的病例要将头抬高15°~30°。建议在变动体位时，观察呼吸道、摄氧量及神经症状的变化，并进行相应的处理"。

- 误咽分为显性（食物的误咽）和隐性（误吸鼻腔和口腔的分泌物）（图2.1.32）两

实践　　　　临床建议

降压药的不良反应

降压药包括不会引起运动时心率增加的钙通道阻滞药和β受体阻断药，也包括会引起站立性眩晕的α受体阻断药，运动治疗前必须确认药物的功能和不良反应。

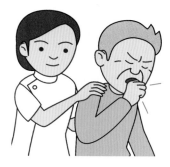

图2.1.31 脑卒中急性期患者易患社区获得性肺炎

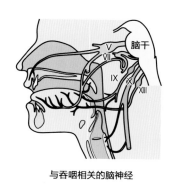

与吞咽相关的脑神经

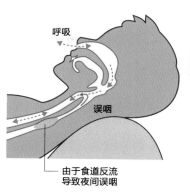

由于食道反流
导致夜间误咽

显性误咽（食物的误咽）

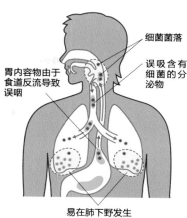

误吸性肺炎

图 2.1.32 误咽及误吸

种。误咽不仅是由真性或假性球麻痹造成的，而且意识降低和口腔内环境不良都会引起吞咽功能降低。评估误吸性肺炎需要与其他科室合作进行，其中 PT 需要确定体温、血压、脉搏、呼吸，以及经皮血氧饱和度及其氧化能力、意识状态、胸部影像，并评估身体运动机能和 ADL。另外，还需进行吞咽功能的筛查测试，如调查问卷、反复唾液吞咽测试（RSST）、改良饮水试验（MWST）等，以确认吞咽障碍的特征和严重程度。

运动耐受能力的评估

- 《脑卒中治疗指南 2015》（日本脑卒中学会制）中提到，"根据脑卒中患者最大负荷下算出最高摄氧量，预测最大吸氧量、乳酸阈值、换气阈值及心脏供氧系数均较正常人低。"运动耐受能力可以通过运动负荷试验来判定，此时使用的指标是最大摄氧量（VO_2max）（运动时达到的最大的氧气摄取量）和最高摄氧量（尽全力运动时达到的氧气摄取量）。在脑血管疾病的患者中，很多为高龄患者合并缺血性心脏病，因此多采用最高摄氧量作为评估运动耐受能力的指标。

- 该指南指出，"采用在最大运动负荷下计算的指标作为脑卒中偏瘫的体力评估。而对应测量运动障碍严重程度的负荷，推荐在反复运动中应用活动平板、测力计。无法达到日常负荷量时而出现运动障碍，可采用单侧上肢测力计、床旁基本动作、反复起立动作、躯干前后屈运动、骨盆抬高负荷等方法"。跑步机、测力计可以将运动负荷强度量化，但患者有可能因脑血管疾病而很难长时间步行或保持坐位。此时，可应用上述反复运动，根据反复的次数、心率的增加量、主观疲劳度（表2.1.5）等来判定。另外，根据运动耐受能力的评估结果，可以通过正常心率（或脉搏）算出执行运动处方时的运动强度和能量消耗量（表 2.1.6）。

ROM 的测量

- 因脑血管疾病引发 ROM 障碍，其发病因素包括原发障碍引起迟缓、痉挛、强直性

表 2.1.5　Borg 量表和改良 Borg 量表

Borg 量表 （自觉用力程度）	心率	最大摄氧量 （VO₂max）
6		
7 非常轻松		
8		
9 比较轻松		
10		
11 轻松	55 次 / 分	40 ml/kg/min
12		
13 有点费力	65 次 / 分	50 ml/kg/min
14		
15 费力	75 次 / 分	65 ml/kg/min
16		
17 比较费力	85 次 / 分	80 ml/kg/min
18		
19 非常费力	95 次 / 分	93 ml/kg/min
20		

改良 Brog 量表 （Borg 类别比率量表）
0 没有任何感觉
0.5 非常轻
1 很少
2 少
3 中等程度
4 稍差
5 差
6
7 较差
8
9
10 非常差，最大程度

补充
> Borg 量表是以 6~20 共 15 个等级评估，改良 Borg 量表是以 0~10 的连续评分表示，分别类似于 NRS 和 VAS 的表示方法。

注：Borg 量表可体现运动强度的感觉，改良 Borg 量表用于体现呼吸困难感和疼痛。

表 2.1.6　根据心率计算运动强度，根据代谢当量（MET）计算消耗的能量

① 根据心率计算运动强度
  最大心率（次 / 分）=220- 年龄
  预备心率（次 / 分）= 最大心率（次 / 分）- 安静时心率（次 / 分）
  上升心率（次 / 分）= 运动时心率（次 / 分）- 安静时心率（次 / 分）
  预备心率（%）= 上升心率（次 / 分）/ 预备心率（次 / 分）×100%

② 根据 MET 计算消耗的能量
  MET 是评估身体活动强度的指标，通过运动时的代谢量除以静息时的代谢量来计算。MET 乘以身体活动时间，用 METs·h 表示能量消耗。
  1 MET·h 的能量消耗量（kcal）
      =0.0035 [L/（kg·min）] × 体重（kg）×60（分）×5（kcal/L）=1.05（kcal/kg）× 体重（kg）

痉挛造成的持续肌张力异常而导致的肌肉挛缩，以及因活动能力降低等继发疾病引起的皮肤和结缔组织弹性降低导致的。临床上，确定存在 ROM 障碍，就要综合考虑这些因素。ROM 的测量包括被动运动测量和主动运动测量，脑血管疾病的运动方式可受病理性共同运动的影响，无法正确测量单关节的主动运动。可代替主动运动 ROM 测量的方法包括 Fugl-Meyer 评测（FMA）的随意运动能力检查

临床建议

脑血管障碍引起的躯干活动性下降
　　在脑血管障碍中，伴有手指和足趾等上下肢远端关节挛缩的情况很常见，但也有躯干活动性下降的情况。因此，胸腰部 ROM 测量是重要的项目之一。

及 Brunnstrom 恢复阶段检查（BRS）。

- 脑血管疾病的 ROM 受肌张力亢进的影响。因此，在通过被动运动进行 ROM 测定时，要尽可能地在使肌张力正常化的基础上进行测量。脑血管疾病引起的肌张力异常位置各不相同，有的肌肉肌张力亢进还可引起远端相邻肌肉的肌张力增高。因此，在进行远端的 ROM 测定时，要充分抑制近端肌肉的肌张力。在对确定有肌张力亢进的部位进行 ROM 测定之前，为了最大限度地引出 ROM，不仅要牵拉测定的部位的肌肉，还要对整体进行持续性的肌肉牵拉。

肌张力检查、肌力检查

脑血管疾病的肌张力异常，包括由迟缓、痉挛（图 2.1.33）、强直性痉挛等原发障碍引起的，以及继发障碍引起的肌肉挛缩、皮肤挛缩并存。因此，即使通过徒手肌张力检查确定该肌肉的肌张力亢进，也无法判断其原因是原发障碍还是继发障碍。进行徒手肌张力检查时，最好将原发障碍和继发障碍综合起来进行评估。

肌张力异常的检查分为静止时的肌张力检查（图 2.1.34）、被动运动时的肌张力检查（图 2.1.35）、活动时的肌张力检查、深部腱反射检查（图 2.1.36）。在这些评估中，运动时的肌张力检查及深部腱反射检查对原发障碍——松弛、挛缩、强直性痉挛的影响很大。应该注意的是，静止时的肌张力检查及被动运动中的肌张力检查结果不仅包括原发障碍，还包括继发障碍。被动运动中的肌张力检查的代表性检查为改良 Ashworth 量表（MAS）（表 2.1.7）。

脑血管疾病必然会导致肌肉力量下降。但是徒手肌力检查（MMT）有时很难检查出肌肉力量下降。原因是，脑血管疾病患者的运动不是各个关节的运动，而是作为一种模式化的动作，肌张力随患者姿势的变化而

> **补充**
>
> 运动时的肌肉紧张是指，如步行时（由于联合反应而出现）偏瘫侧上肢的肌张力亢进，表现为运动中的偏瘫侧的肌张力变化。

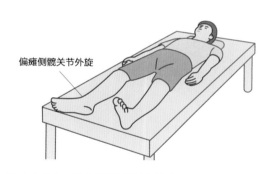

偏瘫侧髋关节外旋

图 2.1.34　静止时的肌张力检查

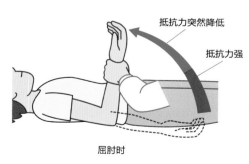

抵抗力突然降低

抵抗力强

屈肘时

无抵抗

伸肘时

图 2.1.33　折刀现象

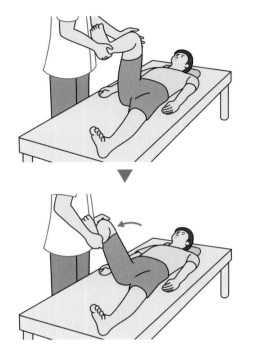

如果抬高偏瘫侧下肢，使髋关节和膝关节屈曲，由于关节不稳定，髋关节就会外旋

图 2.1.35　被动运动时的肌张力检查

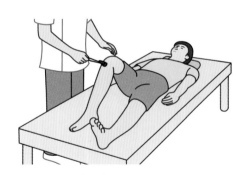

用叩诊锤敲击骨骼肌的肌腱时肌肉收缩

图 2.1.36　深部腱反射检查

变化，因此 MMT 检查的体位难以确定。虽然可以确定脑血管疾病患者的肌力下降，但在偏瘫侧随意运动功能不充分的情况下，很难进行 MMT。因此，肌张力检查可能更适于评估肌肉的功能。对于急性期的迟缓性瘫

表 2.1.7　MAS

分级	表现
0	没有肌张力增加
1	肌张力轻微增加，伸展或弯曲患部时，感觉到牵拉后的张力消失，或者在活动区域未产生抵抗感
1+	肌张力轻度增加，在可动区域的 1/2 以下的范围有被卡住感，呈现抵抗感
2	在可动区域的大部分，肌张力增加，但患部仍然可以较容易地移动
3	肌张力明显增加，被动活动比较困难
4	患部进行弯曲和伸展十分困难，处于僵硬状态

痪，可通过 MMT 判断肌力下降的情况。但是对于恢复期的患者，如当肘关节屈肌肌张力亢进时，肘关节伸展的力量就被抑制而导致肌力下降，此时就不适于使用 MMT 进行判断。

反射检查

深部腱反射

深部腱反射源于牵张反射，与肌张力程度密切相关。深部腱反射的评估标准，根据反射出现的程度，分为消失（-）到高度亢进（++++）6 个阶段。其评估方法有很多，笔者使用的是如表 2.1.8 所示的评估方法。

浅反射

腹壁反射常作为浅反射的代表。一般来说，如果有锥体系障碍，腹壁反射会消失。

> **基础知识**
>
> **反射**
> 反射是神经活动的最基础的单位的综合。一般由输入、综合、输出这 3 个要素构成。输入由感受器和上行传导神经纤维组成，输出由下行传导神经纤维和效应器组成。综合在反射中枢进行。

 名词解释　静止时的肌张力检查　在保持静止姿势（仰卧位等）时，对肌张力进行视诊、触诊等检查。
被动运动时的肌张力检查　通过被动活动牵拉肌肉，以检查肌张力状态。
活动时的肌张力检查　对肌肉活动时的状态进行评估。

表 2.1.8　深部腱反射的评估方法

评估	表现
消失（－）	未引出腱反射
减弱（±）	可出现腱反射，但程度减弱。大部分腱反射可引出，有时不能引出
正常范围（+）	腱反射程度正常
轻度亢进（++）	腱反射亢进，但叩击肌腱移行处，反射无亢进
中度亢进（+++）	腱反射和肌腱移行处叩击刺激反射均亢进
高度亢进（++++）	腱反射、肌腱移行处、肌腹全部反射亢进。出现阵挛，明显异常

补充

牵张反射是由被牵拉的肌肉的肌梭内的 Ia 群纤维活动使 α 运动细胞兴奋，引起该肌肉本身（同名肌肉）收缩的反射活动。动态牵张反射是由快速肌肉牵张而产生的来自肌梭的 Ia 群纤维的活动，是直接兴奋脊髓或经由中间神经元与 α 运动神经元兴奋性结合而产生的反射，临床上定义为深部腱反射。静态牵张反射是由肌肉缓慢牵张而产生的反射，临床上用于肌张力检查。静态牵张反射虽然反射路径与动态牵张反射相同，但静态牵张反射的上行传导束不仅与 Ia 群纤维有关，还与 II 群纤维有关。

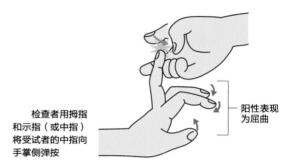

检查者用拇指和示指（或中指）将受试者的中指向手掌侧弹按

阳性表现为屈曲

图 2.1.37　**Hoffmann 征**

病理反射

锥体系障碍会出现相关的病理反射。上肢的病理反射有 Hoffmann 征（图 2.1.37）、Tromner 征（图 2.1.38）、Wartenberg 征等，如果拇指屈曲则为阳性。下肢最典型的病理反射为 Babinski 征（图 2.1.39），如果蹬趾背屈，其他 4 趾呈扇形张开则为阳性。

感觉检查

浅感觉检查

- 在感觉检查中，对给予刺激的"部位""种类""程度"这 3 个项目进行检查。关于"部位"和"种类"的评估，如"虽然有触觉，但不知道触摸的是哪里""有与被给予的刺激不同的感觉"等反应是重要的问题点。关于"程度"的评估，将非瘫痪侧的感觉作为正常，用 10 表示，用数字表示麻痹侧相同部位的感觉。例如，回

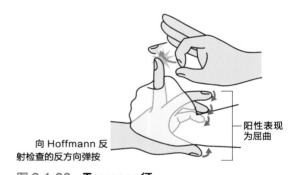

向 Hoffmann 反射检查的反方向弹按

阳性表现为屈曲

图 2.1.38　**Tromner 征**

答 10 为正常，大于 10 为过敏，9、8、7 为轻度钝麻，6、5、4 为中度钝麻，3、2、1 为重度钝麻，0 为无感觉。

- 对于疼痛的评估方法，具有代表性的为视觉模拟评分法（VAS）（图 2.1.40）。

深感觉检查

在深感觉的检查中，代表性检查为关节觉。关节觉分为位置觉和运动觉。关节觉的检查方法有模仿法和口头法（图 2.1.41）。

在检查脑血管疾病患者的位置觉时，模仿法是，检查者使受检者患侧的关节向一个方向进行被动活动后，让受检者用健侧模仿出相

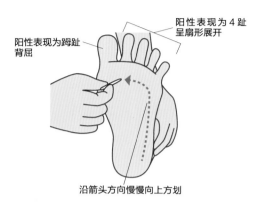

阳性表现为蹈趾背屈

阳性表现为 4 趾呈扇形展开

沿箭头方向慢慢向上方划

图 2.1.39　**Babinski 征**

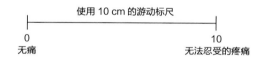

使用 10 cm 的游动标尺

0　无痛

10　无法忍受的疼痛

图 2.1.40　**VAS**

同的肢体位置。口头方法则是以某一肢位为标准，检查者使受检者患侧关节进行一个方向的被动运动时，让受检者回答在哪个方向进行运动。模仿法适用于大关节检查，口头法适用于小关节检查。

复合感觉检查

复合感觉有两点辨别觉、实体觉、图形觉等。

- 两点辨别觉：用双脚规等同时触碰身体部位的 2 个点，如患者有两点感觉，缩短 2个点之间的距离，比较左右侧可识别两点的最小距离。
- 实体觉：患者在闭眼的状态下，用手触摸火柴盒、钥匙、手表等日常生活中经常使用的东西，并说出物品名称。
- 图形觉：在患者手掌、上臂、小腿前面的

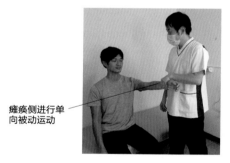
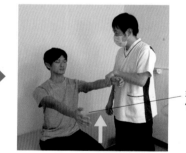

瘫痪侧进行单向被动运动

非瘫痪侧模仿瘫痪侧的肢体摆放

模仿法

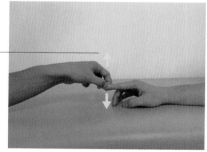

①瘫痪侧关节进行单向被动运动
②受检者说出瘫痪侧关节向哪个方向运动

口头法

图 2.1.41　**模仿法和口头法**

皮肤上，用棒状物写下数字、字母等简单的文字或图形，让患者说出名称。重复10次左右，比较左右两侧正确率。

运动功能评估

运动的控制，是通过从大脑皮质开始的上运动神经元、从脑神经运动核和脊髓前角细胞开始的下运动神经元，来控制骨骼肌的活动。另外，为了使运动顺利进行，需要由小脑和大脑基底核调整运动。运动障碍分为以肌力下降为特征的由运动麻痹引起的**运动实施障碍**，以及肌张力异常、运动失调、不随意运动引起的**运动调整障碍**。这些运动功能的评估有特定的检查和测量方法，应在所有治疗前进行。

运动功能评估量表（MAS）

• MAS 包括评估运动功能的**8个项目**和与偏瘫侧的肌张力相关的**1个项目**。关于运动功能，包括从仰卧位到侧卧位、从仰卧位到床边坐位的起身、坐位平衡、从坐位到站立位、步行、上肢功能、手的运动、高级手的功能这**8个评估项目**。

> **补充**
> 复合感觉与丘脑上部，特别是顶叶的功能有关。刺激部位的浅感觉和深感觉基本正常，但复合感觉降低时，可以认为是较丘脑更高级的顶叶功能障碍。相反，当浅感觉和深感觉明显障碍时，复合感觉一定存在障碍，此时就没有必要进行检查。

临床建议

MAS 的意义

可在不受疾病分期影响下进行评估，各项目都明确设定了问题和判定标准，因此在临床上使用很方便。但是，MAS 的评估项目中包括肌张力，可信度较低，其结果需斟酌。

肌张力相关的项目为确认肌张力是亢进还是降低；以0~6分的7个等级进行评估。除肌张力外，6分表示最高运动功能。对于肌张力，4分表示肌张力正常，高于4分表示肌张力亢进，低于4分表示肌张力下降。在实际操作时，由于反复进行各项检查可能改变动作，因此需进行2次，采用较高的分数。修订版 MAS（modified motor assessment scale，MMAS）也已被编制出。MMAS 修改了项目概要，由于肌张力检查是主观性较强的测试，因此被排除在项目整体之外。MMAS 也分为0~6分的7个等级。

运动功能状态量表（MSS）

是对瘫痪侧上肢（肩、肘、前臂、手、手指）的分离运动的评估。另外，还要评估肢体保持能力（表2.1.9）。

• 肩和肘的评估分为**6个等级**，手部和手指的评估分为**3个等级**，保持静止肢位的能力分为**2个等级**。

• 肩和肘的评估最高**40分**，手部和手指的评估最高**42分**。

Chedoke-McMaster 脑卒中评估

是由**功能障碍、活动项目**构成的评估。功能障碍项目是为了评估普通功能障碍及其严重程度。另外，还包括适当的治疗选择和评估其效果的指南，可用于预测脑卒中发病6个月以内的预后。活动项目可用于评估临床上重要的身体功能变化，也可用于评估治疗效果。由功能障碍项目和6个小项目组成，分为1（重度）~7（正常）的7个等级，以评估运动功能的恢复。6个小项目是：肩膀疼痛、姿势控制、上肢、手、

表 2.1.9　MSS

评估项目	得分和表现
肩和肘的评估 （最高 40 分）	0：无随意运动和肌肉收缩
	1⁻：可见运动开始时的轻微运动和肌肉收缩
	1：可见部分的、不完全的运动，但运动不受控制
	1⁺：有运动，但难以完成整个动作
	2⁻：可进行全范围的运动，但控制或持续时间减少
	2：可进行全范围的运动，可控制运动
手和手指的评估 （最高 42 分）	0：无随意运动和肌肉收缩
	1：可见部分运动
	2：可进行完全运动
肢体保持能力	0：无
	1：有

腿、足。活动项目由粗大运动功能和步行 2 个指标构成。粗大运动功能指标由 10 个小项目组成，步行指标由 5 个小项目组成。项目的最高合计得分为 100 分，表示正常功能。

Brunnstrom 分期

- 是对中枢神经损伤引起的运动麻痹的恢复过程中发生的联合反应（图 2.1.42）和病理性共同运动（图 2.1.43）的评估（表 2.1.10）。这个评估的主要目的是及时评估发病的恢复过程。特别是在急性期，由于 Brunnstrom 分期结果的变化较大，所以每次治疗都要进行评估。若患者在急性期意识障碍较轻，评估还可以用于判断预后。但是，若当患者没有意识障碍，却有高级脑功能障碍和精神功能障碍时，就很

难通过一次的评估掌握全部情况。

- 6 个等级的评估包括上肢、下肢、手指的检查。并不是所有的病例都遵循这个恢复过程，而且不同的病变部位其恢复过程的阶段也不同。另外，发病 2 周内，若上肢、手指在 Ⅳ 期以上则可能为实用手；发病 1 个月时，如果是 Ⅲ 期以下则发展为废用手的可能性很高。为了提高 Brunnstrom 分期检查的可靠性、稳定性和判别性，还设置了 12 级的偏瘫功能检查。

运动力指数（MI）

- 基于 Brunnstrom 分期和 MMT，对上肢、下肢、手指的运动进行 6 级评估，用总分来表示评估结果（表 2.1.11）。

临床建议

Chedoke-McMaster 脑卒中评估的意义

　　Chedoke-McMaster 脑卒中评估受评估者影响小，再现性高，有一定的可靠性和稳定性，因此，临床上经常使用。另外，作为运动功能障碍的客观指标也被用于研究中。

临床建议

使用 Brunnstrom 分期时的注意事项

　　临床使用 Brunnstrom 分期时，会遇到顺序尺度的分级少、可靠性和可行性不够好等问题，还存在缺少下肢关节运动评估的分类等问题，因此，进行再评估还需要斟酌使用。有时也写成 Brunnstrom 恢复分期。

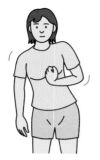

步行时出现了左上肢（偏瘫侧）屈曲运动

图 2.1.42　联合反应

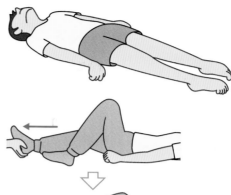

伸肌的病理性共同运动，通常在上肢屈曲的情况下，下肢更容易伸展

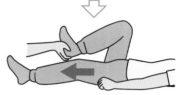

上肢屈肌的病理性共同运动，右下肢（非偏瘫侧）进行屈曲时，左下肢（偏瘫侧）可出现伸展运动

图 2.1.43　病理性共同运动

表 2.1.10　Brunnstrom 分期

分期及运动特点	检查项目		
	上肢（Ⅲ期以下需取坐位进行）	手指	躯干和下肢（Ⅲ期以下需取坐位或站立位进行）
Ⅰ期：无随意运动	迟缓性瘫痪	迟缓性瘫痪	迟缓性瘫痪
Ⅱ期：引出联合反应，共同运动	微小的病理性屈肌共同运动 微小的病理性伸肌共同运动	出现微小的全手指屈曲	微小的病理性屈肌共同运动 微小的病理性伸肌共同运动 健侧髋关节内旋，因外旋抵抗出现的 Raimiste 现象
Ⅲ期：出现充分的共同运动	病理性屈肌共同运动伴随明确的关节运动 病理性伸肌共同运动伴随明确的协同运动	可全指屈曲握取物品，但不能放开	病理性屈肌共同运动伴明确的关节运动
Ⅳ期：出现部分分离运动	手可触及腰后部；肘关节伸展位时，肩关节可屈曲 90° 肘关节屈曲 90° 时，前臂可旋前旋后	不充分的全指关节伸展拇指可有侧捏的分离运动	膝关节屈曲 90° 以上，足可向后滑动（坐位） 足跟着地时踝关节可背屈（坐位）
Ⅴ期：分离运动全面出现	肘关节伸展旋后位时，肩关节可外展 90° 肘关节伸直，手可举过头顶 肘关节伸直，肩关节屈曲 90° 时，前臂可旋前旋后	对指捏 可随意的伸展指关节，还可以柱状抓握或球形抓握 全范围的全手指伸展	髋关节伸展的同时进行膝关节屈曲运动（站立位） 足跟着地时踝关节可背屈运动（站立位）
Ⅵ期：可自由控制分离运动（但精细性略欠佳）	以上 5 期的运动都可完成的情况下，与健侧同等程度的顺畅动作	以上 5 期运动都可完成，还可单独活动某一手指	下肢内旋外旋合并足的内外翻（坐位） 髋关节外展运动（站立位）

注：恢复阶段的判定，满足任何一个动作可能性的最高的级别。

临床建议

MMT 的解释

虽然在 MI 的评估中使用了 MMT，但对于存在痉挛性麻痹的评估，在临床上难以区分关节运动困难时，要注意其解释。

高级脑功能障碍的评估

高级大脑功能障碍的定义是，因脑血管疾病或头部外伤，出现失语、失用、失认、记忆障碍等状态。如果已经进行了 MRI 或 CT 检查，最好将影像学检查结果考虑在内，再对患者进行评估。另外，评估者若此时还未获得足够的影像学资料，如此，就要根据高级脑功能障碍的症状，大致推测病灶部位。

失语

- 运动性失语（Broca 失语）：虽然对语言理解较好，但语言表达困难，复述也困难。此外，找词困难，音韵性错语也比较多见。病变部位包括额下回至额中回后部（Broca 区），以及中央前回下部的较广泛范围。

- 感觉性失语（Wernicke 失语）：**语言理解较差**，但语言表达流畅，错语（杂乱性失语）和自造词语较多，**复述困难**，语义性错语较多。病变部位在颞上回后部（Wernicke 区）和左颞叶后上部到顶叶。

失用

- 观念性失用（图 2.1.44）：患者对日常使用的工具、日常工具的使用方法和日常进行的一系列动作很难按顺序完成。例如，即使给患者一个体温计，患者也不知道该怎么使用。病变部位为左侧角回。

- 观念性运动性失用（图 2.1.45）：可以进行自发性的动作，但是对患者发出"请做……"的指令时，患者不能完成动作，

表 2.1.11　**运动力指数**

上肢测试	下肢测试
① 拇指和示指可握住边长约 2.5 cm 的方盒 ② 肘关节弯曲 ③ 肩关节外展	④ 踝关节背屈 ⑤ 膝关节伸展 ⑥ 髋关节屈曲
测试得分	
关于①项 0= 完全不动 33= 开始有抓握动作 56= 去重力可抓握 65= 可对抗重力握住盒子 77= 对抗阻力抓握 100= 正常	关于②～⑥项 0= 完全不动 28= 可见肌肉收缩但没有产生动作 42= 去重力可动 56= 可对抗重力动作 74= 可对抗较弱阻力动作 100= 正常
得分统计	
上肢得分 =（①+②+③）/3 下肢得分 =（④+⑤+⑥）/3 综合得分 =（上肢 + 下肢）/2	

名词解释 找词困难　想表达的词语说不出来的症状，如问患者"喜欢吃的东西是什么呀？"，患者可表达出"红色的、树上结的、圆形的、甜的……"。当问到"是苹果吗？"，患者肯定"是的"。
音韵性错语　如将"苹果"说成"皮果"等，发音出现一部分错误。与自发语障碍不同的是，其问题在于构音形成计划以前的选择上。

模仿也无法完成。例如，可以自发地测量体温，但如果口头指示"请测量体温"，则无法完成。病变部位位于左侧缘上回（表 2.1.12）。

失认

- 身体部位失认：患者触摸自己身体的某个

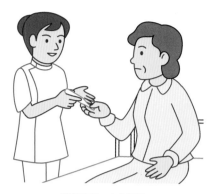
递给患者一个体温计

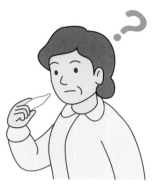
难以使用体温计的一系列动作

图 2.1.44　观念性失用

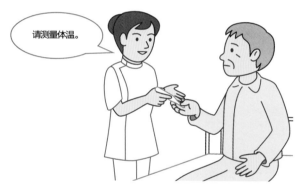
请测量体温。
给予口头指令"请测量体温。"

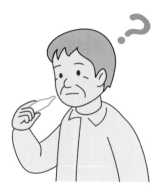
无法依照口头指令进行动作

图 2.1.45　观念性运动性失用

临床建议

SLTA 和 WAB 失语症检查

　　针对语言的各方面都可进行评估的标准失语症检查（SLTA）和西方失语症成套测验（WAB）应用广泛。但是，进行这些检查需要 1~2 个小时，而且检查者还需要接受一定程度的训练，所以最好是由专门的言语治疗师进行。

　　在临床中，可以通过以下简单的问题进行粗略的评估。

　　首先，通过与患者打招呼或自我介绍的方式确认"自发语"状态。接着，给出"请闭上眼睛"等指示，确认可否进行"听觉的理解"。如果可以，可以试着发出 2 个连续指令，如让其排列面前的物品、用圆珠笔触摸笔记本等。接着，可以指手表、鞋子等，问其"这是什么？"。如果可以回答说明"命名"没有问题。如果患者将"今天天气真好啊"等复述出来，复述就没有问题。最后，检查能不能看报纸、能不能画手表，就可以确认读写功能。

 语义性错语　如将"苹果"理解为"熊猫"这类语义性的错误。

表 2.1.12　行为的评估步骤

行为的种类	执行条件（从上到下依次进行）
象征的行为	口头指令→模仿
使用工具的行为	口头指令→模仿→实际使用道具
多物品的系列操作行为	用多种物品完成口头指令
无意义动作的行为	模仿（口头指令）

临床建议

病觉失认评分

　　有病觉失认的患者，倾向于否认自己的偏瘫，行动方式与受伤前相同，常会导致发生意外。因此，有必要确认患者是否患有病觉失认。具体如下：询问患者"身体感觉怎么样？""手脚感觉怎么样？""手脚能很好地活动吗？"，确认是否能得到对应上下肢瘫痪状态的回答。进而，当发出"请举起左手"的指示时，确认是以非偏瘫侧举起偏瘫侧或举起非偏瘫侧，还是以疲劳为由不能完成（图 2.1.46）。根据回答，可以进行以下的评分分类。

　　0 分：自觉的，或者以"身体状况如何"这样的一般回答承认相应障碍。

　　1 分：承认左上下肢肌力存在问题，承认存在障碍。

　　2 分：在神经学诊察中显示出偏瘫时，承认存在障碍。

　　3 分：不认可偏瘫。

部位，或者说出身体某个部位的名称，但不知道是哪里。例如，被触摸患侧脸颊的时候，虽然知道是被触摸，却不能回答被摸到哪里。病变部位为包括右顶叶在内的广泛区域。

- 病觉失认：否认自身疾病的事实。例如，患者否认自己存在左侧偏瘫，认为自己很健康，甚至不使用拐杖，一个人走到厕所。病变部位位于包括右顶叶在内的广泛区域。

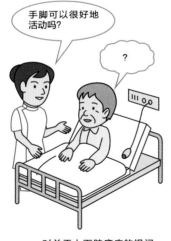

对关于上下肢瘫痪的提问
不能很好地回答

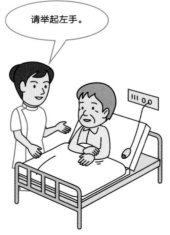

想用右手举起左手（患侧手）

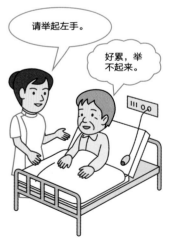

以累而做不到为理由不做

图 2.1.46　**病觉失认，不能理解自己的障碍，否定状态**

- 半侧身体失认：**不能认识自己半侧身体，**甚至否认自己半侧身体的存在。例如，可能会发生只刮了左边胡子的情况。病变部位主要为右（也可能是左）顶叶后部。

执行功能障碍

由于额叶联合区的障碍，设定目标、制订计划（到选择实现目标的手段）、执行计划（以正确的顺序执行计划）、高效行动（评估及修正自我行动）发生障碍，**难以有效推进事物进行的状态。**执行功能障碍容易给语言、行为、知觉障碍的康复的计划和实施带来障碍。可以使用执行障碍综合征的行为评估量表（BADS）。BADS 包括使用卡片和工具的 6 种检查和 1 个问卷，满分 24 分，可综合评估解决问题的能力。

记忆障碍

- 顺行性记忆障碍（记忆障碍）：不能回忆**受伤以后的事情，**如出门买东西，却忘记了要买什么。病变为位于边缘系统的 Papez 环路等障碍。

- 逆向性记忆障碍：不记得**受伤前的事情，**例如，遇到受伤前的老朋友时，想不起那个人是谁。病变部位为大脑新皮质。

半侧空间忽视

尽管眼睛可以看见全视野，除非有意识地注意，否则不会注意到左侧（或右侧）

的物体。例如，进食的时候，会剩下左边碟子的菜（图 2.1.47）。病灶部位为右顶叶后方。

脑神经检查

脑神经功能检查在神经学检查中非常重要。在了解每个脑神经的功能和解剖学特征的基础上进行检查，对脑损伤的定位诊断非常有用。

嗅神经（第 1 对脑神经）

使用烟、咖啡、香水等进行测试。用手压住一侧鼻孔，使刺激气味靠近另一侧，确认是否感受到气味，再让其回答是什么气味。

视神经（第 2 对脑神经）

- 视力检查：视力反映视网膜中央凹的功能，视力检查目的是观察有无视力障碍。通常使用大小不同的 "C" 字形的 Landolt 环。在日本常使用石原视力表。让患者站

临床建议

嗅觉检查的注意点

由于嗅觉接收器由左右两侧的嗅神经支配，所以分为左右侧分别进行检查。由于氨水等刺激性气味会刺激三叉神经，所以不建议使用。

在离视力表 5 m 的位置，遮住一只眼睛后进行检查，分别检查左右眼视力。此时也可测试戴上眼镜或隐形眼镜的矫正视力。

- 视野检查：视野反映着视网膜周围的功能，目的是观察有无周围视野障碍。通过对坐法进行。如图 2.1.50 所示，检查者与患者相隔 80 cm 对坐。患者用手轻轻遮住一只眼睛，检查左侧时，要用左眼注视检查者的右眼。检查者两手张开表示自己的视野，竖起示指，此时手应放在患者和自己的中间。接着转动手指，用手指左右移动指示。在检查中还要注意患者的眼球是否固定。

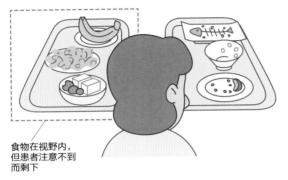

食物在视野内，但患者注意不到而剩下

图 2.1.47　左侧半侧空间忽视

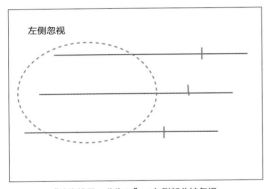

"请将线段一分为二"→左侧部分被忽视

线段二等分测试

上中下前后左右上中下前后左右上中下前后左右前后左右上中下前后左右上中下前后左右上中下前后左右上中下左右上中下前后左右上中下前后左右上中下前后左右上中下下前后左右上中下前后左右上中下前后左右上中

"请划掉所有'上'和'下'"→只划掉了右侧的'上'和'下'

文字划消测试

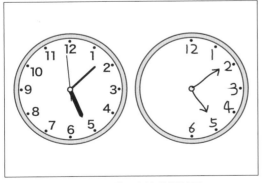

"请临摹时钟"→左侧时钟被遗漏

时钟临摹测试

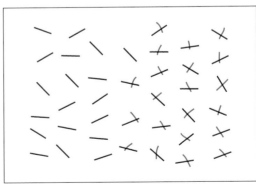

"请划掉所有线段"→因左侧空间忽视，左侧线段没有被划掉

线划消测试

图 2.1.48　用于半侧空间忽视的检查

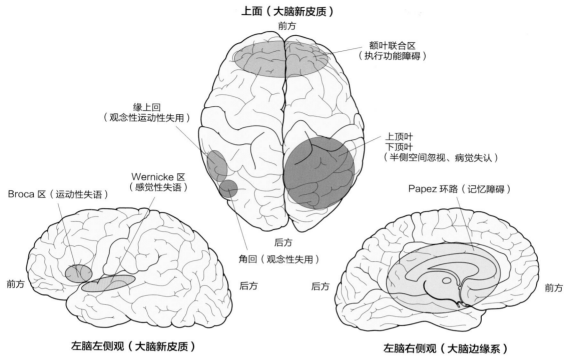

图 2.1.49　高级脑功能障碍的病灶部位

上面（大脑新皮质）

前方

额叶联合区
（执行功能障碍）

缘上回
（观念性运动性失用）

上顶叶
下顶叶
（半侧空间忽视、病觉失认）

Wernicke 区
（感觉性失语）

Broca 区（运动性失语）

Papez 环路（记忆障碍）

前方

后方

角回（观念性失用）

后方

后方

前方

左脑左侧观（大脑新皮质）

左脑右侧观（大脑边缘系）

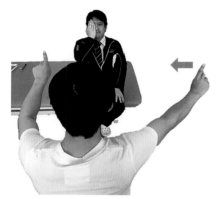

注视检查者的右眼，确认视线是否固定。患者与检查者
之间相距 80 cm

图 2.1.50　视野检查（对坐法）

动眼神经（第 3 对脑神经）、滑车神经（第 4 对脑神经）、外展神经（第 6 对脑神经）

- 瞳孔检查：用手电筒照患者的单眼。对光反射是通过对单眼进行光照射，使双眼都出现瞳孔缩小，观察直接照射的一侧有无瞳孔缩小（直接对光反射 / 反应），然后

再观察另一侧的瞳孔有无缩小（间接对光反射 / 反应）。正常情况下，瞳孔应迅速收缩，应确认有无收缩迟缓。

> 补充
>
> 　还要确认瞳孔的形状和左右差异。瞳孔应为正圆形，大小相同，左右差在 1 mm 以内，室内光线下约为 3 mm。≥ 5 mm 为散瞳，≤ 2 mm 为缩瞳。

- 眼球运动的相关检查：将检查者的手指或目标放置在眼前 30~60 cm 处，使其凝视前方，慢慢地左右、上下移动手指或目标。此时，指示患者不要动头部，检查者用一只手轻轻按住患者的头部，确认患者是否转动了头部（图 2.1.51）。

三叉神经（第 5 对脑神经）

- 三叉神经是感觉、运动混合神经，不仅主管面部的感觉，还有运动功能（支配咀嚼肌）。

- 感觉功能的检查：痛觉用磨钝针或者牙签

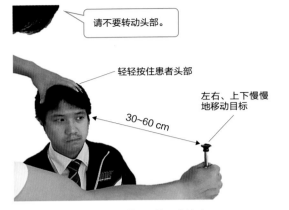

请不要转动头部。

轻轻按住患者头部

左右、上下慢慢地移动目标

30~60 cm

图 2.1.51 对眼外肌的眼球运动检查

临床建议

眼球运动检查的诊断要领

通过眼球左右移动，观察内、外直肌的功能。然后，在注视左或右某一方向的状态下，观察眼球上下方向的运动。在眼球外展时的上下运动中，向上是上直肌和外直肌的运动，向下是下直肌和外直肌的运动。在眼球内收时的上下运动中，向上为下斜肌和内直肌的运动，向下为上斜肌和内直肌的运动，就此可以简单地诊断眼肌瘫痪。

基础知识

缩瞳和散瞳

详见图 2.1.52。

缩瞳（≤ 2 mm）

散瞳（≥ 5 mm）

图 2.1.52 缩瞳和散瞳

基础知识

正常眼球运动和眼肌

详见图 2.1.53。

进行检查，触觉用笔或纸捻进行检查。如图 2.1.54 所示，根据三叉神经的分布检查有无感觉和钝麻程度。

- 运动功能的检查：让患者咬紧牙关，观察两侧咬肌和颞肌收缩有无差别。若左右稍有差别，则让患者张嘴，观察下颌是否偏向一侧（图 2.1.55）。另外，与咬肌有关的反射有下颌反射，可见是否有反射性地咬肌收缩、下颌抬起。

面神经（第 7 对脑神经）

主管面部（表情）肌的运动、舌前 2/3 的味觉、唾液腺和泪腺的分泌，是感觉、运动混合神经。

- 感觉功能的检查：通常使用砂糖检查甜味，用食盐检查咸味，用食醋检查酸味。用浸过水的棉签蘸取这些物质，涂在舌前 2/3 外侧缘。嘱患者如果感觉到味道，要马上举手表示，然后回答是哪种味道。此检查应于左右侧分别进行。

- 运动功能的检查：首先，从整体上确认面部是否对称。对上颜面肌的检查，观察能否皱眉，能否闭紧双眼、用力睁眼。对下颜面肌的检查，观察嘴角两侧展开做出露齿动作，同时观察颈阔肌有无收缩。确认左右差异。

前庭蜗神经（第 8 对脑神经）

- 听觉检查：Weber 试验，将 C 音叉放在额中央，询问患者哪只耳朵听到的震动比较强（骨传导）。Rinne 试验，将音叉放在乳突上，骨传导音消失后将音叉放在离耳孔 1~5 cm 处，确认是否能听到振动（气传导）（图 2.1.56）。

- 平衡感觉检查：观察前庭迷路发生

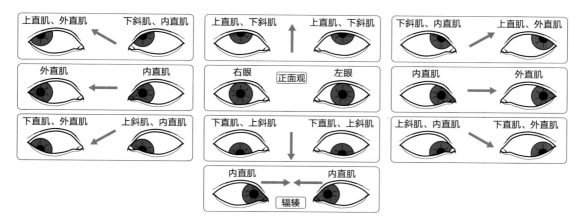

上直肌、下直肌、内直肌、下斜肌为动眼神经支配，上斜肌为滑车神经支配，外直肌为外展神经支配

图 2.1.53　正常眼球运动和眼肌

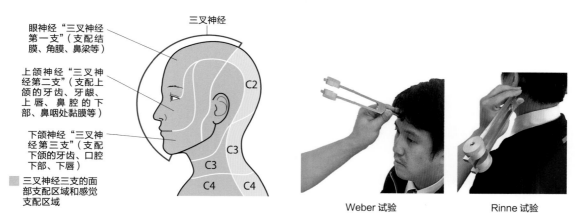

图 2.1.54　三叉神经的面部神经支配区和感觉支配区　　**图 2.1.56　听觉检查**

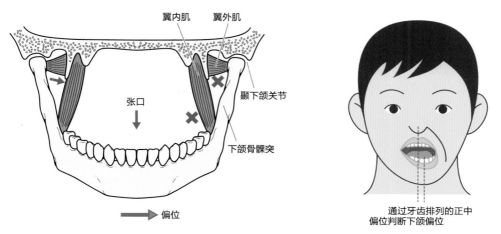

图 2.1.55　下颌偏位

障碍时，可使用 Romberg 测试（图2.1.57）。如果是睁眼稳定，闭眼不稳定，可怀疑是前庭性障碍。如果睁眼和闭眼都不稳定可能为双侧均有障碍。其他检查还包括眼振检查等。

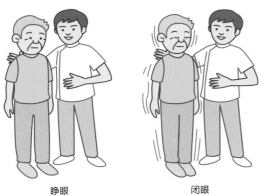

睁眼　　　　　　　　闭眼

让受检者采取注意的姿势让其闭眼，如果闭眼不稳定，则为阳性

图 2.1.57　Romberg 试验

舌咽神经（第 9 对脑神经）、迷走神经（第 10 对脑神经）

参与腭、咽的功能。检查时让患者开口，发出"啊"音。观察此时软腭和腭弓的动作，悬雍垂是否有偏位（图 2.1.58）。另外，如果将压舌板触碰咽后壁或扁桃体、舌根部，会引起咽肌收缩，引出咽（呕吐）反射。

副神经（第 11 对脑神经）

进行胸锁乳突肌和斜方肌的肌力检查（图 2.1.59）。此时，通过视诊观察有无肌萎缩及左右差异。

舌下神经（第 12 对脑神经）

观察有无舌肌萎缩和纤维束痉挛。舌向前伸，观察有无偏位。如果有左侧舌下神经麻痹，则舌向左偏。双侧麻痹，则舌不能向前伸。

协调运动的评估

协调运动的构成

- 协调运动障碍是运动失调的一种。运动失调有 3 个因素：①向运动目的和方向正确进行的空间性失调；②迅速或缓慢进行的时间性失调；③进行强度调整的功能障碍。其中协调运动障碍是时间性失调和强度调整功能障碍（图 2.1.60）。

- 协调性障碍主要与小脑、脊髓、前庭和大脑这 4 个部分有关。小脑分为前庭小

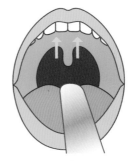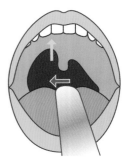

正常　　　　　　　　左侧麻痹

图 2.1.58　悬雍垂的偏位

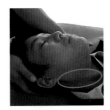

检查右侧胸锁乳突肌时，使受检者头部向左旋转。检查者对其向右旋转方向施加抵抗力，触摸感知右胸锁乳突肌的收缩

胸锁乳突肌肌力检查

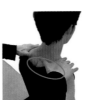

指示让受检者两肩耸起。检查者对此进行抵抗，触摸感知斜方肌的收缩

斜方肌激发检查

图 2.1.59　副神经检查

脑、脊髓小脑、大脑小脑这3个区域。如名称所示，小脑通过神经通路与前庭、脊髓、大脑进行联系，就可以理解与上述协调运动障碍相关的障碍部位。在协调运动中，脊髓小脑与大脑小脑相关，平衡功能与前庭小脑及脊髓小脑相关（图2.1.61）。

补充
> 前庭小脑：处理平衡觉信息、视觉信息。
> 脊髓小脑：处理脊髓传来的本体感觉信息。
> 大脑小脑：处理经由大脑皮质的信息。

基础知识
小脑各个区域的作用
> 前庭小脑：参与躯干和四肢伸肌的调节。
> 脊髓小脑：参与躯干和四肢近端肌肉的调节。
> 大脑小脑：参与四肢远端肌肉的调节。

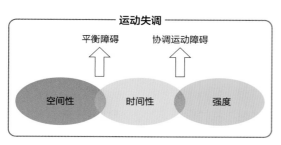

图 2.1.60　运动失调

临床建议

小脑失调
　　小脑失调经过一段时间，就开始由大脑的其他功能来代偿。因此，建议耐心地进行再评估。另外，与大脑障碍不同，单侧小脑的症状特征是出现在同一侧的。参见图2.1.61中的神经通路。

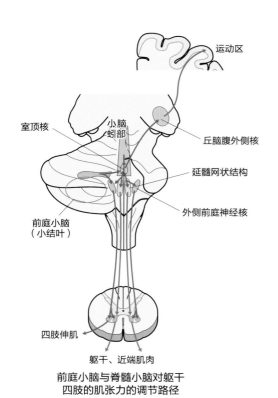

前庭小脑与脊髓小脑对躯干四肢的肌张力的调节路径

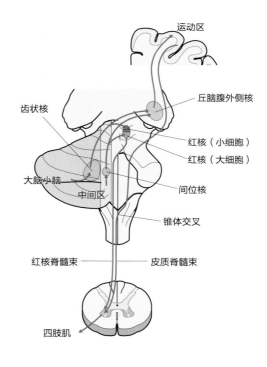

大脑小脑与脊髓小脑对四肢肌肉的肌张力的调节路径

图 2.1.61　躯干四肢、四肢肌肉的肌张力调整路径

协调运动障碍的评估方法

从协调运动障碍的症状和程度可以判断发生障碍的部位（图 2.1.62）。协调运动障碍的评估方法很多，此处列举代表性的检查方法（图 2.1.63、2.1.64）。

补充

> **Romberg 征**
> 立位双手向前平伸，嘱受检者闭眼。如仅在闭眼时出现身体摇摆则病变为脊髓性的可能性较大，如与睁眼闭眼无关的身体摇摆，则病变为小脑性的可能性较大。

补充

> **末梢神经引起运动失调的例子**
> ·糖尿病性神经障碍　·血液循环障碍
> ·酒精性神经障碍　　·其他

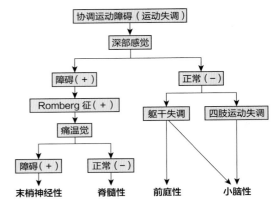

用此方法对大脑性障碍进行鉴别较为困难，因此 CT 和 MRI 等影像学诊断十分重要

图 2.1.62　根据协调运动障碍对损伤部位的判断

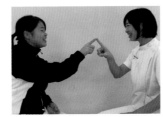

指鼻试验：与受检者相对而坐，让受检者用示指交替触碰检查者的指尖和自己的鼻尖，注意震颤和准确性

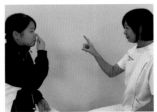

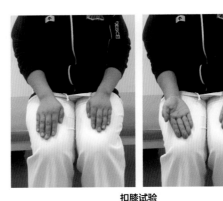

扣膝试验
受检者取坐位，用手掌和手背交替叩击自己的膝盖。注意叩击的节奏和位置

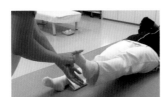

足趾手指试验：受检者取仰卧位，用踇趾追随检查者的示指

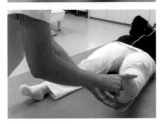

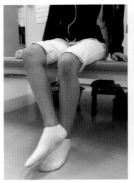 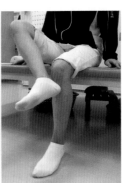

跟－膝－胫试验
受检者取仰卧位或坐位，用一侧的足跟沿着对侧的胫骨向膝盖滑动，注意动作的流畅性

图 2.1.63　评估协调障碍的代表性检查方法

实践 | 临床建议

指鼻试验为阳性（＋）的情况

根据运动可以判断四肢的运动失调，同时也可以确认躯干有无失调。另外，在进行评估时，应该清楚失调在什么样的情况、动作下会发生变化，从功能障碍的角度追查失调症状发生变化的原因。

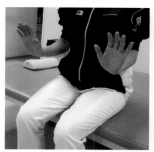
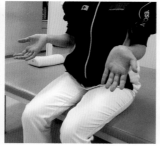

手内外旋试验

受检者取坐位，上肢向前抬起，尽可能快速交替做内旋、外旋动作，注意观察动作的速度和准确性

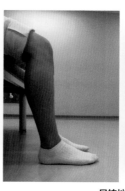
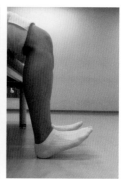

足拍地试验

受检者取坐位，足跟置于地面不动，尽可能连续地使踝关节背屈，足底拍地，注意观察动作的速度和准确性

图 2.1.64　对反复运动障碍的代表性检查

姿势、平衡的评估

脑卒中患者姿势评估量表（PASS）

- PASS 于 1999 年由 Benaim 等创制，是用来评估卧位、坐位及站立位姿势的量表。量表由 12 个项目组成，每个项目以 0~3 分 4 个等级进行评估。总得分范围为 0~36 分，最严重为 0 分。该量表用于评估重症患者脑卒中后的平衡障碍。

- PASS 主要包括"姿势维持"和"姿势转换"。评估静态姿势保持能力的"姿势维持"有 5 个项目，评估动态下能够承受动态平衡的能力的"姿势转换"有 7 个项目（表 2.1.13）。

- 脑卒中发病 30 天后的 PASS 分数，与 90 天后的功能独立性评估量表（FIM）中的移乘项目和运动项目高度相关，因此 PASS 可作为运动功能的预测因素。还要确认 PASS 在检查者之间的可靠性及可行性。康复工作开始前的 PASS 得分，可以预测出院时的步行能力。

- 在进行 PASS 时不需要特别的工具，有治疗台、秒表和笔即可评估。

Berg 平衡量表（BBS）

- BBS 于 1989 年由 Berg 等创制，最初用来定量评估高龄者的平衡能力。评估表由 14 个项目构成，每个项目以 0~4 分 5 个等级进行评估。总得分范围为 0~56 分，最严重为 0 分（表 2.1.14）。评估项目除了对坐姿、立位姿势的保持等静态姿势进行评估的项目外，还包括对转身动作、双脚交替上台阶等动态姿势进行评估的项目。各项目对时间、距离，以及动作的完成度进行评估，所需时间为 10~15 分钟。

- BBS 作为平衡的评估方法被广泛使用，其内部的一致性、信度及效度均很高，Barthel 指数（BI）与上述的 PASS、FMA、FIM 等评估运动功能和 ADL 的各种量表的相关性高。BBS 和 PASS 两者不仅适用于对平衡的评估，还适用于预测发病 180 天后的运动功能。有报道称，对于 65 岁以上的高龄者，BBS 的得分在 36 分以下时，跌倒风险为 100%。

- BBS 的缺点是，由于天花板效应和地板效应，因此存在过低评估或过高评估的可能性（如轻度的平衡障碍可能会被评估为正常）。

表 2.1.13 PASS

姿势维持	
1. 无支持坐位	
（让患者坐于长凳或无靠背的椅子上，足底着地）	
0 分	不能坐
1 分	能在轻微的支持下（如用一只手）保持坐位
2 分	能在没有支持下保持坐位 10 秒以上
3 分	能在没有支持下保持坐位 5 分钟以上
2. 支持下保持立位	
0 分	支持下也不能保持立位
1 分	能在两人强有力的辅助支持下保持立位
2 分	能在一人中等强度支持下保持立位
3 分	能在仅一只手的支持下保持立位
3. 无支持下保持站立位	
0 分	没有支持下难以保持立位
1 分	无支持下保持站立位 10 秒，或可以一条腿持重倾斜站立
2 分	能在无支持下保持站立位 1 分钟，或能身体轻微不对称站立
3 分	能在无支持下保持站立位 1 分钟以上，同时手臂的运动可以超过肩水平
4. 健侧下肢站立	
0 分	健侧无法站立
1 分	能用健侧站立 2、3 秒
2 分	能用健侧站立超过 5 秒
3 分	可以用健侧站立超过 10 秒
5. 偏瘫侧下肢站立	
0 分	不能用偏瘫侧站立
1 分	能用偏瘫侧站立 2、3 秒
2 分	能用偏瘫侧站立超过 5 秒
3 分	可以用偏瘫侧站立超过 10 秒

姿势转换	
6. 从仰卧位翻身到偏瘫侧	
0 分	不能完成该项活动
1 分	需要较多帮助下才能完成该项活动
2 分	在较少帮助下可完成该项活动
3 分	在没有帮助下即可完成该项活动
7. 从仰卧位翻身到非偏瘫侧	
0 分	不能完成该项活动
1 分	需要较多帮助下才能完成该项活动
2 分	在较少帮助下可完成该项活动
3 分	在没有帮助下即可完成该项活动
8. 从仰卧位到床边坐位	
0 分	不能完成该项活动
1 分	需要较多帮助下才能完成该项活动
2 分	在较少帮助下可完成该项活动
3 分	在没有帮助下即可完成该项活动
9. 从床边坐位回到仰卧位	
0 分	不能完成该项活动
1 分	需要较多帮助下才能完成该项活动
2 分	在较少帮助下可完成该项活动
3 分	在没有帮助下即可完成该项活动
10. 从坐位站起	
0 分	不能完成该项活动
1 分	需要较多帮助下才能完成该项活动
2 分	在较少帮助下可完成该项活动
3 分	在没有帮助下即可完成该项活动
11. 从站立位回到坐位	
0 分	不能完成该项活动
1 分	需要较多帮助下才能完成该项活动
2 分	在较少帮助下可完成该项活动
3 分	在没有帮助下即可完成该项活动
12. 站立位从地板上拾起一支铅笔	
0 分	不能完成该项活动
1 分	需要较多帮助下才能完成该项活动
2 分	在较少帮助下可完成该项活动
3 分	在没有帮助下即可完成该项活动

对侧倾斜量表（SCP）

- Devis 于 1985 年报道了脑卒中患者发病后，利用非偏瘫的上下肢体将身体压向偏瘫一侧的现象，并命名为倾斜综合征。目前，向脑损伤侧相反方向姿势倾斜的现象被称为倾斜（pushing 或 contraversive pushing）。SCP 是由 Karnath 开发的，将这种倾斜现象量化，并制成用于客观评估

表 2.1.14　**BBS**

① 从坐位到站立位	⑧ 上肢前伸（前伸距离测量）
指令：请不要用手支撑站起来	指令：请站好，上肢向屈 90°，伸直手指并尽可能向前伸
0 需要中等程度或大量帮助	0 需要辅助以防跌倒
1 需要最低程度的帮助	1 手可以前伸，但需要看护
2 在尝试几次后，用手支撑可站起来	2 能前伸 5 cm
3 能独立用手支撑站起来	3 能前伸 12.5 cm
4 可以不用手支撑站起来	4 能前伸 25 cm 以上
② 保持站立位	⑨ 站立位从地上拾物
指令：请不要抓扶，保持站立 2 分钟	指令：请把脚边的鞋子捡起来
0 无法在没有帮助下站立 30 秒	0 需要帮助以防跌倒
1 在几次尝试后，可以保持站立 30 秒	1 不能捡起，且尝试过程需要监护
2 能保持 30 秒	2 不能捡起，但能够到距离鞋 2~5 cm 的位置，并能独立保持平衡
3 在监护下可以保持 2 分钟	3 在监护下可以捡鞋
4 能安全站立保持 2 分钟	4 能安全且轻松地捡起鞋
③ 保持坐位（双足平放于地面，不靠靠背）	⑩ 左右转身向后看
指令：请将双手抱于胸前，保持坐位 2 分钟	指令：请转身向后看（左右）
0 无法在没有支撑下坐 10 秒	0 需要帮助以防跌倒
1 能坐 10 秒	1 转身需要监护
2 能坐 30 秒	2 仅能在转到侧方时保持平衡
3 在监护下能坐 2 分钟	3 只能从一侧向后看，另一侧重心转移较少
4 可以安全地坐 2 分钟	4 能从两侧向后看，且重心转移良好
④ 由站到坐（椅子）	⑪ 转身 360°
指令：请坐下	指令：请安全地转身一周，停住，然后再另一个方向转身一周
0 需要帮助才能坐下	0 转身需要帮助
1 能独自坐下，但不能控制身体下降	1 转身需要密切监护，或言语提示
2 需要双腿后侧抵住椅子来控制坐下	2 能安全地转圈，但两个方向都超过 4 秒
3 需要用手支撑控制下降来坐下	3 只能在一个方向用不超过 4 秒的时间安全地转一圈
4 几乎不用手就可以安全地坐下	4 能从两个方向用不超过 4 秒的时间安全地转一圈
⑤ 移乘	⑫ 双足交替上台阶（约 20 cm 的台阶）
指令：请从轮椅上移动到床上来，再返回去	指令：请将左右脚交替 4 次放在台阶上（共 8 次）
0 需要两人以上的帮助才能安全完成	0 需要帮助以防跌倒
1 需要一人帮助	1 需要最小限度的帮助可以完成 2 次以上的动作
2 需要言语提示或监护才能完成	2 在监护下不需要帮助可以完成 4 次
3 需要用手帮忙才能安全转移	3 能独立完成 8 个动作，但用时超过 20 秒
4 几乎不用手就可以安全转移	4 不需要帮助且在 20 秒内可完成
⑥ 闭眼保持站立位	⑬ 向前伸出一只脚，保持站立
指令：请闭上眼睛并保持 10 秒钟站立	指令：请将一只脚放在另一只脚的正前方站立
0 需要帮助以防跌倒	0 失去平衡
1 不能站立 3 秒，但睁眼后可保持稳定	1 需要帮助才能向前迈步，但能自己保持 15 秒
2 能保持 3 秒站立	2 能独立将一只脚向前迈一小步，且能够保持 30 秒
3 在监护下可以保持 10 秒	3 能独立地将一只脚放在前方并保持 30 秒
4 可以安全地站立 10 秒	4 能标准地达到要求站立，且保持 30 秒
⑦ 双足并拢站立	⑭ 保持单腿站立
指令：请将双脚并拢，不要抓扶，保持站立	指令：请不要扶着任何物体，保持单腿站立
0 需要帮助才能做到双足并拢，但不能站立 15 秒	0 需要帮助以防跌倒
1 需要帮助才能保持 15 秒站立	1 能够独立保持，但不超过 3 秒
2 可以自己双足并拢站立，但不能保持 30 秒	2 可以保持 3 秒以上
3 在看护下可以保持 1 分钟	3 可以保持 5~10 秒
4 可以安全站立 1 分钟	4 可以保持 10 秒以上

的量表。

- 在SCP中，通过坐位和站立位对"姿势""伸展和外翻"以及"抵抗"这3个项目进行评估（表2.1.15）。"姿势"分为0分、0.25分、0.75分、1分4个等级，"伸展和外翻"分为0分、0.5分、1分3个等级，"抵抗"分为0分、1分2个等级。对各项目分别在坐位和站立位进行0~1分评估，最严重的总分为6分。如果总分为0分，则可判断为无倾斜。

- 除了对SCP进行的坐位和站立位的评估外，还有Burke倾斜量表（BLS）对翻身、移乘和步行时就看护的抵抗程度进行评估。BLS与SCP相比，其特异性较低，但检查项目中还包括步行等。

功能性伸展试验（FRT）

- 由于向前伸动作可以反映前后方向的重心移动，因此Duncan等开发了可以测量平衡能力的FRT。

- 测量方法如下。先让患者靠墙边站立，根据患者肩膀的高度在墙上设置适当的标尺。患者取站立位，将一侧上肢前屈上举到肩膀的高度的姿势作为起始肢位。在保持前屈上举的上肢水平的同时，使其尽可能向前伸，测定从起始肢位到最终到达点的指尖移动距离。重复进行3次，计算平均值（图2.1.65）。

- FRT反映了前后方向的重心移动，然而，有报道称其与足底压力中心的前后移动的相关性较低，而且受跌倒恐惧感和运动策略影响，对到达距离作为衡量平衡的指标持否定意见。因FRT在各种平衡评估方法中不需要特别的工具，可以在短时间内进行评估，是一种简便易行的平衡测试，

表 2.1.15　**SCP**

（A）姿势	自发姿势保持时可见姿势左右对称性
1分	严重向偏瘫侧倾斜，并向偏瘫侧倾倒
0.75分	虽没有倾倒，但向偏瘫侧倾斜严重
0.25分	轻度倾斜，无跌倒
0分	无倾斜，处于正中位或健侧位
（B）伸展和外翻	非偏瘫侧上肢或下肢出现倾斜现象
1分	坐位或立位静止时，就有倾斜的现象（坐位时，下肢自发向外旋转，或用上肢按压地板。立位保持时，下肢自发外旋。或者从坐位到站立位的时候，自发地腿分开向外旋转，推压下肢）
0.5分	坐位时只有改变姿势时才能看到，通过2个问题进行评估。①保持端坐位时无按压现象，但要求患者将臀部向非偏瘫侧移动（或坐位时向非偏瘫侧滑动）的时候会发生按压现象，或者②从平台（或床）向置于非偏瘫侧的轮椅移乘时，臀部抬高超过轮椅的轮胎的高度时，可观察到倾斜现象。出现①和（或）②时评为0.5分
0分	上肢和下肢均未出现伸展外展
（C）抵抗	身体被动地调整为正中位时出现的抵抗现象
指令：触碰胸骨和脊柱，对患者说"现在我要将你的身体挪到水平方向，请配合"，并观察有无抵抗出现	
1分	抵抗发生
0分	抵抗未出现

项目	坐位	立位	总分
（A）姿势			
（B）非偏瘫侧伸展外旋			
（C）修正时抵抗			

仍然值得推广。

步行的评估

对脑血管疾病患者的步行评估方法有很多种。本节主要讲解 4 个评估方法。

Emory 功能性步行能力评估（E-FAP）

- E-FAP 是对脑血管疾病患者的步行能力的评估，测定 5 种不同情况下需要的时间。5 个项目：①平地步行（5 m）；②地毯上步行（5 m）；③听到信号站起来；④路遇障碍物的处理（将砖块分别放置在 1.5 m 和 3 m 的位置，在 5 m 的位置放置垃圾箱）；⑤上下楼梯（4 级），计算总时间（图 2.1.66）。
- 若在使用支具或步行辅助器具，或者有动作帮助的情况下，完成各项所需的时间可乘以适当的系数。代表性的系数是，使用短下肢支具时系数为 2，使用 T 形拐杖时系数为 3，使用 4 点拐杖时系数为 4，使用短下肢支具＋T 形拐杖时系数为 5，使用短下肢支具＋4 点拐杖系数为 6。E-FAP 与 10 m

步行测试和 Berg 平衡测试相关，表现出较高的信度和效度。

步行障碍问卷（WIQ）

- WIQ 是评估步行障碍的原因和程度、步行距离、步行速度、上楼梯能力的问卷。分值为 0~100，分数越高表示状态越好。

起立 – 行走 – 计时测试（TUG）

- TUG 既是评估老年人平衡能力的测试，也作为脑血管疾病的平衡检查与实用的步行检查，在临床上应用广泛。TUG 既可以通过接近实际日常生活动作来评估动态平衡，又可以同时综合评估必需的下肢和躯干的肌力和协调性，以及方向转换所需的直立反应。
- TUG 的计算方法，测量从扶手椅上站起来，步行 3 m，转换方向，到再次坐在椅子上为止的一系列动作所需的时间（图 2.1.67）。步行速度为舒适速度（患者平时可以轻松安全行走的速度）或最快速度。有报道显示，TUG 的基准值是没有神经性问题的健康高龄者在 10 秒以内完成，

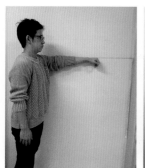
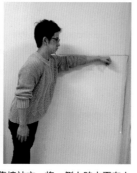

在墙上贴上物签或卷尺等。靠墙站立，将一侧上肢水平向上举起，轻握手指的姿势作为患者的起始体位。尽可能保持上肢水平向前方伸展，测量从起始体位到达最远位置的中指指骨末端移动的距离

图 2.1.65　FRT

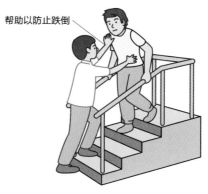

帮助以防止跌倒

图 2.1.66　E-FAP（上下楼梯）

如果 20 秒以内能完成就可以外出活动，如果需要 30 秒以上才能完成则日常生活活动需要帮助。另外，跌倒预测的阈值是 13.5 秒。在临床工作中，也可作为判断疗效和评估步行的实用性指标，将来也有可能用于判断脑血管疾病患者的预后。

补充
　为进行 TUG，要准备带扶手的椅子、秒表、3 m 长的直线步行路线、转换方向的目标圆锥等。从靠坐在椅子上的姿势开始，站起和坐下时可以借助扶手支撑；转换方向可以从任意一侧转弯，转换方向时或入座时要特别注意防止跌倒。

10 m 步行测试

　10 m 步行测试是指，让患者步行 16 m，从步行开始第 3 m 处到第 13 m 处的 10 m，对所需要的时间、步数进行测量和评估（图 2.1.68）。根据测得的 10 m 所需要时间和步数，可计算出步行速度、步幅、步行频率等。10 m 步行测试对于脑血管疾病患者具

补充
　TUG 的步行速度，标准规定为舒适速度，但在实际操作中舒适速度的定义不能很好地向患者解释，而且不同患者对舒适速度的理解也不同，舒适速度的测量方法也可能不同，因此在检查时需要注意。也有报道称，如果按最快速度测试，跌倒的可能性会增加。

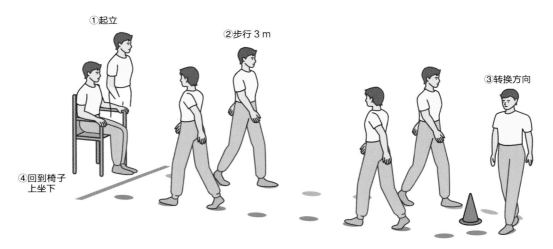

①起立　②步行 3 m　③转换方向　④回到椅子上坐下

图 2.1.67　TUG

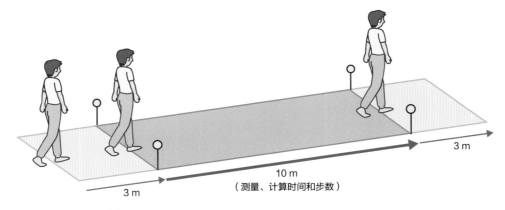

3 m　10 m（测量、计算时间和步数）　3 m

图 2.1.68　10 m 步行测试

有很高的灵敏度，作为简便的步行能力测量方法被广泛使用。10 m步行测试采用的步行速度与TUG相同，为舒适速度或最快速度。表2.1.16表示老年人的最大步行速度的参考值。

脑血管疾病的综合评估

脑血管疾病的严重程度相关的评估指标

使用美国国立卫生研究院卒中量表（NIHSS）和日本脑卒中量表（JSS）判定脑血管疾病急性期的重症度和治疗效果。

- NIHSS：为脑血管疾病患者急性期的评估方法，在世界范围内广泛应用。评估项目包括意识、凝视、视野、面瘫、上下肢运动、运动失调、感觉、失语、构音障碍、忽视等15个项目。总分为42分，得分越高，表示受损越严重。该表可以通过15个项目掌握患者的大体状态，而且可在床旁简单地计算出分数。

- JSS：是日本脑卒中学会在1997年制定的脑血管疾病患者急性期重症度的评估方法。对评估项目进行有科学根据的加权，由意识、语言、忽视、视野缺损或偏盲、眼球运动障碍、瞳孔异常、面瘫、足底反射、感觉系统、运动系统（手、臂、下肢）等12个项目构成。JSS在评估者之间的偏差很少，是唯一的定量卒中评分。

表2.1.16 老年人最大步行速度参考值（m/min）

年龄	男性	女性
65~69岁	124.8	106.2
70~74岁	115.2	89.4
75~79岁	105	87.6
80岁以上	85.8	67.2

脑血管疾病的功能障碍相关的评估指标

功能障碍是掌握整体障碍情况的基础，其直接关系到治疗，因此十分重要。对功能障碍进行评估，在进行康复治疗时，功能阻碍的评估对提取问题点、评估治疗经过、判断预后都非常重要。对脑血管疾病患者的功能障碍进行评估，可使用SIAS（表2.1.17）和FMA。

- SIAS：是以脑血管疾病患者为对象的功能障碍综合评估法。评估项目由偏瘫侧运动功能、腱反射、肌张力、感觉功能、ROM、疼痛、躯体功能、视空间认知、语言功能、非偏瘫侧功能等22个项目组成，总分为75分。虽然是多个项目，但通过1个项目对应1个问题进行评估，简便性有所提高。评估不需要特别的工具，也不限于门诊、床旁或治疗室。按照表格依次进行评估，基本上可以评估脑血管疾病患者的所有功能障碍。由于能够评估多种障碍，所以对掌握患者的整体情况非常有用。

- FMA：是以脑血管疾病患者为对象的功能障碍综合评估法。其中运动功能评估项目分为上肢、手指、下肢，可评估随意运动、协调性、速度及反射。在躯干平衡方面，评估静态/动态坐位、立位、单脚站立的平衡。感觉功能方面，评估上下肢各部位的触觉、位置觉。另外，还评估各关节的被动ROM和疼痛。评估标准分为3级，运动功能为100分，其他为126分，总分为226分。因其对小的恢复也有很高的灵敏度，作为标准评估法在世界范围内被广泛使用。

表 2.1.17　SIAS

运动功能

1）上肢近端（膝－口测试）

坐位，偏瘫侧上肢的手部从对侧膝盖（或大腿）向上抬起，将手部送到口唇位置，此时，肩膀向外旋 90°，然后回到膝盖上。重复 3 次。如果存在肩、肘关节挛缩，可以在可动区域内进行运动

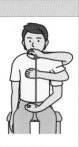

　0 分：完全不动
　1 分：肩膀有细微的运动，但手部没有到达乳头高度
　2 分：肩肘有病理性共同运动，手不能到达口的高度，或不能回到对侧膝盖（或大腿）
　3 分：可以完成动作，但有明显的受限
　4 分：可以完成动作，有轻度的受限
　5 分：无偏瘫（正常）

2）上肢远端（手指功能测试）

手指的分离运动是通过拇指→小指的依次屈曲，小指→拇指的依次伸展来进行的。手指呈屈曲状态时，检查者将受检者全手指伸展后再评估随意运动的状态
　0 分：完全不动
　1 分：1A：有一点点的动作。或者可以整体弯曲
　　　　1B：可以整体弯曲
　　　　1C：可以进行部分分离运动
　2 分：可以进行全指分离运动，但屈曲伸展不充分
　3~5 分：与膝－口测试的标准相同

3）下肢近端（髋）（屈髋测试）

坐位，使髋关节从 90°弯曲位到最大弯曲。重复 3 次，必要时可以辅助保持坐位
　0 分：完全不动（MMT1），但足部不能离开地板
　1 分：大腿有细微的运动（MMT1），但足部不能离开地板
　2 分：有髋关节的屈曲运动，足部不能完全离开地板
　3~5 分：与膝－口测试的标准相同

4）下肢近端（膝）（伸膝测试）

坐位，让患者将膝关节从 90°屈曲位充分伸展（170° 为止）。重复 3 次，必要时可以辅助保持坐位
　0 分：完全不动
　1 分：小腿有细微的运动（MMT1），但足部不能离开地面
　2 分：膝关节有伸展运动，但足部不能完全离开地板，或者伸展后足部不能回到地板上
　3~5 分：与膝－口测试的标准相同

5）下肢远端（足）（足背伸测试）

坐位或卧位，可辅助坐位。足跟部保持在地板上，嘱其足部背屈，之后尽可能快地重复背伸、跖屈 3 次
　0 分：完全不能背伸
　1 分：有轻微的背伸运动（MMT1），但前脚掌不能离开地面
　2 分：有背伸运动，前脚掌不能完全离开地面
　3~5 分：与膝－口测试的标准相同

肌张力

6）上肢腱反射 U/E DTR（肱二头肌或肱三头肌）

　0 分：肱二头肌或肱三头肌反射显著亢进，或在日常动作中，易诱发阵挛（肘、手关节）
　1 分：1A，肱二头肌或肱三头肌反射中度（明显）亢进
　　　　1B，肱二头肌或肱三头肌反射基本消失
　2 分：肱二头肌或肱三头肌反射轻微亢进
　3 分：肱二头肌、肱三头肌反射均正常，或与非偏瘫侧对称

7）下肢腱反射 L/E DTR（膝反射或踝反射）

　0 分：膝反射或踝反射显著亢进，或者在日常的动作中，容易诱发阵挛（膝、踝关节）
　1 分：1A，膝反射或踝反射为中等（明显）亢进
　　　　1B，膝反射或踝反射几乎消失
　2 分：膝反射或踝反射轻度（略微）亢进
　3 分：膝反射、踝反射均正常，或者与非偏瘫侧对称

8）上肢肌张力 U/E（肌张力）

- 0分：上肢的肌张力显著增加
- 1分：1A，上肢的肌张力中度（明显）亢进
  - 1B，被动性肌张力降低
- 2分：上肢的肌张力轻度（稍）亢进
- 3分：正常，与非偏瘫侧对称

9）下肢肌张力 L/E（肌张力）

标准参考上肢肌张力

感觉

10）上肢触觉（手掌）U/E（轻触觉）

- 0：无法感知强烈的皮肤刺激
- 1：重度或中度下降
- 2：轻度下降，或主观下降，或有感觉异常
- 3：正常

11）下肢触觉（足底）L/E（轻触觉）

评估标准同上肢触觉

12）上肢位置觉（拇指或食指）U/E（位置）

将手指被动运动

- 0：不能感知被动运动
- 1：全范围的运动才能感知方向
- 2：10% 以上的 ROM 的运动可以感知方向
- 3：10% 以内的 ROM 的运动就可以感知方向

13）下肢位置觉（踇趾）L/E（位置）

评估标准同上肢位置觉

ROM、疼痛

14）U/E ROM

记录具体的被动肩外展的角度
例如：0分，60° 以下；1分，90° 以下；2分，150° 以下；3分，150° 以上

15）L/E ROM

膝伸展位时使踝关节被动背伸。记录具体的背伸的角度
例如：0分，−10° 以下；1分，0° 以下；2分，10° 以下；3分，10° 以上

16）疼痛

对来源于原始疾病的疼痛进行评估。不包括既往骨科（腰痛等）、内科（胆石症等）的疼痛，也不包括非过度挛缩伸展时的疼痛

- 0分：显著影响睡眠的疼痛
- 1分：中等程度的疼痛
- 2分：不需要治疗的程度的疼痛
- 3分：没有疼痛

躯体功能

17）垂直性（垂直度测试）

- 0分：无法保持坐位
- 1分：静态坐位下坐姿倾斜，提示后不能纠正，需要辅助
- 2分：静态坐位下坐姿倾斜，经过提示可以纠正至垂直，可维持
- 3分：静态坐姿正常

18）腹肌（腹部 MMT）

坐在轮椅或椅子上，臀部向前，躯干向后方倾斜 45°，后背靠椅背。检查者按压患者大腿使其保持水平，让患者直起躯干坐到垂直位。检查者要增加抵抗时，应按压患者胸骨上部

- 0分：不能坐起到垂直位
- 1分：不加抵抗时可以坐起
- 2分：可以对抗轻度抵抗坐起来
- 3分：可以对抗强烈抵抗坐起来

19）视空间认知

在眼前约 50 cm 处出示长 50 cm 的带子，用非偏瘫侧手指指出中央位置，重复 2
  次，采用离中央偏差较大的值。记录从左端到患者所示点的具体距离

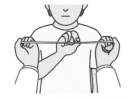

  0 分：10 cm 以下或 40 cm 以上
  1 分：20 cm 以下或 30 cm 以上
  2 分：22 cm 以下或 28 cm 以上
  3 分：无问题

20）语言

针对失语症进行评估，不包括构音障碍
  0 分：完全性失语症，完全无法交流
  1 分：1A，重度感觉性失语症（包括重度混合型失语症）
      1B，重度运动性失语症
  2 分：轻度失语症
  3 分：无失语

21）非偏瘫侧股四头肌（健侧，股四头肌 MMT）

评估坐位时非偏瘫侧膝关节伸展肌力
  0 分：不能抵抗重力
  1 分：中等程度肌力降低
  2 分：肌肉力量略有下降
  3 分：正常

22）握力（健侧，握力）

坐位，测量握力计握力幅度约 5 cm。记录非偏瘫侧的具体握力
例如：0 分，握力 0 kg；1 分，握力 10 kg 以下；2 分，握力 10~25 kg；3 分，握力 25 kg 以上

与脑血管疾病患者健康状态相关的评估指标

对于脑血管疾病患者的康复，根据国际功能、残疾和健康分类（ICF）分为身体功能和结构、活动、参与，对掌握患者的综合健康状态十分重要。使用脑卒中影响量表（SIS）对脑血管疾病患者的健康状态进行评估。

- SIS：是对脑血管疾病患者进行综合健康状态评估的方法。在以 QOL 为中心的评估中广泛使用。评估项目由肌力、手功能、ADL 及 IADL、移动能力、交流、情绪、记忆和思维、参与、恢复 9 个大项，60 个小项组成。除"恢复"以外的 8 个项目均是根据过去 1~4 周患者自身的情况，分 5 个等级对各问题进行评估。"恢复"一项用视觉模拟评分法（VAS）来评估。其在恢复期脑血管疾病患者中使用更广泛。

ADL 评估

在明确产生 ADL 的障碍原因的基础上，通过 ADL 评估来得出 ADL 随时的变化，这对物理治疗非常重要。其中，通过使用固定的评估标准，定量地进行 ADL 评估，有助于判断治疗效果和预后，也有助于了解患者目前的 ADL 状态。本节将介绍临床使用较多的 ADL 评估方法——BI 和 FIM，以及对脑卒中偏瘫患者的功能独立性的评估方法——改

良 Rankin 量表（mRS）。

代表性的 ADL 评估方法

- BI：是由 Mahoney 和 Barthel 于 1965 年发表的用综合指数表示的 ADL 状态评估方法。BI 的信度和效度已经得到证明，且操作简便，可用于多种疾病的研究。以患者进行日常动作作为中心的 10 个项目，评估分为"自立""需要帮助""不能完成" 3 个等级，总分为 100 分。由于各项目的重要性不同，各项的满分也不同（表 2.1.18）。评估在短时间内就可简单完成，但对于"需要帮助"项，则无法得知"能做多少""需要多少帮助"。

- FIM：是由 1984 年纽约州立大学布法罗分校的 Granger 牵头，在美国康复医学学院和康复医学会的帮助下开发的 ADL 评估方法。以"正在进行的 ADL"为对象，

特别是对照护负担程度进行评估，作为最具有可靠性和可用性的 ADL 评估，在国际上被广泛应用。以自理能力、括约肌控制、转移、行走等 13 个"运动功能"和 5 个由交流及社会认知构成的"认知功能"共计 18 项为对象进行评估。各项的评估，分为帮助量越少分数越高、帮助量越大分数越低的 7 个等级进行，所以对 ADL 的变化很敏感。运动功能的最高分为 91 分，认知功能的最高分为 35 分，总分为 126 分。另外，1 周内 FIM 评分降低 10 分以上的状态称为"急性恶化"。由于 FIM 的评估对象的年龄为 7 岁以上，因此对于出生 6 个月到 7 岁的儿童，推荐使用儿童版 FIM，即 WeeFIM。运动功能和认知功能的评估项目详见表 2.1.19，评估标准见表 2.1.20。

脑卒中患者的 ADL、功能自理程度评估法

- mRS：是评估脑卒中患者功能自理程度的综合指标，了解预后的常用方法。采用问卷法进行 0~5 分的 6 个等级的评估，

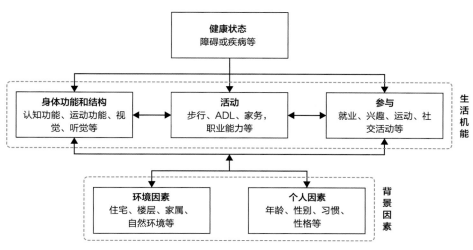

图 2.1.69 **ICF**

具有良好的可靠性，在国际上被广泛使用。《脑卒中治疗指南 2015》（日本脑卒中学会制）上登载的 MRS 的评估标准见表 2.1.21。

QOL 的评估

QOL 从侧面解释"生命质量""生活质量""人生质量""生活体验"。也就是说，QOL 是表示"人对期望的生活实现了多少"的指标，在推测人的健康观和幸福感、生活的充实感时非常重要。但是，QOL 的定义比较模糊，如果从生命的视角来看，对处于脑死亡的状态，维持生命才是最重要的。另一方面，如果从人性的角度出发，有尊严的

表 2.1.18　BI

	项目名	评分	评分标准
1	进食	10 分 5 分 0 分	自助或使用自助工具可完成，在标准时间内吃完 需要部分辅助，如将菜切成细丝等 全程需要照顾
2	轮椅 - 床转移	15 分 10 分 5 分 0 分	包括驱动、刹车、脚踏板等的操作在内，可独立完成转移动作。也包含不能正常使用轮椅但可独立转移 轮椅的操作和转移需要少量辅助或保护 虽然可以保持端坐位，但是转移需要相当大的辅助 需要全部帮助或不能完成
3	梳洗修饰	5 分 0 分	洗手、洗脸、梳头、刷牙、化妆或剃须都可自理 以上动作都需要辅助，或不能完成
4	如厕	10 分 5 分 0 分	穿脱衣服的操作和如厕前后的动作都能独立完成。如果使用便携式厕所，还可以自行清洁 在排泄时支撑身体，但穿脱衣服和善后需要帮助 需要全程辅助或不能完成
5	洗澡	5 分 0 分	洗身体、洗头、出入浴缸等全部动作不需要辅助就可完成 以上的动作都需要辅助，或不能完成
6	步行	15 分 10 分 5 分 0 分	不需要辅助或看护，使用辅具可以步行 45 m 以上，但不包括使用轮椅和助行器 在辅助或保护的情况下，或使用助行器可以步行 45 m 以上 不能步行，但可自己驱动轮椅移动 45 m 以上 以上所有都不能完成
7	上下楼梯	10 分 5 分 0 分	可以使用扶手或拐杖，不需要辅助或看护可以安全上下楼梯 使用扶手或拐杖，还需要辅助或看护，可以上下楼梯 使用扶手或拐杖，有帮助和看护也不能上下楼梯
8	穿衣	10 分 5 分 0 分	衣服、鞋、辅具的穿脱和拉拉链等可以独自完成 衣服的穿脱需帮助，动作的大部分可在适当的时间内自己完成 衣服的穿脱需要相当多的帮助或完全需要帮助
9	排便控制	10 分 5 分 0 分	能顺利排便，可控制。灌肠和肛门给药的处理也可独立完成 有时会排便失败，灌肠和肛门给药的使用需要帮助 排便完全需要帮助
10	排尿控制	10 分 5 分 0 分	昼夜都可顺利排尿，可控制。另外，还可自己安装收尿器并清理 排尿偶尔失败，处理收尿器需要帮助 排尿全程需要帮助

死亡更有意义。这样，不同的目的对 QOL 的理解和考虑就不同。因此，在医疗现场评估 QOL 时，应该限定测定要素，而不只是所谓的对生活意义和生活满足度（overall QOL）的评估，应该以健康为基础，通过治疗有健康相关 QOL（HQOL）改善可能的为评估项目。这里介绍对健康相关 QOL 的代表性评估方法——SF-36。

表 2.1.19　**FIM 的评估项目**

	项目		评估内容
运动功能	自理能力	1）进食	使用合适的器具，将食物送进嘴里、咀嚼和咽下
		2）梳洗修饰	根据刷牙、梳头、洗手、洗脸、剃须、化妆的动作计分
		3）洗澡	不包括头部和后部，对颈部以下的冲洗和擦拭动作计分。可在浴缸、淋浴时或床上擦拭
		4）穿脱上衣	使用平常穿的衣服，以腰为界，包括上下衣物的穿脱以及假肢、支具的穿脱。从衣柜取放衣物开始计分
		5）穿脱裤子	
		6）如厕	对二便前后穿脱裤子、会阴部的清洁等计分
	括约肌控制	7）膀胱控制	对二便控制情况、能否适时放松括约肌等计分
		8）直肠控制	
	转移	9）床、椅子、轮椅	床、椅、轮椅间转移全部为考察对象。来回的动作分别计分，包括可以步行的起立动作及从床上坐起
		10）如厕	对移动到坐便器及离开坐便器的转移分别计分
		11）洗浴	对进出浴缸或淋浴室的动作分别计分，不包括靠近浴缸
	行走	12）步行、使用轮椅	对平地步行或驱动轮椅计分。出院时预计获得步行能力则在住院期间进行评估
		13）上下楼梯	在室内的 12~14 级台阶上进行评估。上或下的能力有差别时，采用较低者
认知功能	交流	14）理解	根据能否正确理解对方表达的内容计分（图 2.1.70）
		15）表达	根据能否表达、表现自己的欲求和想法计分（图 2.1.70）
		16）解决问题	对日常生活中产生的问题的解决能力计分
		17）社交	根据被评估对象的行动和语言对其他人造成何种程度的不愉快和麻烦计分（图 2.1.71）
		18）记忆	对进行日常生活必须要记的内容的记忆程度计分，不包括记忆力

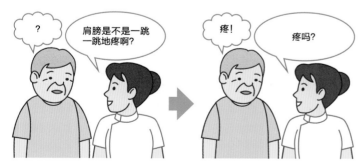

将强调的内容变成短语则可理解，可回复（表达）→3 分

图 2.1.70　**FIM：认知功能（1）**

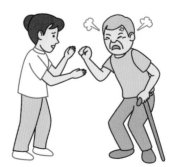

多久出现一次失控行为→分数化

图 2.1.71　**FIM：认知功能（2）**

- SF-36：是国际性的自我报告式健康状态调查表。对象年龄在 16 岁以上，通过 5 分钟左右的回答就能得到 HQOL 的结果。由"身体功能""生理职能""躯体疼痛""整体健康状况""精力""社会功能""情感职能""心理健康"8 个分项目（表 2.1.22）组成，这 8 个分项目包括 36 个小项目。分项目的得分是在对一部分选择的回答进行加权后，计算得出。之后，合计得到总分，最高分为 100 分，得分越高表示健康状况越好。另外，SF-36v2 中，常模标准值为 50 分，按 10 分标准偏差换算的方式，采用基于常模的计分规则（NBS）计算，将得到的得分与常模标准值相比，这样就可以评估健康状态。

动作分析

进行动作分析的目的是，理解正确的姿势、动作。了解正常的动作有利于理解患者姿势、动作的异常性。另外，动作分析绝不只是找出问题点，也可以为了解患者的能力水平而进行相应的评估。

表 2.1.20 **FIM** 的评估标准

FIM 区分	辅助者	帮助	定义
完全独立	×	×	在适当的时间内可以安全地完成动作，不需要辅助者或帮助
有条件独立	×	×	需要辅助器具、辅助设施或环境调整；或者需要花费时间；或者需要注意周围安全
监护或准备	√	×	需要辅助者，但不需要帮忙；或者需要准备
小量帮助	√	√	可以完成动作的 75% 以上
中等帮助	√	√	可以完成动作的 50%~75%
大量帮助	√	√	能完成动作的 25%~50%
完全依赖	√	√	可以完成的动作不到 25%

表 2.1.21 **MRS** 的评估标准

评分	MRS	需参考的要点
0	完全无症状	既无自觉症状，也无可探查的症状
1	有症状，但无明显障碍，日常工作和生活都可进行	虽有自觉症状，或其他可探查症状，但发病以前的所有工作和活动都无影响
2	轻度障碍。发病以前的活动不一定能全部进行，但日常活动不需要帮助即可完成	发病前从事的工作和活动受到限制，但日常生活可自理
3	中等程度障碍，需要一定程度的辅助，但步行不需要辅助	买东西、公共交通等外出需要辅助，平常步行、进食等自身事务可以维持，上厕所等不需要辅助
4	中到重度障碍，步行和自身需求都需要辅助	仅能维持平常步行、进食等自身事务，上厕所需要辅助，需要持续的护理状态
5	重度障碍，卧床、失禁状态，要求持续护理和帮助	需要持续有人护理的状态
6	死亡	

从其他科室收集信息

■目的

从其他科室收集患者信息的目的在于，除现有的病历之外，还应了解患者的背景。例如，了解小时候的生活、体育等方面的兴趣爱好、既往史、职业等，就可以很容易推测发病前的姿势和动作。治疗师有时会以同样的方式治疗所有患者。比如，对于身体结构上有问题的驼背或侧弯的患者，治疗时可以将矫正身体姿态作为目标。

- 了解发病前的生活动作：为设定治疗目标，必须事先了解患者发病前的姿势和动作。例如，对于在患脑血管疾病之前就需要辅助行走的患者，发病前就不能独自行走，发病后更难达到独立行走的治疗目标。掌握正常动作很重要，但绝不可要求所有人都达到同样的姿势和动作。

- 列举能力障碍水平的问题点：根据问诊等

收集的信息，列举出目前患者能力障碍水平的问题点。由于能力障碍发生在各类的动作中，是许多 ADL 动作的内容，因而最好还是以符合患者希望的动作为中心。例如，患者主诉为"不能从床上顺利起身"，此时应观察使用治疗床等起身的动作，找出不能顺利起身的实用性要素是关键。实用性要素包括"稳定性""安全性""速度""耐力""被社会所接受的方法"。

> **补充**
>
> **正常是指"没有异常""有效率"**
> 正常是有变化的，要从姿势、动作中了解患者的正常动作。

动作观察

■目的

进行动作观察的目的是明确能力障碍水平的问题点，并且通过实际的观察，能够推测出功能障碍水平的问题点。

表 2.1.22 SF-36 的分项目

分项目	缩写	内容
身体功能 （physical function）	PF	能否进行剧烈运动，提重物，上下楼梯，长距离步行，或能否自行洗澡，换衣服
生理职能 （role-physical）	RP	过去 1 个月以内的工作或普通的活动是否因身体原因减少
躯体疼痛 （body pain）	BP	过去 1 个月以内身体疼痛程度，疼痛是否对工作造成影响
整体健康状况 （general health）	GH	现在健康状态是否良好
精力 （vitality）	VT	过去 1 个月内，精力状况，有无自觉疲劳
社会功能 （social functioning）	SF	过去 1 个月内是否能与家人朋友良好相处，或身体心理是否受到影响
情感职能 （role-emotional）	RE	过去 1 个月以内工作或日常生活是否因为心理原因而受到影响
心理健康 （mental health）	MH	过去 1 个月内的心理状态如何

- 视诊和模拟（图 2.1.72）：对从其他部门收集信息列举出的能力障碍进行动作观察。从各个角度进行观察是很重要的，但是不要在一个动作完成之前进行过度观察，因为连续性中断就会导致难以理解动作。从观察中找出有特征的动作，再进行模拟。模拟最好是有意识地强调有特点的动作，并进行模仿。通过模拟，确认对其他部位的姿势产生怎样的影响。例如，试着想象一下典型的偏瘫姿势"Wernicke-Mann 体位"（图 2.1.73）。有意识地进行以骨盆的向后旋转为特征的动作时，很容易产生踝关节随之内翻背伸（踮足）的动作。另一方面，如果将内翻、踮足作为

特征有意识地进行相应的动作，在足跟贴在地板上的状态下，可以观察到骨盆的后方旋转。两者虽然姿势相似，但内容不同。必须考虑哪一个的模仿顺序更接近目前的姿势，找出问题点。

■ 触诊和查找适当的辅助之处

在通过视诊和模拟得到的动作观察不能充分了解患者情况时，还要通过触诊进行确认。触诊是对于功能障碍的实用性要素，寻找能够通过更合适的辅助来解决该要素的简便方法。适当的辅助是指，能够在最小限度内使动作顺利进行的帮助。可以从辅助的内容推测出问题点。也就是说，如果考虑到辅助在"哪个方向"用"多大力"进行，就能了解该辅助目标部位的肌肉和皮肤状态（肌力和肌张力、挛缩）以及有无由骨关节引起

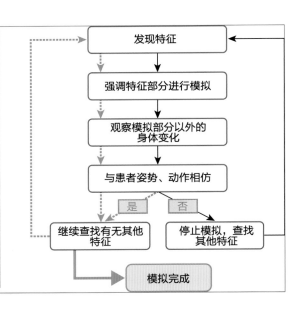

◆通过模拟来理解患者的动作
- 不要完全模仿（不复制）
- 找出特征，以强调这个部分（力量、幅度等），进行模拟
- 进行模拟的结果，确认模拟部分以外的变化
- 找出模拟动作以外无法模拟的症状

◆不能充分模拟的情况
- 停止模拟，模拟新发现的症状；或者继续模拟，同时模拟新发现的症状
- 如果模拟不符合患者的姿势、动作，则重复上述模拟过程直到符合患者的症状为止

发现特征 → 强调特征部分进行模拟 → 观察模拟部分以外的身体变化 → 与患者姿势、动作相仿

是 → 继续查找有无其他特征
否 → 停止模拟，查找其他特征

模拟完成

图 2.1.72　**模拟的方法**

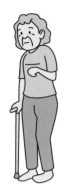

模拟这个姿势时，考虑是以什么为特征引起的问题。
患者肯定并不是一开始就采取这种姿势。若仅仅是复制动
作，不能明白动作的关联性，就会搞不清问题的关键

图 2.1.73　Wernicke-Mann 体位

的结构学问题等。另外，这种辅助也是一种
治疗。

问题点的预测、检查项目的选择

■ 目的

　　通过思考"引起能力障碍的问题点的主
要原因是什么"来掌握功能障碍的问题点，
并选择必要的检查项目。

* 问题点的预测和检查项目的选取：以从观
　察动作得到的信息为基础，预测功能障碍
　的问题点。例如，起立动作中倾斜向偏瘫
　侧，是由偏瘫侧下肢肌肉的肌力降低、偏
　瘫侧下肢肌张力亢进、偏瘫侧下肢的活动
　受限等直接的下肢功能障碍引起的，还是
　由躯干肌等其他部位的特征性问题引起

的。这样，设想各种原因，然后考虑相应
的检查项目。

问题点的提取、总结和解释

■ 目的

　　进行必要的检查，目的是通过相应的
检查结果，在理解能力障碍问题点和功能
障碍问题点之间的联系的同时，制订治疗
方案。

* 问题点的提取：首先对功能障碍进行必要
　的检查，然后再提取出问题点。
* 总结和解释：继续研究从姿势和动作中提
　取的问题点之间的联系，制订适当的治疗
　方案。

临床建议

适当的辅助是关键

　　确认解剖学和运动学的肌肉的起止点，并
考虑是因哪块肌肉的问题需要给予辅助。

临床建议

辅助也是重要的治疗

　　从到病房接诊患者的时候开始，辅助就已
经是治疗的一部分了。

6 物理治疗

POINT

- 风险管理。
- 急性期。
- 恢复期。
- 生活期。
- 养老介护保健服务。
- 门诊康复（每日康复）。
- 居家。
- 高级脑功能障碍，认知障碍的物理治疗和与患者沟通。

- 支具疗法。
- 以 Bobath 概念为基础的方法。
- 应用机器人的训练。
- 认知神经康复。
- 电刺激疗法。
- 反复促通疗法。
- 使用运动学习理论的方法。
- 经颅磁刺激（TMS）。
- 强制性运动疗法（CI 疗法）。

风险管理

各病型共通的风险

脑血管疾病好发的合并症有脑水肿、感染（肺炎或尿路感染等）、痉挛、消化道出血、缺血性心脏病等。脑水肿在发病数小时到数日后出现，病灶越大水肿程度越重。感染多是吞咽功能下降引起的误吸性肺炎和导尿管留置引起的尿路感染。大脑皮质病变易引起痉挛。消化道出血容易发生于因脑梗死服用阿司匹林治疗时。很多患者病前就患有缺血性心脏病，心肌梗死和心绞痛的主要症状是胸痛，心力衰竭的主要症状是呼吸困难，心律失常的主要症状是心悸。

不同病型的风险

脑梗死随着病情进展可出现出血性梗死，脑出血的症状可有血肿增大和急性脑积水，蛛网膜下出血则有血管痉挛和正常压力脑积水为代表的并发症。

- 脑梗死：急性期的脑梗死进展大多在 1 周以内，其中大部分在 48 小时以内发

生。出血性梗死（图 2.1.74）常发生于发病后数日到 2~3 周内，多见于脑栓塞和广泛梗死。

- 脑出血：血肿增多在发病后数小时内出现。急性脑积水多见于脑室出血或小脑出血，于发病后数小时到数日内出现。

- 蛛网膜下腔出血：由于有血管痉挛需要使用药物升高血压，如果血压下降可能会导致脑血流量降低。正常压力脑积水（图 2.1.75）迟发性发病，会出现痴呆、步行障碍及尿失禁等 3 种神经症状。

运动治疗时的风险管理

急性期并发症的发生率高，除神经症状外，呼吸和循环系统也会出现急剧的变化。因此，必须评估血压、心率、呼吸频率、意识状态。进行运动治疗时，用 Borg 量表评估患者对运动强度的感觉，也可用修正 Borg 量表评估呼吸困难和胸痛。另外，作为运动治疗的终止标准，可以使用 Anderson 评估法的改良标准（表 2.1.23）。

- 血压：对于急性期血压的管理，高血压

患者的目标血压是 140/90 mmHg 以下，脑梗死和蛛网膜下腔出血患者的血管收缩压要维持较高水平。因此，不管哪种病型，治疗前后的血压测量都非常重要（图 2.1.76）。

- **心率**：在急性期，因内脏神经系统的调节，可出现心动过速、心律不齐等，因此要确认运动前后的心率变化。
- **呼吸频率**：在出现意识障碍、呼吸系统感染、口腔功能低下的患者中，常发生误吸和窒息，因此要观察颜面情况和呼吸频率，监测血氧饱和度等。
- **意识状态**：意识状态随着时间而模糊时，可怀疑为因复发而引起的症状恶化。因此要尽量与其他部门共享信息。

临床建议

动脉血氧分压的推测

　　从脉搏血氧仪显示的数值可以推测动脉血氧分压。

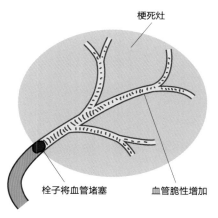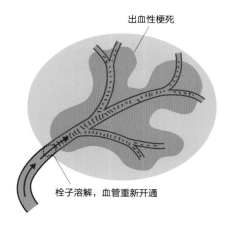

图 2.1.74　**出血性梗死**

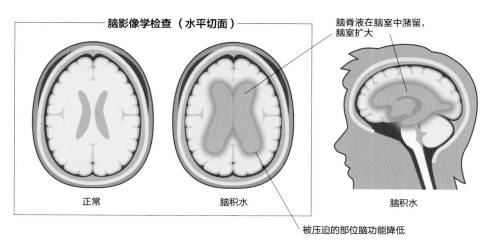

图 2.1.75　**脑积水**

表 2.1.23　**Anderson 评估法的改良标准**

1．不建议运动的情况
安静时心率 120 次 / 分以上 舒张压 120 mmHg 以上 收缩压 200 mmHg 以上 现患有劳力性心绞痛 1 个月以内有新发心肌梗死 充血性心力衰竭症状明显 存在心房颤动以外的心律不齐 运动前已有心悸、气喘等症状
2．需立即终止运动的情况
在运动中，出现中等程度的呼吸困难、头晕、恶心、心绞痛等情况 运动中，脉搏超过 140 次 / 分的情况 在运动中，1 分钟内出现 10 次以上的期前收缩，或出现快速性心律失常（心房颤动、室上性或室性心动过速等）或心动过缓的情况
3．出现下列情况时需要暂停运动，恢复后再开始运动
脉搏数超过运动时的 30%，而安静 2 分钟后，脉搏数不能恢复到 10% 以下，以后的运动要停止或转为非常轻的劳作 心率超过 120 次 / 分的情况 1 分钟内出现 10 次以下的期前收缩的情况 主诉有轻微心悸、气喘的情况

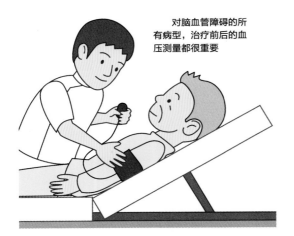

对脑血管障碍的所有病型，治疗前后的血压测量都很重要

图 2.1.76　测量血压

急性期

脑血管疾病急性期的物理治疗

　　脑血管疾病急性期的物理治疗中最重要的一点是，从发病后马上就开始进行床旁康复，既可以预防废用综合征和相关并发症，还可以尽早获得自理、转移、行走等 ADL 能力，在充分风险管理的基础上，进行早期离床、早期康复。早期离床和早期康复可以促进神经组织的可塑性再变化，预防运动系统、心血管系统、呼吸系统等废用性退化，预防卧床引起的肺炎和尿路感染等继发并发症等。另一方面，在脑血管疾病的急性期，由于神经症状的发展和其他并发症，病情易出现较大变化，是不稳定的时期。因此，发病后应尽快进行康复治疗，要了解脑血管疾病患者的病理、病型、重症度，要实施的治疗内容和反应，已存在的并发症的控制情况和目前的全身状态等最新信息。在理解这些信息的基础上，平衡早期的物理治疗给患者带来的收益和风险，以确定物理治疗的内容、频率、强度（图 2.1.77）。

急性期的功能改善、基本动作练习、ADL练习

脑血管疾病发病后2~3周内是神经组织可塑性变化较大的关键时间窗。在临床上，功能障碍发生急剧变化的情况并不少见，与之相对应，此时的物理治疗的项目也要随之改变和调整。另外，即使功能没得到改善，通过这一时期的训练也可获得充分的基础性改变，这对以后的功能障碍的改善和恢复提供了很大帮助。为了能长期改善功能，推荐使用多样化的训练，还要注意仔细观察和把握治疗期间的变化。

■ 早期离床、坐位练习、站立练习

早期离床、坐位练习的目的是预防废用综合征，增加活动性，促进运动功能的恢复和神经组织的可塑性变化。近年来，有很多关于从发病后的超早期就开始进行积极的离床和坐位练习的研究。关于开始的具体时机、频率和强度，还没有统一的意见。因此，尽早离床和坐位并不适用于全部患者，而是要因人而异，在掌握患者的病理、病型及全身状态的基础上，与主治医生协商离床

第二章　各论

基础知识

神经组织的可塑性变化

"可塑"的本意是指柔软的东西易被改变的意思。神经组织的可塑性（neural plasticity）是对刺激（内在的、外在的）做出反应，使其结构功能和联系发生变化的神经系统的特性。例如，对于脑卒中患者，通过运动治疗获得的功能在运动治疗结束后也会得以保存，这可以认为是神经组织发生了可塑性变化。这种变化也是多样的，从微观到宏观都有变化。脑卒中后，皮质的再生、结构的变化，会发生遗传性（先天性或后天性）的变化。有报告称，神经组织发生的结构性变化，是如图2.1.78所示的损伤细胞内残存的连接强化和轴索发芽，因此，运动治疗是很重要的。

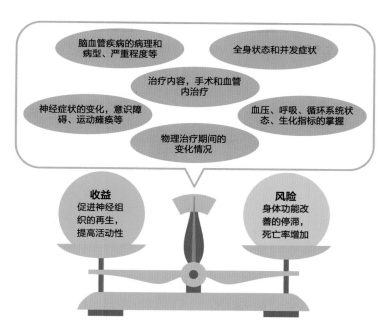

图 2.1.77　物理治疗带来的收益和风险

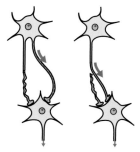

图 2.1.78　神经组织的可塑性的变化

废用综合征

身体的低活动和不活动引起的继发障碍，从骨骼肌肉系统（肌萎缩、肌力降低、关节挛缩、关节痛等）开始，陆续出现的循环系统障碍（体位性低血压等）、呼吸系统（误吸性肺炎等）、消化系统障碍（营养障碍等）、精神障碍（淡漠等）、内脏神经障碍等全身的症状。所有疾病都可能成为原因，发生废用而出现其他症状，导致废用情况发生进展。对于废用综合征，预防非常重要，从疾病发病的早期就要开始避免不必要的制动，尽可能地确保患者进行活动。

的时间并列出治疗时的注意事项。

《脑卒中治疗指南 2015》（日本脑卒中学会制）中也对早期坐位训练给出指导意见，轻症患者在物理治疗开始前，由医生和护士辅助进行乘轮椅和步行。物理治疗开始前，对能否离床、如厕、进食的状态进行确认，评估当前状态、活动程度。

• 离床、坐位练习：在没有离床前，要考虑到脑血流量的自动调节能力不足（参照风险管理的项目），在严密监测血压的前提下，尽可能早期开始坐位练习。如果不能与主治医生进行充分的协商，则可参考表 2.1.24 中的内容进行坐位练习。最初，从使用电动升降床使床头抬起开始，严密监测并观察血压、脉搏、意识状态、表情、呼吸的变化等，并分阶段进行床头抬起 30°、45°、60°，最大为 70°~80°（图 2.1.79）。表 2.1.24 中的坐位耐力训练的实施标准是"任一角度都可达到 15~20 分钟就可以进行下一个角度"，如果前面提到的所有注意事项在 5 分钟内很少变动，可以不仅限于"15~20 分钟"，积极进行床头上升。如果可以靠在靠背上长坐，且血压变化在规定范围内，就可以进行端坐练习，轮椅移乘练习。这时，患者如果能够理解指令，就能把握自己可以进行到什么程度，需要多少帮助，也能给物理治疗方案的制订提供参考意见，并向进行日常护理的护士传达有用的信息。

表 2.1.24　坐位练习的开始标准和终止标准

1. 坐位耐力练习的开始标准
①障碍（意识障碍、运动瘫痪及其他的神经症状）的进展已经停止
②意识水平在 1 级以上
③全身状态稳定
2. 坐位耐力练习的实施标准
①于开始前，刚开始，开始后 5 分钟、15 分钟、30 分钟（第一次 5 分钟左右）时进行血压和脉搏监测
②床头抬起 30°，从 5 分钟开始，接着以 45°、60°、80° 阶段式开始，若每个角度都能达到 15~20 分钟，可进行下一个阶段
③首先 1 天 2 次，于早饭、中饭时进行，采用坐位进食
④若 90° 时可以坐 20 分钟以上，就可以进行端坐位的练习，也可以进行轮椅坐位练习
3. 坐位耐力练习的终止标准
①血压下降 10 mmHg 以上时，根据 5 分钟后的恢复情况和自觉症状进行判断。如果血压下降 30 mmHg 以上，则应停止
②脉搏比开始前增加 30% 以上，或 120 次 / 分以上时
③出现体位性低血压症状（恶心、打哈欠、出汗、呕吐）的情况

- 端坐位练习：应确认以下内容。可否自行保持端坐位，是否需要帮助维持头部平衡，躯干能否保持在中立位，能保持多久，躯干能否承受上肢和下肢运动，身体重心移动的自由度（图2.1.80a）。
- 轮椅的移乘：在轮椅上可保持端坐位10~20分钟的时候可以移乘。如果血压动态不稳定，就要使用平卧型轮椅或可倾斜式轮椅（图2.1.80b）。这样尽可能地缩短卧床的时间。轮椅坐位时也可根据需

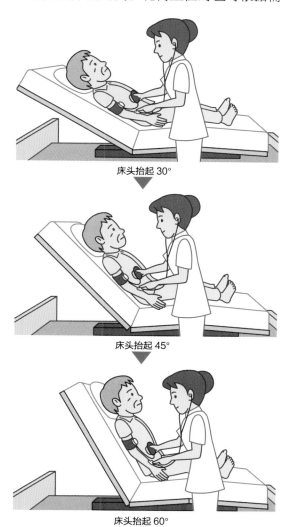

床头抬起30°

▼

床头抬起45°

▼

床头抬起60°

图2.1.79　临床测量血压的图例

要使用自动桌子和靠垫，使姿势保持正中位（图2.1.80c）。有感觉障碍和意识障碍时，可根据需要使用分散身体压力的坐垫。要避免骶骨坐位，保持良好的坐姿（图2.1.81）。

- 站立位练习：若端坐位稳定并能够独自保持30秒左右，就可以进行站立位练习。站立位练习要在掌握了患者对指令的理解程度，患侧、健侧下肢功能和躯干功能的基础上进行。躯干功能较差时，可利用图2.1.80d站立架式辅具进行立位练习。通过固定带可微调难易度，通过与上肢训练结合可阶段性地提高躯干功能。如果无法充分判断躯干功能及偏瘫侧、非偏瘫侧的下肢功能，则应进行辅助下的立位练习。

在任何训练中，都要密切监测血压、脉搏、经皮动脉血氧饱和度（SpO_2）、意识状态，做好风险管理。

另外，根据患者的功能和风险，以及对训练的反应，及时对训练内容、风险管理的内容及频率进行调整。

■步行练习

如果患者非偏瘫侧可以保持抗重力体位，臀部不需要借助站立架式辅具或大腿不需要使用后侧的固定带就可保持立位，则可以积极进行步行练习。

考虑到下肢支撑性和随意性的降低，以及躯干功能的情况，可以选择长下肢支具、功能电刺激（FES）、减重装置等必要的辅助方法（图2.1.82）。

在患者能够理解指令的情况下，通过步行练习中使用容易理解且仅凭指令就能进行的训练，有时会成为更有意义的训练。例

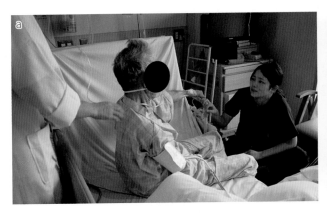
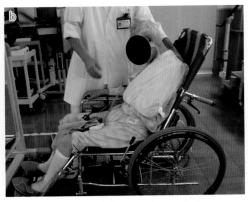
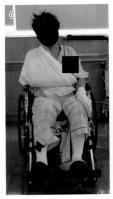
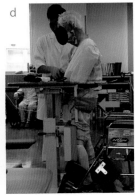

a. 床上端坐位

b. 平卧型轮椅

c. 轮椅坐位

d. 借助站立架式辅具进行立位练习

利用站立架式辅具的固定带（◀━━）进行分阶段的立位练习。将固定带安装在骨盆上部（髂后上棘附近），如果能上举非偏瘫侧上肢且可保持躯干在垂直位，就可以进行下一阶段，同时将固定带装于坐骨结节部。之后下一阶段固定带安装部位设为大腿后侧，逐渐安排增加躯干、髋关节周围肌肉的活动。根据需要稍微调整固定带，为尽量提高下肢的支持性，也可进行如半蹲运动。最重要的不是达到站立位，而是在站立位时可以做什么

图 2.1.80　**早期坐位、站立位练习**

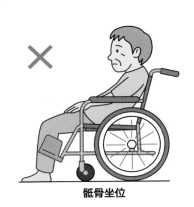

骶骨坐位　　　　　　　　　防止不良坐姿的对策

骶骨坐位可导致骶骨尾骨部位的压疮，还有其他的危害。医院可以提供的适用于急性期的轮椅的尺寸种类很少。物理治疗师要评估并把握患者的体格和姿势、ROM 等，利用靠垫等尽可能从开始就避免骶骨坐位等不良姿势是很重要的

图 2.1.81　**骶骨坐位和其对策**

如，重复给予"脚跟先着地"或"重心放在偏瘫侧时，身体躯干不要向前方倾倒"等口头指令和引导，并观察其反应，进行更有意义的步行训练的方法。

■基本动作练习、ADL 练习

患者开始保持端坐位和轮椅坐位时，需

要作业治疗师（OT）、言语治疗师（ST）、护士的协助，来进行基本动作练习、ADL练习。

- 基本动作练习：基本动作的改善有助于扩大活动性和预防并发症。例如，如果患者能独自完成翻身动作，患压疮的风险就会降低。如果能在床头抬高的床上保持坐位，患误吸性肺炎的风险就会降低。如果能够坐起来并保持端坐位，就可以缩短卧床时间，可以练习坐位进食和洗漱。如果能站起来，就可以扶着轮椅移动。如果可以使用适当的辅助工具在院内步行，就可以独自完成如厕、院内移动。因此，不能只单纯地进行基本动作练习，而是有意识地使活动范围扩大，尽可能地与其他工作人员共同实施。

翻身动作基本上是以向非偏瘫侧翻身为目标。如果能够向非偏瘫侧翻身，就可以利用非偏瘫侧上肢向起身动作过渡。关于偏瘫侧上肢的管理，应通过OT和护士的协商，这样也可以预防偏瘫侧肩关节痛。起床动作中，最容易练习的是利用下肢的重量和非偏瘫侧上肢进行起床的模式（图2.1.83）。反复进行诱导向非偏瘫侧躯干的回旋和侧屈、屈曲等肌肉活动。

- ADL练习：当患者可以保持端坐位和轮椅坐位时，与OT和ST配合，对患者进行进食动作的训练。与OT协作，可以从偏瘫侧和非偏瘫侧上肢操作的程度、躯干的稳定性等角度进行观察。另外，与ST协作，确认吞咽功能、呼吸功能和此时头颈部、坐位的稳定性，以预防误吸性肺

基础知识

压疮

　　压疮是指由于卧床等与床接触的部位的血液循环因压迫而减少，对压迫部位的组织造成损伤。对于消瘦患者的骨凸部位的定期的观察就非常重要。通过定期的体位变换，使用可以分散压力的寝具和垫子等来预防压疮是非常重要的。

基础知识

误吸性肺炎

　　误吸性肺炎是由于误吸入食物或唾液（吸入呼吸道而非食道）而引发的肺炎。对于脑卒中的患者，包括夜间在内的卧床时，误吸鼻腔、口腔内等分泌物的隐性误吸的风险很大。从这样的观点出发，避免不必要的静卧、确保离床时间是很重要的。

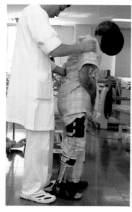

长下肢支具

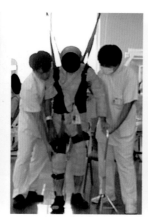

减重装置

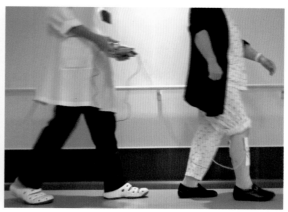

配合使用电刺激

图2.1.82　步行练习示例

炎。如果进一步进行进食动作训练，既能改善营养状态，又可以预防废用综合征。通过各部门之间的协作改善进食动作，还可以与日常护理的护士共享有意义的信息。

如此，通过各部门协作进行基本动作练习和 ADL 练习，不仅加强了与患者的联系，还可以加强与护士、OT、ST 的联系，共享有意义的信息，物理治疗的内容也会更加丰富。

■良肢位保持、体位转换、ROM 练习

虽然推荐患者积极进行早期离床，但有很多患者因重度脑血管障碍、意识障碍或有合并症而不得不卧床。对于这样的患者，卧床时间增加，即使是离床，大多数时间还是坐在平卧式轮椅或可倾斜式轮椅上。因此，

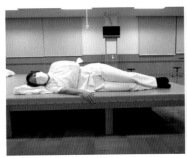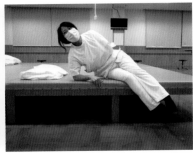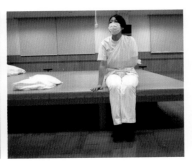

a

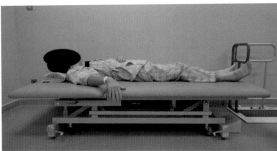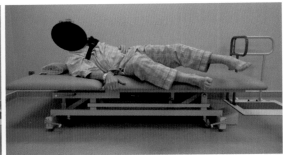

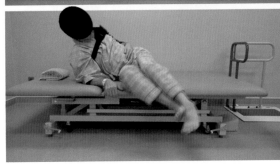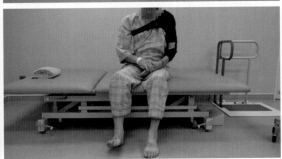

b

分析每个患者的起床动作可采取的模式并进行练习。通常情况下，通过侧卧位，利用下肢的重量和非偏瘫侧上肢起身的模式较容易成功（a）。如果躯干功能良好，也可以采取不通过侧卧位而利用腹斜肌群起身的模式（b）。多样化的动作模式，有益于适应各种环境

图 2.1.83　起床动作练习的示例（非偏瘫侧）

良肢位保持和体位转换是非常重要的，还要少量多次地进行偏瘫侧和非偏瘫侧上下肢的 ROM 运动。

- 良肢位保持、体位转换：患者形成良肢位保持和体位转换的目的意识是很重要的。对于压疮的预防，要确保足够的接触面积，稳定的姿势、对好发部位减压是很重要的。另外，根据患者的全身状态、营养状态、ROM 限制或压疮发生风险等因素，或是采取保护关节优先的体位，或是采取改善和预防肺炎等呼吸系统并发症的体位等，应平衡利弊后再决定。

- ROM 练习：患者在进行 ROM 练习时需要一边训练一边感受肌张力。特别是肌张力下降时，过度牵张运动可能会使关节结构的机械压力增加。进行被动 ROM 运动时，最重要的是仔细观察患者的细微反应。

恢复期

恢复期进行脑卒中物理治疗的目的

恢复期的脑卒中的物理治疗的目的是，恢复急性期发生的废用性变化和运动瘫痪等身心功能，通过提高起居动作能力和移动能力，最大限度地提高 ADL 能力，尽早回归家庭和回归社会。

恢复期脑卒中物理治疗的要点

恢复期需与其他部门合作，在进行风险管理的同时实施物理治疗，以提高 ADL 能力。另一方面，重点强调以动作能力为基础的身心功能、身体结构的问题点。

下面对恢复期患者出现的主要身心功能、身体结构的问题点和物理疗法的要点进行概述。

- 运动瘫痪：90% 以上的患者在发病后 3 个月的平稳期到 6 个月可以慢慢恢复。恢复期采用问题指向性方法，以重建新的脑网络为目标。另外，为了不引起习得性废用（learned non-use），应积极使用偏瘫侧上下肢。

> **补充**
>
> **习得性废用（learned non-use）**
> 大脑有可塑性，即柔软但可变化的力量。例如，偏瘫侧的手指不使用会使脑内控制手指的区域减少，阻碍瘫痪的恢复。而积极地使用偏瘫侧的手指会使大脑内控制的手指的区域扩大，提高手指的功能。

- 肌力降低：在发病后早期，偏瘫侧、非偏瘫侧的肢体均会出现肌力降低。下肢肌肉

临床建议

急性期的多部门合作

很多医院的 PT 在急性期无法保证足够的治疗时间。为了在有限的时间内进行更有效的康复，与 OT、ST 和护士合作十分重要。特别是可以从不同专业的角度观察，进食、如厕动作等的 ADL 练习，便于交流意见。各部门都能进行有意义的信息共享。时机合适时，还可以请患者积极配合多部门同时进行基本动作练习和 ADL 练习，以获取多专业的综合意见。

临床建议

ROM 运动

如果患者有意识障碍或高级脑功能障碍，其很有可能无法反馈疼痛。在临床实际工作中，进行 ROM 运动时，敏感地捕捉患者出现的细微的反应（关节运动的抵抗感或动作、表情、呼吸的变化），尽可能地弥补因沟通困难而无法反馈疼痛的情况。另外，在存在肌张力降低等迟缓性瘫痪时，过度的牵张运动也有可能对肌肉、韧带和关节囊施加过度的机械性压力。我们认为，有意识地进行符合关节的生理特点的运动，应尽可能地保护关节结构。

力量与步行和起立的运动功能相关，对于患者来说，下肢肌肉力量的恢复是最重要的问题。

- 痉挛：恢复期多易发生痉挛。由于难度较高的训练易使肌张力亢进，因此可通过调整问题内容和活动环境来调整难度。

- 疼痛：在做被动运动或辅助起居动作时，由于对偏瘫侧上下肢的错误操作，可以引起肩关节或髋关节疼痛。疼痛会引起患者对物理治疗的依从性降低，妨碍物理治疗的进行，因此要指导患者进行体位和偏瘫侧上下肢的自我管理，指导家人正确的辅助方法。

- 低营养：在康复病房的恢复期患者中，约有4%的脑卒中患者处于低营养状态。由于吞咽功能下降，大多数患者从食物中摄取营养不足，因此要注意营养状态、每天的饮食摄取状况以及体重变化，如果处于低营养状态，就要考虑调整运动负荷量和摄入营养辅助食品。

- 高级脑功能降低：在恢复期，随着意识水平的改善，高级脑功能恢复。即使量表检查结果是阴性，在实际生活中也常常有阳性表现。另外，很难鉴别注意功能低下与其他高级脑功能低下，要注意二者的区分。

恢复期物理治疗的实际情况

脑梗死导致皮质脊髓束损伤及皮质网状结构通路损伤等，有研究证实，负重下肢肌肉会出现收缩下降、反应迟钝（负重反应低下）。下面对恢复期的物理治疗的临床思维方法进行讲解。

■ 病例介绍

女性，60多岁，诊断为双侧放射冠状梗死，障碍为双侧瘫痪。发病后第38天转入恢复期康复病房。根据脑影像所见，确认了右侧皮质脊髓束、皮质丘脑束，以及两侧皮质网结构体通路和额桥束的损伤（图 2.1.84）。

- 初期评估：转院时 Brunnstrom 分期，左上下肢均为 II 级，右上下肢均为 VI 级，左侧较重。左上下肢中等程度的感觉功能下降。下肢肌力 MMT（右/左），髋关节屈曲 4/1，伸展 4/2，踝关节背伸 4/0，

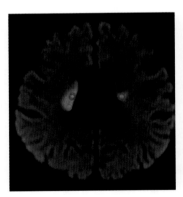 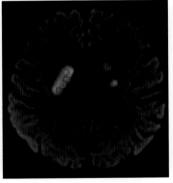 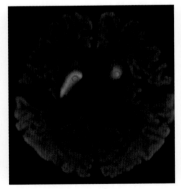

| 胼胝体部水平 | 胼胝体部水平（较左图靠尾部） | 胼胝体膨大处水平 |

两侧皮质网状体通路（○），两侧额桥束（○），右皮质脊髓束（○），右丘脑皮质束（○），可见两侧豆状核，右侧尾状核头部损伤

图 2.1.84　发病时 MRI（弥散加权相）

主要放射纤维的功能

　　外侧皮质脊髓束与局部的精细动作有关，而额桥束和皮质网状束则与预测性姿势调节相关。

实践

临床建议

如何利用脑的影像学图像

　　脑的影像学图像中，障碍像不仅是简单的脑梗死双侧瘫痪，而是可以进行更详细地考察，具体如下。左侧障碍是由右皮质脊髓束、右额桥束、双侧皮质网状束、右皮质丘脑束、右豆状核损伤引起的运动障碍、感觉功能降低、肌力降低、预测性姿势调节能力降低。右侧障碍则是由双侧皮质网状束、左额桥束、左豆状核损伤引起的肌力降低，以及预测性姿势调节能力下降。

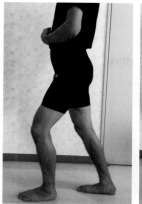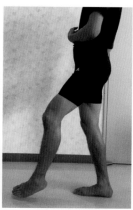

承重反应期　　　　　　　　**初始着地期**

初始着地期，左侧踝关节跖屈、内翻，导致承重反应期时左侧膝关节过度屈曲

图 2.1.85　初期评估时的步态异常

跖屈 4/2，膝伸展肌力的扭矩体重比为右 25%、左 0，可认定双侧均有下降。起立可以通过轻度辅助来完成，但股四头肌触诊可见起立时的负重反应有所下降。拐杖步行时，左脚摆动相出现左踝关节跖屈内翻，左脚承重反应期则出现过度的膝关节屈曲，独立步行困难。高级脑功能可见轻度注意力降低和左半侧空间忽视、自发性下降。

　　在本病例中，左下肢的肌肉力量下降及负重反应下降是承重反应期发生膝关节过度屈曲引起的，此后左下肢继续过度努力地迈出，接着踝关节的跖屈内翻（图 2.1.85）。为使左膝关节在承重反应期能保持伸展位，可使用特制的带有油压制动的长下肢支具。目标是患者可独立进行室内拐杖步行，回归家庭。

- 物理治疗计划：治疗主要着眼于下肢肌肉力量强化运动和步行练习的物理治疗。肌

肉力量强化运动是主要针对髋关节屈曲、伸展肌群，膝关节伸展肌群进行的桥式运动、起立练习、弓步运动、单膝立位的起立练习等。此时，应注意足部和膝关节的体位，适当地进行徒手诱导、促进肌肉力量的训练，确认肌肉收缩反应。

　　在步行练习中，采用后方辅助的独立向前尽可能快、尽可能长的步行。PT 辅助抑制躯干在直立和左支撑相的髋关节屈曲和内旋，尽可能扩大支撑相末期的髋关节伸展角度。在左脚站立中期，指导右下肢进行顺势迈步，促进身体重心的上升。

　　步行练习推荐从使用难度较低的长下肢支具（固定膝＋高速）的辅助步行，到使用难度较高的短下肢支具（舒适速度）的独自拐杖步行的顺序进行。另外，为了能够尽可能以正常的步态结束步行练习，当天的物理治疗后使用长下肢支具的辅助步行。

　　在住院护士的帮助下，重点进行床上起身练习。另外，使用下肢支具防止承重反应

期的膝关节过度屈曲时，可导入 ADL 场景下的步行练习。

本病例的特征是，除了右皮质脊髓束损伤以外，由于两侧的皮质网状束及额桥束损伤引起的肌力降低，以及预测性姿势调节能力下降导致的下肢负荷反应下降。从步行时

临床建议

短下肢支具的使用

评估佩戴短下肢支具时的步态，特别是从初始着地期到站立中期的膝关节屈曲角度，决定是否需要装备短下肢支具，以及是否有膝锁住现象。如果佩戴短下肢支具仍存在承重反应期看到膝关节过度屈曲的情况，将膝关节处用弹力绷带卷起，并进行辅助伸展。

的肌电图也可见，左侧缝匠肌在初始着地期的肌肉活动迟滞和肌力降低（图 2.1.86）。在下肢肌肉力量强化练习的基础上，利用长下肢装备进行步行练习，有针对性地进行肌肉力量强化和负重反应的改善。治疗结果，左下肢的运动障碍和双下肢肌力下降随着训练得到了逐步改善。另一方面，由于注意功能降低和自发性减少，需要时间进行学习，并在发病后第 171 天实现独立拐杖步行。在恢复期，重点是将获得的步行能力引入生活场景，如本病例所示，对学习易发生延迟的患者有必要注意引入时机。

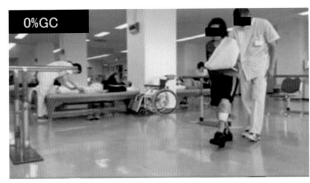

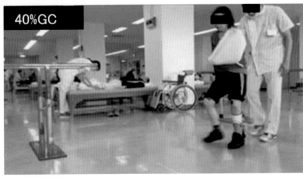

GC- 步行周期

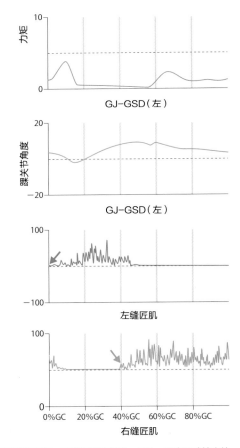

右侧缝匠肌在初始着地期前，肌肉就开始活动（——→），左侧缝匠肌则肌肉活动时间延迟，且整体活动较弱。另外，肌肉活动性也较右侧缓慢

图 2.1.86　步行时缝匠肌的活动

生活期

功能改善

生活期是在经过急性期和恢复期之后，**症状和障碍状态稳定的时期**。除了运动障碍、感觉障碍、高级脑功能障碍等原发功能障碍外，**预防废用综合征引起的关节挛缩和肌力降低等继发功能障碍**也十分重要。另外，还要给予预防呼吸功能、循环功能、精神功能等全身性功能低下的治疗。

在这个时期，为了从恢复期顺利过渡到居家生活，对于残存的功能障碍和活动限制利用**介护保险服务**，寻求自理支持。在康复方面，提供居家康复和门诊康复等服务，在维持和提高残存功能的同时，进行住宅改建和利用无障碍设施、辅助方法的指导等（表2.1.25）。另外，与主管医生、护理咨询员、护士、护工等相关人员的团队合作非常重要。在生活期，应从急性期、恢复期时的主要目标（站立、行走等身心功能和ADL）开始，逐步提高，有必要通过IADL和社会参与等以居家生活为基础的综合性方法提高生活质量（QOL）（图2.1.87）。

表2.1.25 上门康复的具体作用

① 进行身心功能的评估和功能练习
② 提供ADL、IADL的建议及指导
③ 指导家人和看护人的辅助方法和减轻看护负担
④ 指导住宅改建等环境调整
⑤ 建议及指导利用无障碍设施
⑥ 通过多部门的沟通和协作提供居家支持

临床建议

维持期康复的作用

一般来说，运动障碍的功能恢复在6个月后就会到达平稳停滞期，但根据神经突触传导的效率，也可见变化缓慢的功能恢复。即使处于生活期（维持期），也应进行以功能恢复为目的康复，这是很重要的。《脑卒中治疗指导2015》中，推荐对恢复期的康复结束后的慢性脑卒中患者，进行肌力、体力、步行能力等的维持及提高训练（A级），推荐采取上门康复、门诊康复或社区康复（B级）。

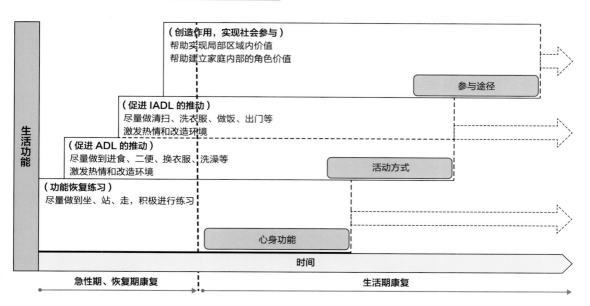

图2.1.87 老年人康复示意图

名词解释 **日常生活活动** 指人为了满足日常生活的需要每天所进行的必要活动，包括进食、梳妆、洗漱、洗澡、如厕、穿衣等，功能性移动包括翻身、从床上坐起、转移、行走、驱动轮椅、上下楼梯等。

基本动作练习

　　基本动作涉及所有的 ADL，其中起立和步行、应用步行是生活行为不可缺少的。因此，安全完成基本动作是提高生活行为的第一步。在生活期，为了进行利用残存功能的基本动作练习和预防因活动性低下引起的废用综合征，增加活动机会是很重要的。但是，偏瘫患者常会由于细微的环境变化引起状态不稳定，因此应按照环境调整训练内容。当患者需要独立活动辅助时，对于有潜在不安全因素的功能障碍，可选择有扶手的或使用支具等代替。例如，与偏瘫侧无辅助导致的不稳定步行相比，使用偏瘫侧佩戴支具以提高移动安全性更加重要。

　　在家庭生活中，上下楼梯、跨步动作、坡道等步行活动是主要的移动手段。对于移动手段，需要指导以下内容。

- 上下楼梯、自动扶梯、公共汽车和进出玄关的门槛从偏瘫侧、非偏瘫侧进行的顺序不同。使用手杖或扶手时，手的动作先进行。上台阶时，非偏瘫侧先上，偏瘫侧再上。下台阶时，则是偏瘫侧先下，非偏瘫侧再下（图 2.1.88）。

- 跨越障碍物动作，根据跨狭窄的沟（低门槛）和跨较宽的沟（高门槛）而有不同顺序。对于狭窄的沟，偏瘫侧先跨过，非偏

上楼梯

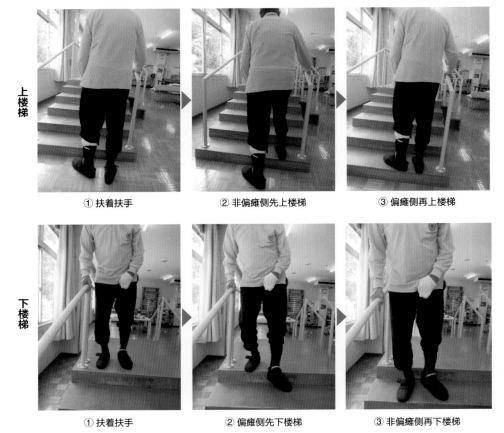

① 扶着扶手　　　② 非偏瘫侧先上楼梯　　　③ 偏瘫侧再上楼梯

下楼梯

① 扶着扶手　　　② 偏瘫侧先下楼梯　　　③ 非偏瘫侧再下楼梯

图 2.1.88　上、下楼梯的动作顺序（左侧为偏瘫侧，右侧为非偏瘫侧）

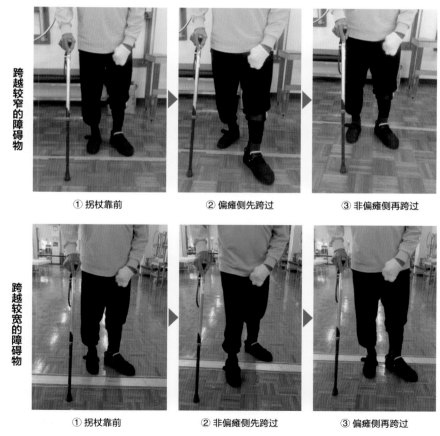

瘫侧再跨过。而对于较宽的沟，则是非偏瘫侧先跨过，偏瘫侧再跨过（图2.1.89）。

- 上坡时，非偏瘫侧先上坡，偏瘫侧再靠近非偏瘫侧。下坡时，则使偏瘫侧迈出后，再使非偏瘫侧靠近偏瘫侧。

ADL 指导

在居家生活中，每个患者的生活环境不同，因此收集相应的信息是必不可少的。生活行为从进食、如厕、梳洗、更衣，到打扫、洗衣等，涉及家庭和社区的各种活动。需要在理解这些生活行为的关系的基础上设定康复目标。

居家生活以残存功能和住宅状况为基础

进行住宅改造，还要利用无障碍设施、辅助用具等进行个性化环境改造。关于ADL中需指导以下内容。

- 洗澡动作，需要光脚到浴室，且地面比较滑。设置防滑垫、浴椅、浴盆、扶手等辅助用具改造环境很重要。进入浴缸时，坐在浴板上，健侧先进，患侧再进。从浴缸里出来时，患侧先出，健侧再出。

- 更衣动作，分为前开襟衣服和套头衫。由于开襟衫需要解、扣扣子或拉拉链，所以需要根据残存功能进行选择。穿上衣时，先穿偏瘫侧的袖子，再穿非偏瘫侧的袖子。脱的时候，先脱下非偏瘫侧的袖子，

跨越较窄的障碍物

① 拐杖靠前　　② 偏瘫侧先跨过　　③ 非偏瘫侧再跨过

跨越较宽的障碍物

① 拐杖靠前　　② 非偏瘫侧先跨过　　③ 偏瘫侧再跨过

图2.1.89　跨越障碍物的动作顺序（左侧为偏瘫侧，右侧为非偏瘫侧）

再脱去偏瘫侧的袖子。穿套头衫时，先穿偏瘫侧的袖子，再穿非偏瘫侧的袖子，最后套过头部。穿裤子时先穿患侧再穿健侧。

- 如厕动作、进食动作、梳洗动作，在利手偏瘫的情况下，要进行利手转换。另外，辅助设施和自助用具的选择是关键。特别是进食动作，要进行把食物送进嘴里，咀嚼和吞咽的动作。要对餐盘、汤勺、茶杯等餐具进行选择，还要对食物形态和烹调方法进行研究，对低营养、误咽、脱水等进行风险管理。

养老介护保健服务

养老介护保健服务的定义和作用

养老介护保健服务在日本《介护保险法》中定义为"对于需要介护者，主要是为了维持和恢复其身心功能，并能够进行居家生活而需要帮助的人，根据设施服务的计划，在护理、医学的管理下进行看护及功能训练，以及进行其他必要的医疗和日常生活照顾为目的的服务"。

养老介护保健服务有5个作用（表2.1.26）。这些作用在老龄化社会方面发挥着重要作用，也推进了社区综合护理系统的发展（图2.1.90）。对于仍住在社区的患者，在急性期和恢复期等需要护理，但医疗机构很难直接进行居家康复的情况下，养老介护保健服务的作用之一就是提供居家康复和继续居家生活的支持。

养老介护保健服务的康复服务

养老介护保健服务包括入院康复、门诊康复、短期康复、上门康复，是为家庭康复和支援家庭生活提供功能维持和改善的康复服务（图2.1.91）。

在笔者所在的养老介护保健服务中心，对于希望回归家庭或有可能回归家庭的患者，在患者入院前的面谈中，向患者及家属说明回归家庭支持路径（图2.1.92），并签署知情同意书。另外，入院康复要进行入院前后的访问指导，多学科共同讨论设定目标。

为改善入院康复的功能的基本动作、ADL练习的搭配

入院后的康复训练频率如下。为介护保险对象的患者提供每周3天以上短期集中康复训练，提供每周3天以上，个别康复

表2.1.26　**养老介护保健服务的作用**

综合护理服务	• 尊重患者的想法，使患者能够过上理想的居家或设施辅助生活为目标进行团队支持。为此，制订与患者相符的目标和支持计划，提供必要的医疗、护理、看护和康复服务
康复服务	• 以获得体力和基本动作能力、促进活动和参与、调整居家环境等提高生活功能为目的，进行集中恢复期的康复训练
回归家庭服务	• 根据患者脑卒中、失用综合征、认知障碍等不同的状态，进行多学科组成的团队护理，致力于早期的居家康复
居家生活支持服务	• 为了使患者能够继续独立的居家生活，努力进行介护预防，在提供入院、门诊、上门康复等服务的同时，与其他服务机构联合进行综合支持，努力减轻家人的护理负担
社区相关的服务	• 与患者家属和社区居民交流信息，应对各种各样的护理咨询。与各种社会人员、保健、医疗、社政机关等合作，积极承担社区一体的护理。另外，积极进行评估和信息公开，努力提高服务质量

译者注："介护"是介于"照顾"和"护理"之间的一种服务。所谓"介护保险"制度，是日本业已实施的一项养老保险制度。日本政府于1997年制定了《介护保险法》，并于2000年4月正式实施。为便于了解日本养老制度，译本保留了此词。

- 预计在2025年，日本社区75岁以上的老人将需要大量护理服务，为其能在长期居住的社区继续独立生活到人生的最后，实现医疗、介护、预防、居住、生活支援等社区综合护理系统的一体化结构。
- 未来，由于预测认知障碍老年患者会增加，为了支持认知障碍高龄者的社区生活，构筑社区综合护理系统也很重要。
- 在大城市人口总数停滞而75岁以上人口剧增，在农村则人口总数减少而75岁以上人口缓慢增加，老龄化情况产生了很大的地区差异。
- 社区综合护理系统需要各级政府部门，根据社区的自主性和主体性，以及社区的特性来建立。

社区综合护理系统的模式

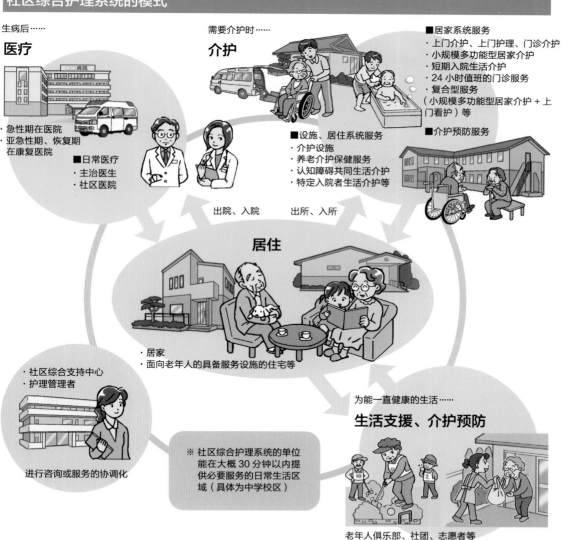

生病后……
医疗

·急性期在医院
·亚急性期、恢复期在康复医院

■日常医疗
·主治医生
·社区医院

需要介护时……
介护

■居家系统服务
·上门介护、上门护理、门诊介护
·小规模多功能型居家介护
·短期入院生活介护
·24小时值班的门诊服务
·复合型服务
（小规模多功能型居家介护＋上门看护）等

■设施、居住系统服务
·介护设施
·养老介护保健服务
·认知障碍共同生活介护
·特定入院者生活介护等

■介护预防服务

出院、入院　　出所、入所

居住

·居家
·面向老年人的具备服务设施的住宅等

·社区综合支持中心
·护理管理者

进行咨询或服务的协调化

※社区综合护理系统的单位能在大概30分钟以内提供必要服务的日常生活区域（具体为中学校区）

为能一直健康的生活……
生活支援、介护预防

老年人俱乐部、社团、志愿者等

图 2.1.90　**社区综合护理系统**

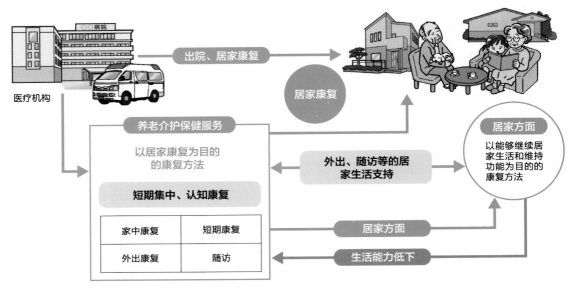

急性期（2~4周）、恢复期（3~6个月）
社区综合护理（1~2个月）

生活期（维持期）

医疗机构

出院、居家康复

居家康复

养老介护保健服务

以居家康复为目的
的康复方法

短期集中、认知康复

| 家中康复 | 短期康复 |
| 外出康复 | 随访 |

外出、随访等的居
家生活支持

居家方面

生活能力低下

居家方面

以能够继续居
家生活和维持
功能为目的的
康复方法

图 2.1.91　养老介护保健服务的康复服务

（20 分钟左右）。另外，为非介护保险对象的患者提供每周 2~3 天的个别康复（大约20 分钟）。

另外，不少患者从恢复期康复开始，希望可以回归家庭。但是，与恢复期的康复相比，单独提供康复服务的时间会减少很多。因此，除了物理治疗师（PT）的单独康复训练之外，还需要提供多部门协作的康复训练和设定自主训练，确保康复训练的质和量。

对于 PT，以评估、预测预后为基础，明确回归家庭的问题，判断该问题能在多长时间内解决是很重要的。因此，笔者所在的服务中心制订了回归家庭支持时间表（图 2.1.93），与多部门协作，进行面向回归家庭的基本动作练习和 ADL 练习。

老年人需要护理的主要原因除移动、

如厕和进食的相关障碍之外，还有认知障碍的问题。作为 PT，不仅要对患者进行基本动作练习、ADL 练习，还需要对患者进行与如厕及压疮防治相关的康复训练（图2.1.94）。因此，PT 需要各种知识和技能，如吞咽、进食功能、如厕功能、压疮相关知识、体位、就座、环境设定、提供安全的自主练习、辅助技术等。另外，利用这些知识和技能，提供高质量的康复和多部门综合服务，对家庭成员进行 ADL 指导。

笔者所在服务中心，在 ICF 的指导下，为了从"可进行的 ADL（活动）"向"正在进行的 ADL（活动）"提供"良好的介护"，如图 2.1.95 所示，通过发挥各部门的专业性，分工协作来提供支援。

为了回归家庭，患者希望有各种各样的ADL（如图 2.1.96 所示）。将服务中心内的

给以回归家庭为目标的患者和家庭

1. **重视患者的活动性，针对"可能的事"进行个别的支持**

   以提高社会和家庭的作用和享受乐趣的积极性，提高整体"生活功能"为目标。另外，帮助其过上理想的生活，以帮其愉快生活为重点。

2. **由各专业部门组成的回归家庭支持小组支持**

   由医生、护士、介护管理者、物理治疗师、作业治疗师、言语治疗师、介护士、营养管理师、咨询员构成的支持小组以回归家庭为目标进行支援。

   各部门间紧密合作，为了让患者和家人安心生活，提供帮助。

3. **回归家庭的流程**

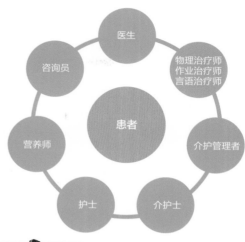

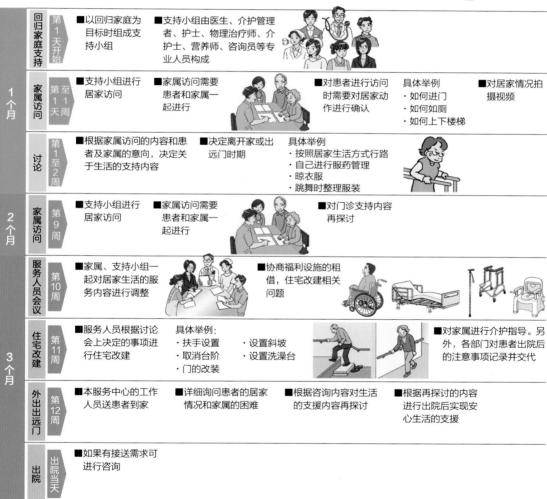

图 2.1.92　对患者和家属说明"回归家庭支持路径"的示例

项目 \ 日期	7/2	7/9	7/16	7/23	7/30
活力体操	继续 →————————————————————→				
自主练习，如站立、落座	继续 →————————————————→				
地面康复，拄拐步行，看护从起居室到饭桌	开始 →————————————————————→				
指导如厕 5 m 独立步行			开始 →——————→		

注：地面康复，介护师、护士在设施地板上，提供为达成目标的康复

图 2.1.93　服务中心关于拄拐步行、如厕 5 m 独立步行的回归家庭支持的日程示例

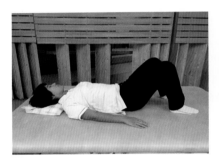
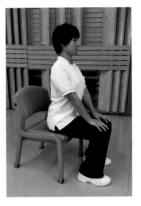
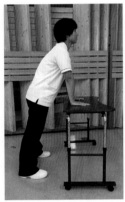

a. 仰卧位。脚微微张开，屈膝仰卧（如果患者有驼背等难以完成这种姿势的障碍，也可以用垫子等代替枕头）

b. 坐位。浅坐于椅子上，腿微微张开，手放在腿上或身体旁边，挺直后背

c. 站立位。站在桌子旁边，双脚分开与肩同宽，手放在桌子上，采取前倾姿势

主要步骤

①放松腹部，进行有意识的呼吸以放松

②首先在快要排气的时候，收缩肛门做出忍耐状态，然后放松，如此反复进行。另外，想象排尿的状态，以中途停止排尿的感觉用力收紧尿道，然后放松，如此反复

③首先收缩肛门，然后收紧尿道，再放松，如此反复

④肛门、尿道保持收缩

⑤瞬间强收缩与持续强收缩（5 秒左右）两种方法并用进行。收缩时不要憋气，保持正常呼吸

⑥ 10 次左右 / 组，5 组 / 日

图 2.1.94　对排泄障碍有改善作用的盆底肌运动

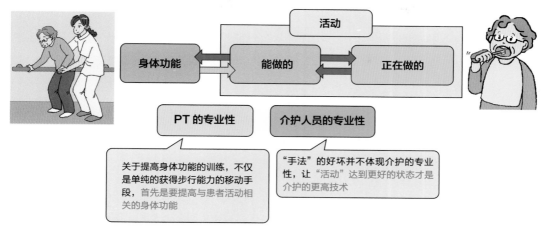

图 2.1.95 基于国际生活功能分类（ICF）的职业专业性和合作

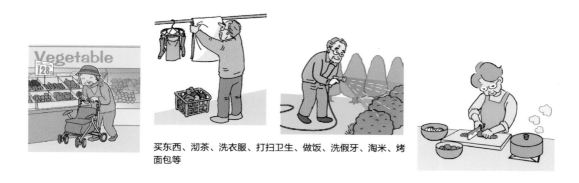

买东西、沏茶、洗衣服、打扫卫生、做饭、洗假牙、淘米、烤面包等

图 2.1.96 回归家庭的患者的各种 ADL 需求

生活作为 ADL 练习的环境，在改善功能的同时获得目标 ADL。

另外，通过对患者家属进行出院前后的访问指导和服务中心内的直接 ADL 指导，使其理解根据居家环境 ADL 的安全操作方法和辅助方法，支持他们能够安心地过渡到居家生活。

门诊康复（每日康复）

门诊康复的定义

门诊康复是根据日本 2000 年实施的《介护保险法》的介护保险服务之一，和医疗保险的住院康复一样。根据医嘱，以 PT、OT、ST 提供康复服务为主体的门诊服务，提供医院、诊所和养老介护保健服务等。提供服务的时间根据工作场所的不同而不同，有全天型、半天型，也有按小时的短时间型。在服务时间内，以个别的康复训练为主，医疗护理、集体体操、自主训练、休闲娱乐，甚至洗澡、进食等，其服务内容也因工作场所不同而不同。

补充

PT 不仅实施单独康复，还对集体体操和自主训练的内容及方法进行指导。

门诊介护也是介护保险中的门诊服务之一，分为全天型和半天型。提供 PT、OT 等单独或集体的功能练习。

在门诊康复备受关注的背景下，2006年，日本医疗保险按疾病将康复进行了分类，设定了标准计算天数。除标准计算天数以外，有患者还需要继续进行康复，就可以利用介护保险的门诊康复或者上门康复。也就是说，作为医疗保险康复结束后的接手方，有必要扩大门诊康复。

门诊康复的患者中，以"脑血管疾病"最多，其次是"关节病、骨质疏松症""骨折""高血压"。需要支持、护理的患者人数占总人数的 7% 左右，应接受轻度护理的患者较多。另外，大部分患者以"步行、移动"为优先问题，"保持姿势""移乘""如厕动作""洗澡"也是常见问题。也就是说，患者多数为脑血管疾病后慢性期的轻度需要护理者，有步行和移动困难。另外，对于病程较长的患者，要考虑到可能存在肌萎缩、肌肉挛缩、关节挛缩的问题，非偏瘫侧也会发生失用误用、过度使用等问题。

PT 的作用

■与其他部门、机构、家属的合作

- 在实施门诊康复的基础上，必须与医生、介护管理者、护士、介护士、环境改造相关人员合作。PT 要在患者所具有的能力中，特别是基本动作中的起居移动动作以及保持姿势、四肢、躯干运动的能力，对这些能力下降引起的功能障碍，进行专门的评估和分析，并研究其潜在性。还要分析 ADL 和 IADL、限制社会参与的基本动作的能力降低，以及引起其发生的主要

的功能障碍是什么，并阐明其中关系。除此之外，脑血管疾病患者还会合并高级脑功能障碍、循环功能障碍（心脏病、高血压等）等各种问题，这就需要结合病情来分析。在此基础上，为使患者实现自理而提供必要的支持方法并列出日常生活中的注意事项，这也体现了 PT 的专业性和重要性。

- 对于护理人员和介护人员，应提供具体的介护工作和注意事项的信息。例如，对于脑血管疾病致偏瘫的患者，由于偏瘫侧的股四头肌的肌张力下降，起立动作中的臀部离床较困难，要提供如厕动作和洗澡时的介助方法，注意在防止膝关节过屈的同时诱导伸展运动（图 2.1.97a）。另外，还要配合臀部离床时股四头肌收缩的时机，使脚部负重的同时进行徒手辅助膝关节伸展的运动及辅助起立动作（图 2.1.97b）。因此，在门诊康复时间内进行的 ADL 是有意义的，可以认为这是改善和进一步参与 IADL 的契机。

- 环境改造的相关从业者对于患者偏瘫侧大腿股四头肌肌张力低下的情况，设计更易于臀部离床的高座面厕所和洗澡用椅子

临床建议

考虑问题点之间的相关性

即使有很多成为问题点的功能障碍，也还要考虑问题点之间的相关性，首先研究最小限度的功能障碍，再评估其效果。

等，提供关于辅助设施具体辅助何种能力的信息。

- 对于家属，提供基本动作能力及其潜在性的专业信息。说明为什么不能做某个动作，为什么只能做某个动作，必要时还要指导其掌握护理的方法，减轻家庭的负担。另外，协助患者在家进行自主训练。

■短时间低频率的治疗

- 与住院时的康复相比，多数情况下，单独康复的治疗时间和频率会大幅减少。住院时的单独康复每天都会进行，对于康复病房中恢复期脑血管疾病的患者，有时物理治疗、作业治疗、言语治疗各进行1小时以上。而门诊康复治疗则是每周进行2次左右，其中单独康复的治疗时间为20分钟左右，最长为40分钟。通过较少时间、低频率的单独康复，对于改善身体功能也是必须的。为此，PT必须正确评估患者的身体功能、降低问题点的功能障碍，然后进行治疗。

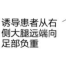

补充

 这里所说的功能障碍，是指肌力降低、ROM受限、感觉障碍、肌张力亢进或低下，都是通过PT能够解决的问题点。

- 例如，脑血管疾病致偏瘫的患者出现偏瘫侧踝关节的背伸活动度受限时，常出现站立位和步行时偏瘫侧踝关节为跖屈位，小腿后倾伴膝关节过伸、髋关节屈曲、躯干前倾的情况。因小腿后倾导致稳定性下降时，作为膝关节伸展的肌肉——大腿股四头肌和髋关节伸展的肌肉——臀大肌的肌张力有可能下降，但考虑到问题点的相关性，优先解决偏瘫侧踝关节的问题。由于在治疗时已经为慢性期，在充分考虑肌肉挛缩的基础上还可能出现肌肉萎缩，所以要在改善踝关节的背伸活动度的基础上，进行作为主动背屈（小腿前倾）的小腿三头肌的活动。在此基础上进行动作练习和

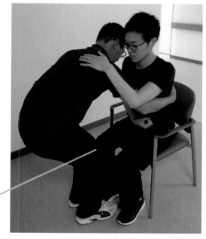

辅助者的左手上提患者臀部（裤子）助其膝关节伸展

辅助者的双膝充分固定患者右膝

诱导患者从右侧大腿远端向足部负重

a. 膝盖弯曲时右膝关节伸展的随意运动困难的情况

b. 膝盖不弯曲时右膝关节伸展运动不充分的情况

图 2.1.97　站立动作辅助的示例

动作指导，改善站立、步行，并在设想居家移动或外出购物等场景下进行康复治疗。

- 对于小问题点，需要指导在家或康复的自主训练，并编入单独康复以外的康复计划，与护士、介护士共享。由此，能够进行高频率、持续性的治疗，从而改善问题点。

■居家环境的设想

- 在开始提供门诊康复服务时，当患者身体功能发生变化时，或患者或介护管理者有需要时，应进行家庭访问，评估住宅环境和居家的实际 ADL 及 IADL，必要时提出相应的改善建议并进行动作指导。与住院期间不同，由于生活场所在家里，所以在门诊康复室里进行的治疗要设想在居家环境下的日常生活。在病房或康复室，因为会有无法设想居家环境而难以完成 ADL 的情况，所以在定期召开的服务负责人会议中，主管 PT 的出席是非常有意义的。

居家

关于居家康复

对于脑血管疾病致偏瘫患者，偏瘫侧的上下肢和躯干肌肉的肌张力异常、病程较长而会引发生肌肉挛缩和关节挛缩，进而引起

临床建议
收集照片资料 关于居家环境，仅用画图或文字记录是不利于以后的理解，所以应使用拍照记录以便于进行具体研究。注意照片文件的数据应作为个人信息进行处理。

ROM 受限。另外，受到感觉障碍和高级脑功能障碍的影响，基本动作（翻身、起床、站立、步行）的实用性下降。PT 所涉及的**居家康复**，以存在基本动作困难而影响居家生活的患者为对象。

通过 PT 的上门康复，可以提高偏瘫患者在家或进行室外活动时感到困难的基本动作的实用性，满足患者和其家属的需求。

PT 在了解脑血管疾病偏瘫患者及其家属的困难之后，根据需要进行基本动作观察。另外，患者如果希望改善日常动作（进食、个人护理、换衣服、如厕、洗澡），就需要将之考虑进去。居家康复可以根据需求，灵活制订治疗计划。

> **补充**
>
> "维持期、生活期"中的上门康复主要是利用介护保险制度，实施是医生的医嘱，患者、家属、医生、PT、介护管理者、护士、介护士、环境改造的专业咨询员等服务负责人在会议上讨论确定康复目标，再开始服务。

功能改善

对于躯干和偏瘫侧的上下肢功能，如果随意性和支撑性没有恢复时，患者完成基本动作的翻身、起床都很困难。此时，要考虑到坐位保持同样需要辅助。对于偏瘫侧下肢功能明显下降的患者，因下肢的支撑性不足，难以起立和步行。因此，应**明确脑血管疾病偏瘫患者的主要功能障碍，努力提高其日常居家的基本动作的实用性**。

对于需要居家康复的脑血管疾病致偏瘫患者，可以于治疗前假设其需要的 ADL 的帮助。如严重的偏瘫患者，需要以提高床上的生活质量为目的进行治疗。在上门康复中，PT 可以进行以提高呼吸功能为目的的

临床建议

风险管理

居家康复，与在医院或由医生、护士等多部门进行的康复不同，是一个人在患者的家里进行治疗。因此，需要对进行运动治疗时出现的各种问题进行适当的应对，确认生命体征和身体状况的变化，注意实施运动治疗时的疲劳感。另外，发现患者跌倒、从床上或轮椅上摔下时，需要与家属、主治医生、私人医生、护理管理者联系，进行适当的处理，因此，事先确认联络人和联络方式非常重要。

呼吸康复和以提高吞咽功能为目的的坐位保持练习等。

对于四肢和躯干的挛缩导致辅助穿脱衣物困难的患者、床上排泄后难以换纸尿裤的患者、持续固定的体位而发生压疮的患者，为了改善患者的功能，需要进行四肢、躯干的 ROM 训练和翻身练习以促其体位改变。

辅助支具疗法

对于长下肢支具的使用，患者和家属要学习长下肢支具的拆装，并在此基础上练习起立和步行，在家适应使用长下肢支具的生活。

短下肢支具因为有利于提高站立和步行的实用性而经常被使用。短下肢支具可用于偏瘫侧踝关节周围肌肉的肌张力异常或 ROM 受限，存在感觉障碍或足部功能显著低下的情况，可激发起立和步行等基本动作的能力。另外，安装短下肢支具使偏瘫侧下肢负重，此时需要考虑偏瘫侧足部和踝关节与支具的刚度和曲度、底面形状的符合程度。

居家生活时，洗澡前会脱下短下肢支具在浴室周围移动，要考虑到需要提高不带支具的进行从浴椅上站起来及浴室内移动的步行能力，就要在 PT 进行康复时不使用短下肢支具，以提高偏瘫侧足部功能。

基本动作练习

- 在翻身动作中，向非偏瘫侧翻身的动作非常实用，且容易掌握。仰卧位时，从非偏瘫侧上肢肩关节外旋转位接触床的状态开始，相对于上臂的肩胛骨外旋，随着肩胛带屈曲和肩关节水平内旋而产生胸廓向非偏瘫侧旋转，转向侧卧位。此时，成为上侧的偏瘫侧上肢通过进行肩胛带屈曲运动，将偏瘫侧上肢从后背挪到前面。之后，随着腰椎向健侧旋转，骨盆向健侧旋转，完成侧卧位。随着非偏瘫侧及偏瘫侧的肩胛骨外旋与肩胛带的屈曲，前锯肌需要同时活动。另外，伴随腰椎向非偏瘫侧旋转，骨盆向非偏瘫侧旋转，需要偏瘫侧的腹内斜肌的斜行纤维的活动。

补充

洗澡动作中的浴室内移动，因浴室内的地板湿滑，跌倒的危险性非常高。因此，首先要确保安全性，进行设置扶手等环境改造，考虑使用与入浴支持有关的服务，以及使用淋浴椅进行移动。

- 在起床动作中，对于偏瘫患者，以非偏瘫侧为支撑侧的起床方式是比较方便的并可独立完成的方法。经过向非偏瘫侧的侧卧位翻身，健侧的前臂接触床时，肘关节由屈曲到肘支撑，根据肘支撑的位置，需要有肩关节的内旋、外旋、前屈和外展的肌肉活动。另外，在肘部支撑时，由于肘部和骨盆侧面作为支撑面，为使健侧的胸廓和骨盆之间受到重力的影响而分开，需要健侧躯干屈肌的活动。此时，将双侧小腿从床部放下，就很容易完成起床动作，但

临床建议

指导内容和辅助方法的统一

　　脑血管疾病偏瘫患者在居家生活中常需要辅助和支持，为了支持居家生活，多部门应进行合作制订康复方案。为了更好地帮助患者的日常生活，尽可能使指导和辅助方法统一。在进行日常生活的指导时，将指导内容和辅助方法示意纸贴在练习的地方，可以随时参考，如果得到患者或家属的同意，可以将实际训练的情况拍照或拍摄视频，在相关工作人员中分享，以探讨统一的方法。

　　患侧下肢需要屈髋肌和外旋肌、膝关节伸展肌的活动。在手肘支撑的同时，引导患侧下肢从床边放下的动作，这对辅助到端坐位也非常重要。然后，进行由肘关节伸展运动到健侧的手支撑，直至端坐。

- 在起立动作中，由于脑血管疾病偏瘫患者有患侧足底的浅感觉障碍，踝、膝、髋关节的深部感觉障碍，以及踝、膝、髋关节周围肌肉的肌张力异常，踝关节背伸 ROM 受限等原因，导致患侧下肢的支撑性下降。为提高起立动作的实用性，需要明确患侧下肢的主要功能障碍，以求改善。为完成独自起立，必要时也可以利用支具或扶手。

- 在步行动作中，与起立一样，在家里移动时，患侧下肢的支撑能力很重要。若患者能够保持坐位，可推测其躯干功能比较好。若患者能够保持坐位，但起立、站立位保持、步行困难，需要优先进行提高患侧下肢的支撑性的练习项目。若患者患侧踝关节的背伸 ROM 受限并引起步行能力降低，最重要的是进行踝关节的练习（图2.1.98）。通过使用短下肢支具对足部、

踝关节功能进行补充，可以迅速提高步行能力，就可以考虑使用支具。另外，为确保安全性和稳定性而设置扶手，有利于患者的日常生活。与环境改造顾问和护理管理者进行商议，共同讨论设置方案。

ADL 指导

　　对于居家生活日常活动动作有困难的患者，但在无法得到家属或介护服务帮助时，可根据需求进行尽量减轻帮助量的练习。如果能够通过设备、设施等辅助来完成日常工作，就应积极地利用环境改造。

　　PT 对能改善基本动作提高 ADL 的方法，继续进行评估和训练。必要时，建议患者进行自主训练，即使在上门康复以外的时间也要改善功能，帮助患者提高 ADL。

高级脑功能障碍、认知障碍的物理治疗和与患者沟通

原因和症状

- 高级脑功能障碍是神经学症状中与语言、记忆、注意等认知功能相关的症状（表2.1.27）。高级脑功能障碍的原因中，脑血管疾病（脑梗死、脑出血、蛛网膜下腔出血）最常见，此外还有颅内肿瘤、脑

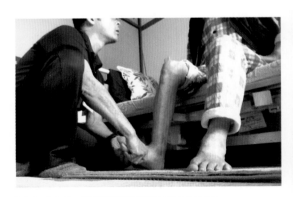

图 2.1.98　患侧踝关节的 ROM 练习

炎、帕金森病等。

- 认知障碍是指由于后天性大脑障碍导致的持续性地认知功能降低，影响日常生活和社会生活的状态，其中阿尔茨海默病、血管性痴呆、路易体痴呆占大多数。认知障碍根据病因和病程表现出多种症状，核心症状有记忆障碍、失语、执行功能障碍等。认知障碍的周边症状有行为异常和心理症状，前者有焦虑、谩骂、暴躁、谵妄，后者有淡漠、抑郁、妄想等。

补充

认知障碍患者中，即使没有脑血管疾病病史，也有可能是无症状性脑梗死发病引起的。

症状、障碍

高级脑功能障碍是包括语言、记忆等独立的功能障碍，以及以这些独立的高级认知活动为基础的所有相关基本功能。基本功能包括意识（觉醒）状态、注意的持续性和分配，以及管理和控制这些的工作记忆（working memory）等。高级脑功能障碍受其认知活动的意识状态和注意功能等的影响，症状会随着时间发生变化。

运动和感觉是大脑左右半球都有的功能，但高级脑功能在大脑左右半球主要功能不同（脑的不对称性）。除了要理解高级脑功能障碍的部位，还要掌握脑分区的功能和不对称性（图 2.1.99）。另外，高级脑功能障碍还可因连合纤维、联络纤维等脑功能网络的损伤而出现。

物理治疗和与患者沟通

从脑影像学检查结果可预测可能发生的高级脑功能障碍，对照脑影像学检查结果和对现场行为的观察结果，甄别并掌握功能障碍。现场行为的观察和神经心理学的检查结果中，如果存在持续性注意障碍或选择性注意障碍等，要分辨是高级脑功能的哪方面发生了问题。

治疗计划要根据患者的受影响的行为及

表 2.1.27　高级脑功能障碍的代表性症状

障碍	症状
注意障碍	出现明显的简单错误，如不能同时做两件以上的事情、不能集中精力工作，等等。注意功能的分类包括注意的焦点化、持续性注意、选择性注意、转换性注意、分配性注意
记忆障碍	如忘记约定、忘记放东西的地方，等等
失语	不能很好地表达自己的想法，不能理解别人说的话，不能流利地说话，不会读写，不会复述，等等。失语类型包括 Broca（运动性）失语、Wernick（感觉性）失语、传导性失语、经皮质运动性/感觉性失语、皮质下运动性/感觉性失语、命名性失语、完全性失语。多因左侧大脑半球损伤而产生
失认	例如，无法辨认物体的形状（视觉性失认），无法辨认熟悉的人的脸（相貌失认），听不出救护车的警笛声音（听觉性失认），等等
失用	无法使用工具，或使用不当，茶壶、水壶、茶杯等多种工具（系列行为）不能很好使用（观念性失用），猜拳、告别等习惯性动作不能顺利完成（观念运动性失用）。观念性失用、观念运动性失用由于左侧大脑半球受损（下顶叶）产生
半侧空间忽视	如剩下配餐的半侧食物，移动轮椅会碰到左侧（右侧）的障碍物。大多因右侧大脑半球损伤而产生（左侧半侧空间忽视）
执行功能障碍	例如，难以有效的推进事务的进展，不会对事情进行优先程度排序，等等
社会性行为障碍	例如，不能控制感情，发生不合时宜的行为，等等

临床建议

治疗失认的要点

　　视觉性失认是仅通过视觉的认知障碍，表现为患者不能从视觉上认识苹果，但能通过闻气味认知。同样，相貌失认是不能识别面部，但通过听声音可以辨别出是谁。因此，灵活利用其他形式的代偿方法是改善日常生活的有效手段。

其在日常生活中的重要程度来制订，还要进行模拟现实场景的练习。这时，重要的不是"能否完成"，而是对"哪里做错了""为什么不能完成"等问题的分析。

　　对高级脑功能障碍有一定疗效的治疗方法如表 2.1.28 所示。物理治疗不一定采用针对高级脑功能障碍的系统性治疗方法，但由于这些方法可以作为与患者沟通的线索，可以在日常的物理治疗中采用。

　　高级脑功能障碍和认知障碍，从外观上很难判断，不仅是患者，患者的家属在与患者的相处中也有很多压力。因此，分析各症状的特征，指导日常生活和社会活动中的代偿方法及应对方法也很重要。

支具疗法

脑卒中使用支具必要的功能

　　脑卒中患者进行起立步行练习时的主要功能障碍为，大多数患者的髋关节周围肌肉的活动性下降，踝关节、足趾的屈肌群的肌张力亢进。大部分患者失去了控制肌肉的能力。因此，为了更容易地控制身体各关节的稳定性，就需要减少可以调节的保持和关节运动所必须的关节力矩（表 2.1.29）。

■ 起立、站立位保持

　　从座椅坐位到站立位的过程中，臀部离开座椅时发生最大的**髋关节伸展、膝关节伸展、踝关节跖屈**。站立位的正常调节主要通过踝关节跖屈肌进行。老年人的腰椎曲度消失，伴随骨盆后倾，身体重心向后方偏移，有代偿性的整体躯干向前，依靠上肢支撑的

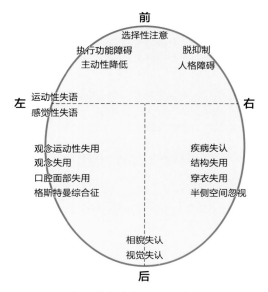

图 2.1.99　**高级脑功能障碍的预测图**

基础知识

神经网络

　　联络纤维联系同侧大脑半球的不同部位，其中，上纵束的损伤与半侧空间忽视的出现相关。连合纤维连接左右大脑皮质，代表性的疾病有胼胝体综合征。投射纤维联系着大脑皮质和脑干、小脑等大脑以外的部分，与脑干病变和小脑病变引起的认知功能障碍有关。

失用

　　"不知道衣服的前后和里外。手臂穿过衣服了，但是是从头部穿过的"，诸如此类的病例是什么类型的失用？答案是穿衣失用。观念性失用和观念运动性失用是由左侧大脑半球受损引起的，但穿衣失用是由右侧大脑半球损伤引起的。

学习要点

表 2.1.28　高级脑功能障碍的治疗和方法的举例

功能障碍	治疗	方法
注意障碍	• 时间压力感管理 • 环境调整	• 考虑留出与作业相对应的充分的时间 • 排除并调整周围听觉视觉干扰等
记忆障碍	• 使用外部辅助手段 • 无错误学习	• 提前准备笔记本做笔记和日程表，有错误及时修正，等等
失用	• 学习代偿方法，并练习（策略训练）	• 将动作的顺序语言化，记述并提示，使用图片等，练习学习障碍的代偿方法
半侧空间忽视	• 偏光镜顺应法 • 环境调整，用手提示忽略侧空间	• 在视野 10° 位置装戴偏光眼镜，并充分练习 • 碗的分布集中在右侧，数碗的数量，延长轮椅左侧的刹车，做标记，等等
执行功能障碍	• 自我演示法 • 问题解决法	• 通过引入语言调节来控制行为方式，改变患者思维方式的方法 • 斟酌问题内容（分析阶段），将解决的过程分成几个步骤，按正确的顺序执行（解决阶段），等等
社会性行为障碍	• 认知行为疗法	• 自己的障碍和周围的环境，他人与自己的沟通，对将来等的否定认识，修正错误的解释，反复指导，练习，使之能够恰当地应对现在的状况，等等

倾向。躯干直立最需要的是髋关节伸展时的骨盆直立。另外，很多患者由于腹压上升，很难挺起胸廓，但对此没有有效的支具，相反，长期佩戴还会引起腹肌群的废用性肌力下降。同时，为了使控制踝关节所需的跖屈力矩较少，可以通过短下肢支具（AFO）提高踝关节的刚性。

■步行

在步行周期中，跌倒风险较高的情况有以下 3 种。

• 承重反应期：正常步行时发生髋关节伸展、膝关节伸展、踝关节背伸。臀大肌的肌力不足导致躯干前倾、膝关节过度伸展、踝关节跖屈。股四头肌的肌力不足时膝关节的屈曲，也可表现出过度伸展。由于胫骨前肌的肌力不足，导致足跟难以固定，使站立脚向前方的摆动变得困难。相反，如果用 AFO 固定踝关节，导致小腿过度前伸，引起膝关节弯曲。站立相时必要的肌肉活动几乎都是伸展性的，理论上使用塑料或弹簧的弹力进行辅助是正确的，但应该根据观察和分析来设定适当的辅助力，再根据恢复情况和疲劳程度进行调节。

• 站立末期：如果患侧的负荷连续性不充分，则会导致站立末期髋关节伸展不充分，髋关节外旋。膝关节伸展不充分，则会导致前足部无法固定，故多数患者难以足跟离地。综上，阻碍身体重心向前移动是由承重反应期的问题引起的。

• 摆动期：足趾拖地（toe drag），起因为足部的背屈肌肌力下降，但应该结合上述的站立期的问题来设置支具的刚性。

选择支具时的考虑要点

• 一旦固定，患者就失去了自我控制的机会。

• 控制在必要的最低限度，如关节无侧方不稳定就不需要两侧支架。

表 2.1.29 起立步行时的功能障碍和支具

功能障碍		支具
站立位	膝盖骨折	AFO 背屈制动，重症者可用 KAFO 膝关节固定
步行 承重反应期	膝盖骨折	AFO 背屈制动，减少背屈辅助
	膝过伸	AFO 跖屈制动，增加背屈辅助
	踝关节背伸不足	
摆动期	足趾拖地	AFO 的跖屈制动，增加背屈辅助，增加鞋 MTP 的背屈

- 理解步行时足部的重要性，并合理应用支具。

以 Bobath 概念为基础的方法

背景

以 Bobath 概念为基础的方法是于 1940 年由英国的物理治疗师 Berta Bobath 和其医生丈夫 Karel Bobath 开创的。当时，脑血管疾病偏瘫患者（脑瘫患儿）的治疗方法，以强行伸展僵硬肌肉等为主。Berta 的目标是让患者（患儿）摆脱痛苦，并更舒适、更容易地进行运动。当她负责给英国王室一位患有一侧偏瘫的画家进行治疗时，发现步行和手的功能与姿势有很大关系。Karel 以当时的神经生理学等理论基础对 Berta 给这位患者的治疗带来变化进行解释，创立了 Bobath 概念。

在那个年代，普遍认识是损伤后的中枢神经系统不会恢复，实践促进包括偏瘫侧在内的全身活动，激发患者的潜在能力，寻求偏瘫侧功能恢复的物理治疗，但是当时对于这个方法展开和传播，遭遇了很多阻碍和困难。Bobath 夫妇这种勇于挑战、坚韧不拔的精神，也是现在的 Bobath 治疗师所继承的精神。Bobath 概念是以临床活动为基础的，在现在的神经康复治疗中得到众多治疗师支持。

Bobath 的概念

通过国际 Bobath 指导者培训协会（IBITA）的会议，Bobath 概念被逐渐修改完善，于 2008 年明确该定义。Bobath 概念是，对中枢神经系统的损伤导致功能、运动和姿势控制障碍的个人的评估和治疗中解决问题的方法。现在关于这个定义，IBITA 协会还在讨论中。正如这个定义所示，其特征是着眼于功能（ICF 中的"活动"和"参与"），强调作为其背景的姿势控制的重要性，强调因人而异。

最新的理论的展开

现代的 Bobath 概念是以运动控制（姿势控制）的系统模型，神经可塑性，运动医学的原理，人的功能性、效率性的运动的应用等理论为基础的。建议使用临床实践中的 Bobath 临床实践模型（MBCP）对患者进行评估和治疗。

MBCP（图 2.1.100）是在对患者进行全面研究的基础上的工作表。它不仅反映了患者的基本信息、功能性运动和姿势的观察分析、治疗师的操作和言语、环境因素，还代表这个患者治疗时的**重要信息**。这些重要

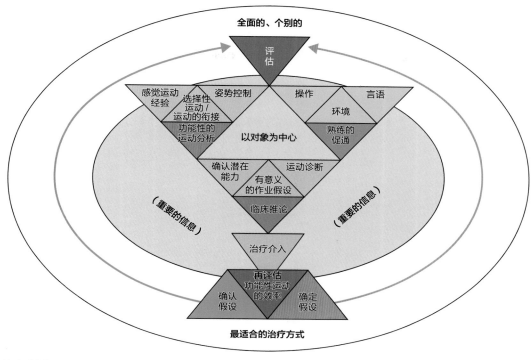

图 2.1.100　**MBCP**

的信息分别整理为肯定要素和否定要素，并使之成为下一个运动诊断的推理线索。患者的运动表现（运动诊断）、患者的潜力如何，都是要考虑的问题点，并就这些问题点进行假设和推理。用选择的假设制订并实践治疗方法，再从治疗中患者的反应等方面重新进行分析。Berta 提倡像这样反复对患者进行假设、证明，成为"勤于思考的治疗师"，为患者考虑并持续实践。

应用机器人的训练

康复机器人的目的

■机器人的力量辅助对患者功能恢复的有效性

　　目前在临床上开展的以运动学习理论为基础的神经康复治疗，以重新获得因脑血管疾病而丧失的运动功能。本小节，将对机器人的力量辅助的目的、适应证和效果进行说明。

■**次数效果**和**目标难易度**

　　运动学习的设定中重要的两点是**次数**和**目标难易度**。新的运动目标的完成需要考虑"技能"，应该练习几次并无统一标准。这表示即使是简单的目标，也很难对结果进行评估。其中，学者们根据猴子的偏光适应实验，提出了运动学习所需的次数为 500 次。但是，脑卒中偏瘫患者几乎没有可重复 500 次的动作。也就是说，用现有的方法，目标难度过高。对于难度过高的目标，患者因异常的肌张力升高，为防止跌倒，需要依靠健侧上下肢的支撑，这会导致最重要的患侧的肌肉活动变得更加困难。康复机器人在以次

115

数为"量"、以辅助身体部位为"质"的问题中，通过对方向、自由度的控制而根据脑中风偏瘫患者的情况进行适当的调节。

康复机器人的种类和适应证

■减重跑步机（WST）和下肢康复机器人（Lokomat）

力量辅助康复由 20 世纪 80 年代的 WST 开始流行。通过悬吊减轻引起的下肢关节肌的力矩，加上 PT 的徒手辅助运动，Lokomat 就是将徒手辅助机器人化的装置。

■反馈及其种类

利用机器人正确评估人的感觉仍有困难，但可以帮助理解反馈机制。使患者的腿动起来（动机）是目的，下肢的重量（本体感觉）、调整变化（本体感觉、视觉）为反馈。通过引入机器人力量辅助，可以通过反馈了解患者感觉的变化。

应用机器人训练

■动作分期和评估标准

物理治疗的目的是重建基本动作，所以动作分析是制订治疗计划的不可或缺的评估。根据动作分析来推测异常动作的原因非常重要。

■训练的结果

由于治疗效果反映在功能的变化上，因此要根据动作分析来评估治疗的有效性。如果治疗结果没有达到预期，则应重新评估分析结果和辅助方法。

■临床案例

患者男性，60 多岁，脑梗死右侧偏瘫发病 8 年。能独立步行，治疗目的是进一步改善步行能力。根据步行分析，主要问题为支撑相中期的臀大肌功能不全。因此，

我们使用了康复机器人 HAL 进行 1000 步的步行练习。HAL 是基于动作意向而施加辅助，可将患者"一用力腿就动了"的感觉进行反馈。设定以承重反应期的臀大肌电位为触发点辅助站立期的髋关节伸展来实施步行练习，其结果是，承重反应期的髋关节屈曲角度减小，支撑相末期的髋关节伸展角度增大（图 2.1.101）。

认知神经康复

偏瘫患者因脑损伤失去了什么呢？人从出生开始就通过各种经验构筑固有的神经网络来调整身体的运动。偏瘫患者因中枢神经系统的损伤导致神经网络中断，无法完成某些动作，想像以前一样起立却无法很好地控制自己的身体，大脑中的身体和实际的身体不一致。

认知神经康复

认知神经康复是于 20 世纪 70 年代由意大利的神经内科医生卡洛·佩尔菲蒂研究开

临床建议

认知神经康复练习的技巧

人们常说"经验能改变大脑"，但在患者或练习过程中，"哦，原来如此，这样运动就好了"，如果能直接提供此类经验，就会表现出戏剧性的变化。

笔者在临床上意识到的并不是在认知题目上一味地提问，而是在与患者的对话中探索其想要获得的动作、想要学习哪种信息。这是认知神经康复的乐趣，也是难点。因此，不要把正常人的正常功能强加于患者，要从推测患者生活在怎样的情况下开始。在这种情况下，明确要教患者什么，并选择合适的工具，提供的练习是否能重建比现状更灵敏的动作，PT 的技能就体现于此。

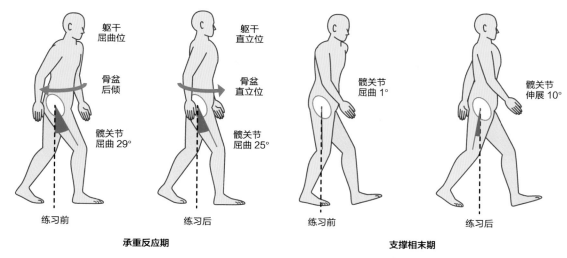

図 2.1.101　通过步行练习表现的变化

练习前　　　　　练习后　　　　　　　　练习前　　　　　练习后

承重反应期　　　　　　　　　　　　**支撑相末期**

练习后，承重反应期的髋关节屈曲角度减小，支撑相末期的髋关节伸展角度增大

发的，是一种目前正在发展的治疗方法。在该治疗中，以每个人的**脑功能具有个体性**为前提，以其能够**可塑性的变化**为基础，从运动学习的角度出发，以恢复运动功能为目标。

例如，偏瘫患者的起立动作是以健侧身体为中心的非对称模式化的动作为特征。要判断偏瘫患者是否有意进行这种动作。在脱离正常运动的背景下，存在着如前所述的脑中的身体行为扭曲的症状。基于认知神经康复的治疗中从外部可见的运动错误进行评估（外部观察），以及对**患者如何看待自己身体内在进行评估（内部观察）**。由此来解释运动出现错误原因。

实际治疗

在实际治疗中。PT 使用各种独特的"工具"，向患者提出展示认知题目，并进行干预，以加深患者在脑损伤后对自己身体的认识。根据工具的不同，可以向患者提示的认知题目也不同，如图 2.1.102 所示的

道具（倾斜板）可以告诉患者什么呢？PT 可以用这个工具，将足部的位置被动地向前后方向移动，让患者用预先规定的序号回答足跟移动的位置，力求构建对膝关节 – 踝关节的位置关系的认识，膝关节的角度变化及其伴随的臀部、足底的压力信息变化的认识，理解保持躯干的左右对称性等起立动作所必需的信息。

因此，必须注意以下两点。第一，评估和治疗要同时进行。感知认知题目中的患者的反应是各种各样的，注意运动的速度、感受，以及全身的姿势调节十分重要。例如，倾斜板题目，主要是评估能否认识膝和足部的位置关系，并且同时进行治疗，但是有时提出题目时刚刚调整好骨盆、躯干状态，若在状态破坏时开始进行评估，此时进行的治疗是不充分的。考虑到造成题目中错误的原因可能是姿势调节的偏差，一边用"为什么错了呢？可能是左右身体不对称吗？更好的

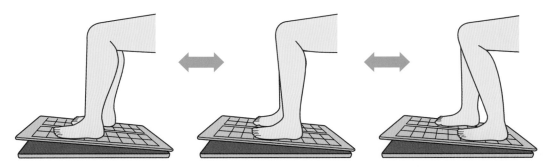

治疗师可以将足部的位置被动地向前后方向移动，让患者用预先规定的序号回答足跟移动的位置

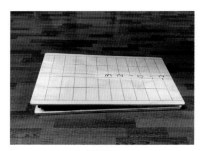

倾斜板

图 2.1.102　使用倾斜板的认知题目的提示

坐姿是怎样的呢？应该尝试对齐左右膝关节的位置。臀部和肩部在一条直线上的坐姿似乎更好"等语言提示，一边让其学习适当的运动。

　　第二，认知题目不应该成为单纯的测试。重要的不是所谓的感觉输入，而是询问患者以什么为线索来判断脚后跟的位置。然后，在让其联想想要获得的动作的同时提供必要的信息。例如，"已经大致知道了足跟的位置了吧。那么现在我要改变提问方式，现在是哪个部位在动？对的，是膝关节。还有吗？是的，脚尖也在动。这是你的膝盖和脚尖在动。移动时的感觉非常重要，所以请好好记住。""再换个问题。如果你的脚跟在膝盖前面，你的足底承受的体重在哪？和足跟在膝关节后方的时候相比，哪个更容易站

起来呢？是啊，足跟在膝关节后更容易站立。以这种感觉试着站起来吧。""等等，现在上半身站得直吗？身体的重心在哪？足底承受的体重左右相同吗？小趾和踇趾哪侧用力？左右均等受力，等在小趾和踇趾都完全着地的状态下再站起来吧。"在此类一系列的对话中，根据伴随运动而产生的各种感觉信息，摸索改善动作的可能性。然后对照运动的意图和结果，修正误差的同时进行治疗，以使运动更加熟练。

　　另外，还可以通过如图 2.1.103 所示的活动板、图 2.1.104 所示的海绵等工具重构各种信息。除此之外，还有很多种类的工具，很多 PT 都面临着不知道该用哪种工具的问题。这些受经验的影响，但在下肢的练习中最基础的是"倾斜板"。首先进行使

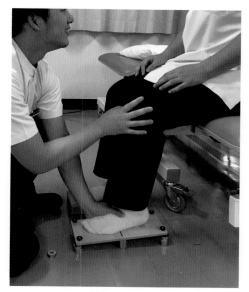

PT 向跖屈方向被动移动患者踝关节，询问活动板向前方（或后方）大约倾斜了多少。此时，把 5 mm 的圆盘拔去，让其回答与平稳状态相比，拿掉了多少枚。在与患者的对话中，构筑踝关节的运动觉信息、足尖部和足跟的位置关系、足底的水平性、小腿的垂直性，以及由此带来的躯干的垂直性等信息，用这些信息和获得想要的动作的相关性修改调整运动项目

图 2.1.103　使用活动板的认知题目的提示

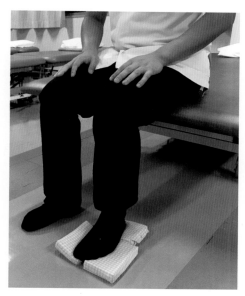

骨盆、躯干保持垂直位，被动地抬起一侧下肢，排布 3 块不同硬度的海绵，将足底轻轻放在海绵上，让足跟、跗趾、小趾判断排布的 3 种海绵的硬度。在与患者的对话中，通过足底压力识别差异的信息，构筑足底与地面接触时的预测信息，以及细微的踝关节运动觉信息，根据这些信息与想要获得的动作之间的相关性，修改调整运动项目

图 2.1.104　使用海绵的认知题目的提示

用倾斜板的练习，然后再考虑接下来使用哪种工具。

在基于认知神经康复的治疗中，PT 给患者提供经验，患者从新的经验中促进对自己身体的感知，重新构筑新的神经网络，以能够自己调整运动为目标。

电刺激疗法

脑卒中电刺激疗法的目的

针对脑卒中患者的电刺激疗法，从使用目的上大致分为治疗性电刺激（TES）（图 2.1.105、2.1.106）和功能性电刺激（FES）。

TES 的使用目的为减轻痉挛、改善关节活动度（ROM）、促通随意运动、维持和提高肌力，以及改善关节半脱位等。使用 FES

的目的是通过对患肢的神经和肌肉的电刺激，使肌肉收缩以重建受障碍的动作（手指伸展、步行、起立等）。

脑卒中的 TES

通过几十分钟的电刺激，可立即减轻痉挛、改善 ROM 以及随意运动。另外，通过反复使用，可获得持续效果，如维持和提高肌肉力量、改善关节半脱位等。

- 改善痉挛和关节活动度的 TES：通过对痉挛肌的拮抗肌（刺激肌）的 Ⅰa 向心性神经纤维的刺激，使经 Ⅰa 抑制性中间神经元的相反性抑制增强，达到使痉挛肌的脊髓运动神经元的活动下降，减轻痉挛的目的。由于痉挛减轻，因此痉挛引起的 ROM 受限将得以改善。

【举例】作用于前臂、手指的伸展肌

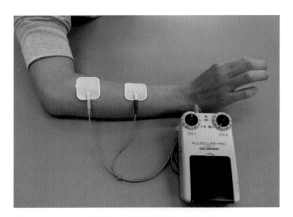

图 2.1.105　前臂和手指伸展肌群的 TES

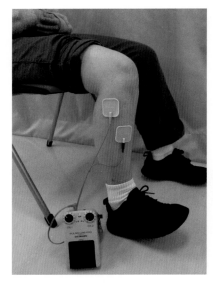

图 2.1.106　胫骨前肌和腓总神经的 TES

肉群（屈肌群的痉挛减轻），胫骨前肌和腓总神经（比目鱼肌的痉挛减轻）。

- 促进随意运动的 TES：通过对患肌的电刺激来激活 Ⅰa 向心性神经纤维，将神经活动传导至刺激肌的脊髓运动神经元，进而神经活动向神经中枢上传，到达初级本体感觉区。初级本体感觉区在与相邻的运动区领域之间有功能上的结合，促进了初级运动区的活动。因此，在随意运动时，可增加初级运动区的活动，增大对脊髓的下行性输入。在这些神经网络中，由于神经突触的传输效率增加等原因，运动可以轻松进行。

【举例】作用于前臂及手指伸展肌群、大腿股四头肌、胫骨前肌和腓总神经、比目鱼肌。

- 维持和提高肌肉力量的 TES：通过对末梢神经的电刺激，可以激活 α 运动神经元，促进肌肉收缩。因此，通过 TES 使瘫痪肌肉反复收缩，能够有效减轻肌肉废用。对于急性期和重度瘫痪的脑卒中患者，由于患肢的肌肉难以收缩，活动度降低，容

易发生肌肉废用。因此，通过从发病后的早期开始应用 TES 来减轻肌肉的废用，有利于之后的康复。

【举例】作用于前臂及手指的伸肌群、大腿股四头肌、胫骨前肌和腓总神经。

- 改善肩关节半脱位的 TES：体表刺激冈上肌和三角肌后部纤维，反复促进肌肉收缩，可有效减少脑卒中后（特别是急性期和亚急性期）肩关节半脱位。

脑卒中的 FES

通过对患肢的神经和肌肉的电刺激，激活 α 运动神经元，收缩瘫痪肌肉，重建障碍动作。对于上肢，常通过刺激患肢的腕关节背伸和指伸肌群，获得手指伸展动作。对于下肢，通过在步行周期迈步相时刺激腓总神经，使表现为运动麻痹的踝关节背屈肌收缩，常用于确保患肢的肌肉收缩。

电刺激疗法与其他康复手法的联合使用

TES 和 FES 与运动治疗、支具疗法、

康复跑台、减重步行、平衡运动等康复方法结合使用，可取得协同效果，有利于加强一般康复方法的治疗效果。

反复促通疗法

反复促通疗法是由川平和美反复促通疗法研究所（川平高端实验室）、鹿儿岛大学联合开发的针对脑卒中的运动治疗方法。反复促通疗法也被称为川平法，通过反复进行促通治疗，来促进瘫痪侧功能的改善。

川平法重视高频度的相同运动。通过高频度的运动，促进与该运动相关的神经突触传达的效率，并由此产生组织学上的结合强化，通过"无误学习"重建和强化相关神经通路。川平法着眼于脑损伤后的神经网络的重建过程，通过治疗者的手法有意识地使这些改变发生变化，激活特定的神经通路。

重复和实现要学习的目标动作对于改善偏瘫是必不可少的。临床实践证明，以高频度运动为主要方法的川平法，有很好的治疗效果。

川平法的操作手法

①通过刺激和揉搓等操作诱发牵张反射和皮肤反射，进而促进运动。

②在进行运动时要注视运动部位，积极地使用声音引导，有意识地反复进行运动。

川平法重视这两点，并不将治疗对象的主观运动作为共同运动模式来强化，而是以更容易实现的运动为目的。

> **补充**
> 川平法积极与振动刺激、电刺激、磁刺激、肉毒毒素治疗等联合使用，开发出了更有效的治疗手段。

下面介绍川平法中的几种基本手法。

- 手指的促通疗法（图 2.1.107）：治疗者用手指固定患者的手指，使患者手指先弯曲，然后从远端向近端移动，诱导运动，运动尽量随意。患者腕关节掌屈更有利于

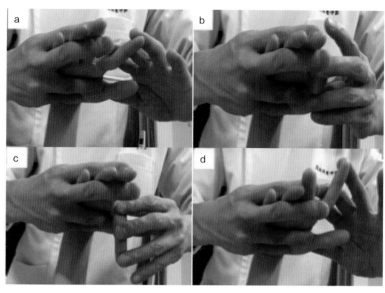

图 2.1.107　手指的促通疗法

进行手指的促通。

- 踝关节的促通法（图2.1.108）：治疗者对患者的足部快速地进行拉伸，先使足内翻，再诱发足外翻。
- 全下肢的促通疗法（图2.1.109）：治疗者将患者髋关节外旋、外展、轻度屈曲位的下肢向伸展方向迅速牵拉，通过髋关节内旋和踝关节跖屈，诱导髋关节的屈曲、内收、外旋，膝关节屈曲和踝关节背伸。

　　川平法是有益的治疗手段，需要进一步普及。

使用运动学习理论的方法

运动学习

　　运动学习是基于经验学习新的运动技能，是具有再现性的行动转变的过程。运动技能提高了，准确度就会提高，时间也会缩短，能效就会提高，就会获得适用于场景的协调性。学习运动也会影响到相关的动作，这称为学习的转移。前面的学习促进后面的学习称为正转移，反之称为负转移。

运动学习的过程

　　运动学习的过程分几个阶段，需要根据学习阶段调整练习题目和反馈的方式。学

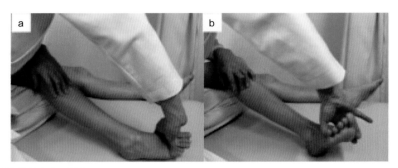

图2.1.108　踝关节的促通疗法

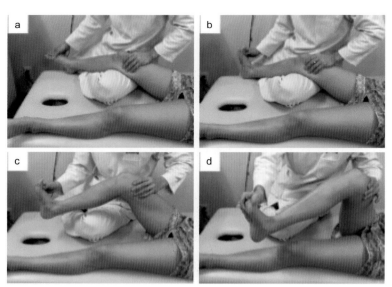

图2.1.109　全下肢的促通疗法

习的过程分为：①认知阶段；②联想阶段；③自动化阶段。认知阶段是在有意识地注意运动的同时试行正确运动，认知应该学习的运动题目的阶段。联想阶段是反复进行运动调节，提高技能的阶段。自动化阶段是指几乎不需要注意就能正确、高效地完成运动的阶段。

运动学习的种类

运动学习分为有教师学习、无教师学习和强化学习。

- 有教师学习：以小脑为神经基础的错误学习（反馈误差学习）。基于与预期性能的误差信息进行学习。误差信息从下橄榄核通过攀缘纤维传达给浦肯野细胞，通过进行反复修正误差学习，从而修正内部模型的方法。

- 无教师学习：神经细胞具有使用依赖性的可塑性，通过重复运动题目，促进学习。众所周知，通过增加使用频率，可以提高神经网络效率并扩大运动相关区域。

- 强化学习：是学习为达到运动结果的奖励（或惩罚）为目的的行动的方法，其以大脑基底核为神经基础，与学习动机密切相关。动机分为基于个人满足感和喜悦感的内在动机，以及基于实物报酬的外在动机。动机强度（觉醒水平）与行为效率有关，动机为中等强度时，行为效率为最大，反之，过低或过高，行为效率均下降（倒"U"形现象）。关于奖惩的种类，虽然通过奖惩可以得到即时的效果，但奖励更有利于长期保持运动记忆。

反馈的种类

为了学习新的运动技能，必须认识到与应该获得的运动之间的误差（错误），并修正误差。反馈是促进运动学习不可或缺的重要因素，反馈的种类和给予方式会影响学习效果。

- 内在反馈：学习者通过运动获得的视觉、听觉、本体感觉等感觉信息称为内在反馈

- 外在反馈：外部提供的反馈，有运动中或运动后提示的"结果知识"和"性能知识"等。

探讨方法

治疗的原则是，为掌握运动技能，达成目标运动题目，反复练习目标题目的特异性训练。站立、步行、更衣动作等，对想要得到的实际动作进行训练，需要PT调整题目的难易度并得到效果性反馈。需要学习的目标动作由多个运动技能构成的情况下，预先将题目内容分成几个部分，并依次实施的方法称为部分法。将运动题目的内容从头到尾进行，并重复的方法称为整体法。

> **补充**
>
> 在运动学习的初期阶段，根据给予的"结果知识"，学习者进行运动误差修正，但如果能够利用自身固有的感觉信息进行运动误差修正，则不需要外在的反馈。

经颅磁刺激（TMS）

TMS 的作用机制和 rTMS 的效果

经颅磁刺激（TMS）是对大脑皮质的无创刺激方法之一。通过使设置接触在头皮上的线圈产生变化的磁场，可以刺激大脑皮质的神经元。TMS 的作用机制如图 2.1.110 所示。

在图 2.1.110 的①中，以固定的间隔时间连续地产生流入线圈的瞬间电流，反复刺激神经元的方法被称为重复经颅磁刺

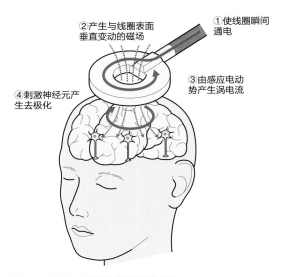

②产生与线圈表面垂直变动的磁场

①使线圈瞬间通电

③由感应电动势产生涡电流

④刺激神经元产生去极化

图 2.1.110　TMS 的作用机制

激（rTMS）。已知 rTMS 可使刺激部位的神经活动发生局部变化，根据每秒钟进行刺激次数（刺激频率）的不同，分为以下几种 rTMS。

- 高频 rTMS：刺激频率在 5 Hz 以上→使刺激部位的神经活动亢进。
- 低频 rTMS：刺激频率在 1 Hz 以下→抑制刺激部位的神经活动。

这些 rTMS 的效果应用于脑卒中患者，或中枢神经系统疾病等的治疗中。目前，rTMS 在脑卒中后运动障碍、高级脑功能障碍、抑郁症、癫痫、帕金森病等各种疾病中都表现出一定效果。

脑卒中后上肢麻痹的 rTMS 治疗

通过脑卒中后有上肢瘫痪的患者进行偏瘫侧上肢主动运动时的功能性 MRI 检查结果，发现了以下事实；不仅偏瘫侧大脑中损伤部位周围的残余区域被激活，非偏瘫侧大脑以运动区域为中心的广阔区域也被激活。

如果认为偏瘫侧残存区域的活动对偏瘫

侧的改善很重要，那么以非偏瘫侧的运动区域为中心的激活反而会成为障碍。因此，以改善偏瘫为目的的 rTMS 治疗如下。

①对非偏瘫侧大脑运动区应用抑制性低频度 rTMS。

②对偏瘫侧大脑运动区应用兴奋性高频率 rTMS。

无论哪种方法都没问题，通过同时使用上述 rTMS 治疗和集中康复治疗，对于脑卒中后的偏瘫侧上肢的功能有显著改善，这一点现在已在临床实践中证明。

强制性运动疗法（CI 疗法）

CI 疗法介绍

CI 疗法在脑卒中的上肢偏瘫的康复疗法中，确立了最可靠的证据，是全世界范围内被实践过的治疗方法之一。在《脑卒中治疗指南 2015》（日本脑卒中学会制）中，偏瘫程度较轻的患者的 CI 疗法奖励等级为 A。关于上肢麻痹治疗的统计学分析显示，CI 疗法不仅效果最好，而且偏差小。

CI 疗法是指，限制非偏瘫侧上肢，强制使用患侧上肢，短期集中实施对难易度进行精密调整的阶段性练习项目（塑造项目）的治疗方法。CI 疗法在临床上实施的重点有：①限制非偏瘫；②多样性和重复性；③难易度调整和完成度；④任务导向性训练（task-oriented approach）；⑤转移方案（表 2.1.30）。

CI 疗法的理论背景和历史

1980 年，Taub 对猴子的非偏瘫侧肢体进行了 1~2 周的限制，从而改善了患肢的使用，这就是 CI 疗法的原型。不使用患侧上肢的理由是正处于习得性废用（learned non-use）的状态。Nudo 通过对人工脑梗死的猴子进行 CI 疗法的集中练习，明确了四肢等的积极依赖使用的**脑可塑性**（use-dependent plasticity），这是 CI 疗法的基本理论。

CI 疗法的实践

CI 疗法的适应标准是，手关节可随意伸展 20° 以上，包括拇指的 3 个手指的掌指关节和指间关节可伸展 10° 以上，以及除此以外无重度高级脑功能障碍的稳定状态，且患者本身希望接受治疗。使用臂环、三角巾、连指手套等限制非偏瘫侧上肢的运动，减少从非偏瘫侧肢体向非偏瘫侧脑的输入，促进患肢的随意运动。治疗时间是每天 6 小时，每周 5 天，2 周为 1 个疗程。

补充

有报道称，减少练习时间和限制时间的修正 CI 疗法，每天 0.5~3 小时的任务也有效果。

CI 疗法的限制时的练习任务非常重要。要提供适当难易度调整的粗大运动、精细运动、用于上肢功能改善的两手动作。其中实施任务导向性训练。此后，即使不在 PT 的监督下，也可促进患者在日常生活中主动使用患手（转移方案），使患者更主动地参与到包括 CI 疗法的康复治疗中。

近年来，通过限制非患侧下肢的下肢 CI 疗法、上肢支具、随意运动辅助型电刺激装置（IVES），以及康复机器人疗法等的联合应用，展开以扩大适应范围为目标的治疗。另外，相关的对大脑联合使用磁和电刺激的研究报道显示，今后的 CI 疗法的发展前景可期。

临床建议

做好追踪治疗经过的基本评估

近年来，根据康复科医生的报告，发现了几种明显改善功能变化的治疗方法。PT 除了进行具体的物理治疗外，还要继续进行关节活动度、肌张力等基本评估，并密切留意相关变化。

表 2.1.30　CI 疗法的要点

• 非偏瘫侧的限制 减少对非损伤侧大脑的输入，减少代偿动作，诱导新的随意运动
• 任务的难易度调整 细致的难易度设定，如"不会太难，也不会太简单"的程度
• 题目的多样性和重复性 意识到运动学（作业坐标、身体坐标、轨道等）和动力等的多样性，使神经网络获得多样的输入输出关系。同时，想办法尽量避免患者厌烦
• 任务导向性训练 初始，比起动作的质量，应更注重任务的完成。不要拆分运动要素，逐渐提高要素动作的质量
• 成就感 明确目标物（道具或身体部位）和达成目标（位置和时间）等，使患者有成就感，关注强化学习
• 转移方案 促进日常生活中偏瘫侧上肢使用的行动战略，元学习

总结

- 请叙述脑卒中的分类。（第 26 页）
- 请叙述脑梗死的分类。（第 26 页）
- BAD 的症状如何？好发部位是？（第 27 页）
- 请叙述在脑梗死发病中的 CHADS$_2$ 评分的意义。（第 28 页）
- 蛛网膜下腔出血的手术方法有哪些？（第 28 页）
- 请叙述关于脑脊髓液的循环。（第 29 页）
- 脑血管疾病的典型症状是什么？（第 29~30 页）
- 请画图表示颈内动脉系统的脑动脉。（第 32 页）
- CT 可以诊断哪种脑血管疾病？（第 32 页）
- MRI 能诊断哪种脑血管疾病？（第 32 页）
- 倒 "Ω" 形是什么？（第 33 页）
- 请图示锥体束的走行。（第 33 页）
- 请叙述脑出血的好发部位。（第 34 页）
- 请叙述主要语言区域的位置和语言障碍的特征。（第 34 页）
- 预防脑血管疾病的降压目标是多少？（第 37 页）
- 脑血管疾病后的癫痫发作容易复发的情况是怎样的。（第 37~38 页）
- 什么是神经调节疗法？（第 37 页）
- 脑卒中护理单元是什么？（第 37 页）
- 对于心源性脑栓死和非心源性脑梗死的药物疗法的原则是什么？（第 38 页）
- 预防脑梗死复发的华法林和西洛他唑的用药管理概要是什么？（第 39 页）
- 高血压性脑出血的急性期管理的概要是怎样的？（第 38 页）
- 蛛网膜下腔出血后预防迟发性脑缺血的关键时期是什么？（第 39 页）
- 蛛网膜下腔出血后引发的并发症有哪些？（第 39 页）
- 继发性正常压脑水肿的治疗方法有哪些？（第 41 页）
- 痉挛治疗的方法有哪些？（第 42 页）
- 请叙述关于脑血管疾病的物理治疗评估。（第 43 页）
- 请叙述关于脑血管疾病的呼吸循环功能的评估。（第 45 页）
- 请叙述关于脑血管疾病的肌张力检查的具体方法。（第 49 页）
- 请叙述关于脑血管疾病的运动功能评估。（第 53 页）
- 请叙述关于高级脑功能障碍的评估。（第 56 页）

- 请叙述关于协调运动的评估。（第 64 页）
- 请叙述关于脑血管疾病的步行评估。（第 71 页）
- 请叙述关于脑血管疾病的综合评估。（第 73 页）
- 请叙述脑血管疾病的风险管理方法。（第 84 页）
- 理解脑血管疾病的急性期、恢复期、生活期的物理治疗的特征和具体方法。（第 86~99 页）
- 请叙述门诊康复和居家物理治疗的特点。（第 100~110 页）
- 理解高级脑功能障碍、认知障碍的物理治疗。（第 110~112 页）
- 理解和实践各种物理治疗方法。（第 112~125 页）

【参考文献】

[1] Libby P：Current concepts of the pathogenesis of the acute coronary syndromes. Circulation, 104（3）：365-372, 2001.

[2] Rockson SG , Albers GW：Comparing the guidelines: anticoagulation therapy to optimize stroke prevention in patients with atrial fibrillation. JACC, 43（6）：929-935, 2004.

[3] 鈴木俊明，ほか：脳血管障害片麻痺に対する理学療法評価 改訂第 2 版，13-43，神陵文庫，2017.

[4] Lance JW：Symposium synopsis. In spasticity: Disordered motor control（ed by Feldman RG, Young RR, Koella WP）. Symposia Specialists, 485-494, 1980.

[5] 田中勵作：痙縮の神経機構―再訪．リハビリテーション医学，32（2）：97-105, 1995.

[6] 吉田賢作：再出血・てんかん予防と血圧管理．INTENSIVIST，9（4）：909-918，2017.

[7] 日本脳卒中学会 脳卒中ガイドライン委員会編：脳卒中治療ガイドライン 2015．協和企画，2015.

[8] 平野照之：第 2 次パラダイムシフトを迎えた脳梗塞治療．臨床神経，57（5）：203-207，2017.

[9] 藤本佳久，片岡　惇：2 つの病態とタイムコースを意識した集中治療．INTENSIVIST，9（4）：885-899，2017.

[10] 藤島一郎：口から食べる嚥下障害 Q&A 第 4 版．中央法規，2015.

[11] Borg G: Perceived exertion as an indicator of somatic stress. Scand J Rehabil Med,2（2）：92-98, 1970.

[12] Borg G: Psychophysical bases of perceived exertion. Med Sci Sports Exerc,14（5）：377-381, 1982.

[13] 鈴木俊明，ほか：脳血管障害片麻痺に対する理学療法評価 改訂第 2 版，69-71，神陵文庫，2017.

[14] Suzuki T, et al.：Effect of continued stretching in patients with cerebrovascular diseases. -H-reflex study-. The 8th World Congress of the International Rehabilitation Medical Association（IRMA VIII），189-194, 1997.

[15] Bohannon RV, et al.：Interrater reliability of a modified ashworth scale of muscle spasticity. Phys Ther, 67（2）：206-207, 1987.

[16] 嶋田智明，天満和人：よくわかる理学療法評価・診断のしかた，134-135，文光堂，2012.

[17] Ferraro M, et al. :Assessing the motor status score: a scale for the evaluation of upper limb motor outcomes in patients after stroke. Neurorehabil Neural Repair, 16（3）：283-289, 2002.

[18] 鈴木俊明，ほか：神経疾患の評価と理学療法，アイペック，2015.

[19] 落合慈之 監：脳神経疾患ビジュアルブック 237，学研メディカル秀潤社，2009.

[20] 水澤英洋 編：小脳の最新知見―基礎研究と臨床の最前線（医学のあゆみ別冊），28，医歯薬出版，2016.

[21] 田崎義昭，斎藤佳雄 編：ベッドサイドの神経の診かた，南山堂，1987.

[22] Mao HF, et al.：Analysis and Comparison of the Psychometric Properties of Three Balance

Measures for Stroke Patients. Stroke, 33（4）：1022-1027, 2002.

[23] Benaim C, et al.：Validation of a Standardized Assessment of Postural Control in Stroke Patients The Postural Assessment Scale for Stroke Patients（PASS）. Stroke, 30（9）：1862-1868, 1999.

[24] Hang YC, et al.：Postural Assessment Scale For Stroke Patients Score as a Predictor of Stroke Patient Ambulation at Discharge from the Rehabilitation Ward. J Rehabil Med, 48（3）：259-264, 2016.

[25] Berg K, et al.：Measuring balance in the elderly：preliminary development of an instrument. Physiotherapy Canada, 41（6）：304-310, 1989.

[26] 高見彰淑：評価の知識, 脳卒中理学療法の理論と技術（原　寛美, 吉尾雅春 編）第 1 版, 230, メジカルビュー社, 2013.

[27] Berg K, et al.: The Balance Scale：reliability assessment with elderly residents and patients with an acute stroke. Scand J Rehabil Med, 27（1）：27-36, 1995.

[28] Blum L, Korner-Bitensky：Usefulness of the Berg Balance Scale in Stroke Rehabilitation：A Systematic Review. Physical Therapy, 88（5）：559-566, 2008.

[29] Shumway-Cook A, et al.：Predicting the probability for falls in community-dwelling older adults. Phys Ther, 77（8）：812-819, 1997.

[30] Karnath HO, et al.：The Neural Representation of Postural Control in Humans. Proc Natl Acad Sci U S A, 97（25）：13931-13936, 2000.

[31] Karnath HO, Broetz D：Understanding and Treating "Pusher Syndrome". Physical Therapy, 83（12）：1119-1125, 2003.

[32] 阿部浩明：Contraversive pushing の評価と背景因子を踏まえた介入. 理学療法研究, 28: 10-20, 2011.

[33] Bergmann J, et al.：Inconsistent classification of pusher behaviour in stroke patients：a direct comparison of the Scale for Contraversive Pushing and the Burke Lateropulsion Scale. Clin Rehabil, 28（7）：696-703, 2014.

[34] Duncan PW, et al.：Functional Reach：a new clinical measure of balance. J Gerontrol, 45（6）：192-197, 1990.

[35] Jonsson E, et al.：Does the Functional Reach Test Reflect Stability Limits in Elderly People? J Rehabil Med, 35（1）：26-30, 2003.

[36] Higuchi Y, et al.：Does Fear of Falling Relate to Low Physical Function in Frail Elderly Pearsons? Associations of Fear of Falling, Balance and Gait. J Jpn Phys Ther Assoc, 7（1）：41-47, 2004.

[37] 対馬栄輝, ほか：下肢の運動戦略と Functional Reach Test - 足・股・踵上げ運動戦略の違いが Functional Reach 距離, 重心の前後移動, 重心動揺面積に及ぼす影響 -. 理学療法科学, 16（4）：159-165, 2001.

[38] Wolf SL, et al.：Establishing the Reliability and Validity of Measurements of walking test using Emory Functional Ambulation Profile. Phys Ther, 79: 1122-1133, 1999.

[39] Baer HR, Wolf SL：Modified Emory Functional Ambulation Profile：an outcome measure for the rehabilitation of poststroke gait dysfunction. Stroke, 32: 973-979, 2001.

[40] Liaw LJ, et al.：Psychometric properties of the modified Emory Functional Ambulation Profile in stroke patients. Clin Rehabil, 20: 429-437, 2006.

[41] Coyne KS, et al.：Evaluating effects of method of administration on Walking Impairment Questionnaire. J Vasc Surg, 38: 296-304, 2003.

[42] 池田俊也, ほか：日本語版 WIQ（歩行障害質問票）の開発. 脈管学 45, 233-240, 2005.

[43] Podsiadlo D, Richardson S：The timed "Up & Go"：a test of basic functional mobility for frail elderly persons. J Am Geriatr Soc, 39: 142-148, 1991.

[44] 内山　靖, ほか：臨床評価指標入門：適応と解釈のポイント 第 5 版, 109-113, 協同医書出版社, 2010.

[45] Shumway-Cook A, et al.：Predicting the probability for falls in community-dwelling older adults using the Timed Up & Go Test. Phys Ther, 80: 896-903, 2000.

[46] Vos-Vromans DC, et al.：The responsiveness of the ten-meter walking test and other measures in patients with hemiparesis in the acute phase. Physiother Theory Pract, 21: 173-180, 2005.

[47] 古名丈人, ほか：都市および農村地域における高齢者の運動能力. 体力科学, 44: 347-359, 1995.

[48] 上月正博, ほか 編：リハビリテーションにおける評価 Ver3 第 1 版, 179-183, 医歯薬出版, 2016.

[49] Lyden P, et al.：Improved reliability of the NIH Stroke Scale using video training. NINDS TPA Stroke Study Group. Stroke, 25（11）: 2220-2226, 1994.

[50] 日本脳卒中学会 Stroke Scale 委員会：日本脳卒中学会・脳卒中重症度スケール（急性期）Japan Stroke Scale. 脳卒中, 19：2-5, 1997.

[51] 鈴木俊明, ほか 編：神経疾患の評価と理学療法, 322-333, アイペック, 2015.

[52] 里宇明元, ほか 編：脳卒中患者の機能評価— SIAS と FIM の実際. Springer, 1997.

[53] 村岡香織, 辻　哲也：SIAS, Fugl-Meyer. 臨床リハ, 14（6）：570-575, 2005.

[54] Fugl-Meyer AR, et al. ：The post-stroke hemiplegic patient. 1. a method for evaluation of physical performance. Scand J Rehabil Med, 7（1）: 13-31, 1975.

[55] Duncan PW, et al.：The stroke impact scale version 2.0: evaluation of reliability, validity and sensitivity to change. Stroke, 30（10）, 2131-2140, 1999.

[56] 越智光宏, ほか：Stroke Impact Scale version 3.0 の日本語版の作成および信頼性と妥当性の検討. Journal of UOEH 39（3）：215-221, 2017.

[57] Mohoney FI, Barthel DW：Functional evaluation; The Barthel Index. Maryland State Med. J, 14：61-98, 1965.

[58] Data management service of the uniform data system for medical rehabilitation and the center for functional assessment research: Guide for use of the uniform data set for medical rehabilitation, Version 3.0. State University of New York at Buffalo, 1990.（千野直一 監訳：医学的リハビリテーションのための統一データセット利用の手引き, 慶應大学医学部リハビリテーション科, 1990. ）

[59] 千野直一 編著：脳卒中患者の機能評価 SIAS と FIM の実際. 43-96, シュプリンガー・ジャパン, 2009.

[60] 道免和久, ほか：機能的自立度評価法（FIM）. 総合リハ, 18（8）：627-629, 1990.

[61] van Swieten JC, et al.：Interobserver agreement for the assessment of handicap in stroke patients. Stroke ,19: 604-607, 1988.

[62] 篠原幸人, ほか：modified Rankin Scale の信頼性に関する研究—日本語版判定基準書および問診票の紹介. 脳卒中, 29：6-13, 2007.

[63] Shinohara Y, et al.：Modified Rankin Scale with expanded guidance scheme and interview questionnaire: Interrater agreement and reproducibility of assessment. Cerebrovasc Dis, 21: 271-278, 2006.

[64] 日本脳卒中学会　脳卒中合同ガイドライン委員会編：脳卒中治療ガイドライン 2015, 328, 協和企画, 2015.

[65] Fukuhara S, et al.：Translation, adaptation, and validation of the SF-36 Health Survey for use in Japan. J Clin Epidemiol, 51（11）: 1037-1044. 1998.

[66] Fukuhara S, et al.：Psychometric and clinical tests of validity of the Japanese SF-36 Health Survey. J Clin Epidemiol, 51（11）: 1045-1053, 1998.

[67] 池上直己, ほか：臨床のための QOL 評価ハンドブック, 34-44, 医学書院, 2001.

[68] 鈴木俊明：脳血管障害片麻痺に対する理学療法評価 改訂第 2 版, 60-62, 神陵文庫, 2017.

[69] 日本脳卒中学会 脳卒中ガイドライン委員会 編：脳卒中治療ガイドライン 2015, 269-280, 協和企画, 2015.

[70] Coleman ER, et al.：Early rehabilitation after stroke: a narrative review. Curr Atheroscler Rep, 19（12）:59, 2018.

[71] Taub E, et al.：New treatments in neurorehabilitation founded on basic research. Nat Rev Neurosci, 3（3）:228-236, 2002.

[72] 手塚純一, ほか 編：理学療法 MOOK22 急性期の脳卒中理学療法, 7-11, 三輪書店, 2017.

[73] Biernaskie J, et al.: Efficacy of rehabilitative experience declines with time after focal ischemic brain injury. J Neurosci 24（5）: 1245-1254, 2004.

[74] Bernhardt J, et al. Efficacy and safety of very early mobilisation within 24 h of stroke onset （AVERT）: a randomised controlled trial. Lancet, 386（9988）: 46-55, 2015.

[75] Herisson F, et al. Early Sitting in Ischemic Stroke Patients（SEVEL）: A Randomized Controlled Trial. PLoS One, 11（3）: e0149466, 2016.

[76] 林田来介, ほか：急性期脳卒中患者に対する座位耐性訓練の開始時期. 総合リハ, 18：929-934, 1990.

[77] 二木　立：脳卒中患者の障害の構造の研究（第1報）片麻痺と起居移動動作能力の回復過程の研究. 総合リハ, 11（6）：463-476, 1983.

[78] 原　寛美, ほか：脳機能回復理論と治療選択. PT ジャーナル, 49（9）：779-786, 2015.

[79] Nude RJ, et al：Use-dependent alterations of movement representations in primary motor cortex of adult squirrel monkeys. J Neurosci, 16（2）：785-807, 1996

[80] Bohannon RW：Muscle strength and muscle training after stroke. J Rehabil Med, 39（1）, 14-20, 2007.

[81] 吉尾雅春：脳卒中急性期理学療法に期待すること 回復期理学療法の立場から. PT ジャーナル, 47（6）：487-493, 2013.

[82] 西岡心大, ほか：本邦回復期リハビリテーション病棟入棟患者における栄養障害の実態と高齢脳卒中患者における転帰 ADL 帰結との関連. 日本静脈経腸栄養学会雑誌, 30（5）：1145-1151, 2015.

[83] 渡邉　修：前頭葉損傷のリハビリテーション オーバービュー. 臨床リハ, 26（3）：242-248, 2017.

[84] 吉尾雅春：理学療法と下肢装具. PT ジャーナル, 51（4）：281-289, 2017.

[85] 高草木　薫：歩行の安全性にかかわる神経生理機構. PT ジャーナル 51（5）, 389-396, 2017.

[86] 奈良　勲 監修, 内山 靖 編集：理学療法学事典 第1版, 374-375. 医学書院, 2006

[87] 石井慎一郎：動作分析 臨床活用講座 バイオメカニクスに基づく臨床推論の実践, 234-235, メジカルビュー社, 2013.

[88] 日本訪問リハビリテーション協会 編：訪問リハビリテーション実践テキスト, 22, 青海社, 2016.

[89] 厚生労働省ホームページ：平成28年版厚生労働白書─人口高齢化を乗り越える社会モデルを考える─（http://www.mhlw.go.jp/wp/hakusyo/kousei/16/backdata/01-04-03-25.html）（2018年5月2日時点）

[90] 日本訪問リハビリテーション協会 編：訪問リハビリテーション実践テキスト, 160, 青海社, 2016.

[91] 全国老人保健施設協会：介護老人保健施設の理念と役割.（http://www.roken.or.jp/wp/about_roken/rinen）（2018年3月1日時点）

[92] 厚生労働省：地域包括ケアシステム.（https://www.mhlw.go.jp/stf/seisakunitsuite/bunya/hu kushi_kaigo/kaigo_koureisha/chiiki-houkatsu/）（2018年3月1日時点）

[93] 中田晴美：尿失禁予防プログラム. 続 介護予防完全マニュアル（鈴木隆雄ほか 監修）. 財団法人東京都福祉保健財団, 65-89, 2005.

[94] 厚生労働省：リハビリテーションと機能訓練の機能分化とその在り方に関する調査研究事業報告書. 平成27年度介護報酬改定の効果検証及び調査研究に係る調査, 平成27年度調査.

[95] Yin PB, Kitazawa S: Long-lasting aftereffects of prism adaptation in the monkey. Exp Brain Res,141（2）：250-253, 2001.

[96] 川平和美：片麻痺回復のための運動療法 第3版, 医学書院, 2016.

[97] 下堂薗恵：促通反復療法の治療成績と効果的な併用療法の開発. 臨床神経学, 53：1267-1269, 2013.

[98] 安保雅博：経頭蓋磁気刺激治療の効果. 東京慈恵会医科大学雑誌, 132（2）：31-36, 2017.

[99] 道免和久 編：ニューロリハビリテーション, 112-182, 医学書院, 2015.

[100] 道免和久：CI 療法の理論と実際. Jpn J Rehabil Med, 48：184-187, 2011.

[101] Taub E：Somatosensory deafferentation research withmonkeys：implications for rehabilitation medicine. In Beh avioral Psychology in Rehabilitation Medicine：Clinical Applications（ed by Ince LP）, 371-401, Lippincott Williams and Wilkins, 1980.

[102] Nudo RJ, et al.：Neural substrates for the effects of rehabilitative training on motor recovery after ischemic infarct. Science, 272：1791-1794, 1996.

[103] Page SJ, et al.: Efficacy of modified cinstraint-induced movement therapy in chronic stroke: a single-blinded randomised controlled trial. Arch Phys Med Rehabil, 85（1）：14-18, 2004.

[104] 天野　暁, 道免和久：CI 両方と電気刺激の併用治療. Jpn J Rehabil Med, 54（8）：579-582, 2017.

[105] 鈴木俊明, ほか：脳血管障害片麻痺に対する理学療法評価 改訂第2版, 71-78, 神陵文庫, 2017.

1 疾病的病理生理

- 外伤性脑损伤（TBI）等头部外伤是指头部突发的震动或冲击导致的脑的损伤。
- 不包括脑卒中、感染、脑肿瘤。
- 治疗需要根据疾病的病理生理及病型进行。

发病机制与病理生理

- 多为跌倒跌落、交通事故、接触性运动、冲突、袭击所导致的头部外伤。在日本，随着老龄化，跌倒、跌落等导致的非交通事故的病例逐年增加，另一方面，年轻人因交通事故导致的病例逐渐减少。老年人头部外伤的重症特征，主要表现为急性硬膜下血肿、脑挫伤、颅内出血等局部脑损伤，以及外伤性蛛网膜下腔出血。其中，蛛网膜下腔出血的发生率较高，急性硬膜外血肿的发生率较低。另外，跌倒等比较轻度的外力也容易导致神经纤维的剪切损伤（shearing injury）。**原发性脑损伤**是指撞击瞬间对脑组织产生的不可避免的力学性伤害，**继发性脑损伤**是指受伤导致神经性障碍继续加重的损伤。继发性脑损伤的特征之一是，从受伤后还可以与人交流会话突然急速地陷入昏迷状态的情况（talk and deteriorate）。使用格拉斯哥昏迷评分（GCS）判断重症度可以分为轻度（GCS 14~15 分），中度（GCS 9~13 分），重度（GCS 3~8 分）。

力学机制

头部外伤导致的脑损伤（包括脑震荡）的机制基本相同。主要是由于头部受到外力，也就是撞击力（直线加速度）及旋转力（角加速度）作用于头部引起损伤。另外，身体其他部位受到撞击后的惯性力作用于脑引发损伤。直线加速度和角加速度不仅会引发**头部受到撞击部位**附近的直接损伤（coup injury），还会引发撞击部位的对侧出现脑损伤的对冲伤（contrecoup injury）（图 2.2.1）。因此，作用于头部的外力不仅会造成颅内占位性病变周围脑实质的损

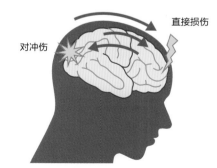

图 2.2.1 直接损伤和对冲伤

 名词解释 *颅内占位性病变* 颅内正常组织（脑）的某个部位由血肿或肿瘤的占据引起的局部变化。
剪切力 针对物体（神经纤维）的横断面，两个力向相互的反方向作用时，物体滑动，产生切断样的作用力。

伤（局部脑损伤），还会对脑的大范围内的深部白质纤维产生剪切力，并造成弥漫性脑损伤。

病理生理学机制

- 原发性脑损伤后，引起神经网络离断的脑损伤加重（继发性脑损伤），可持续数分钟至数月。
- 引起继发性脑损伤的原因分为全身性因素和局部因素（表2.2.1）。
- 脑损伤导致输送系统的障碍及微循环障碍

引起脑水肿，导致血脑屏障破坏及脑代谢异常。另外，脑的低灌注及低氧导致的脑缺血是引发自由基的产生、免疫反应、神经炎症反应的原因。以上过程使脑组织坏死，损伤加重。
- 弥漫性脑损伤不仅仅发生于神经纤维的局部损伤部位，还会由形态学正常的神经纤维区域的变形引发。

病型

局部脑损伤

- 急性硬膜外血肿：颅骨与硬膜之间（硬膜外）走行的硬膜中动脉及静脉窦出血（图2.2.2a），形成将硬膜剥离样的血肿。
- 急性硬膜下血肿：硬膜与大脑表面之间的出血，短时间内出现血肿压迫大脑（图2.2.2b）。可分为单纯型血肿（simple hematoma type）和复合型（合并脑挫伤）血肿（complicated hematoma type）。
- 脑挫伤、颅内血肿：由于**脑实质的破坏和微小的血管损伤**而引起的血肿。

表2.2.1　继发性脑损伤的原因

全身性因素	局部因素
低血压/休克状态	颅内压增高
低氧/低通气	微循环障碍
高体温	脑血管痉挛
内脏神经功能不全	脑代谢异常
细胞因子增高	电解质不均衡
身体防御功能低下/易感染性	脑水肿
	神经传导物质的堆积/兴奋毒性
	血脑屏障破坏
	产生自由基
	癫痫

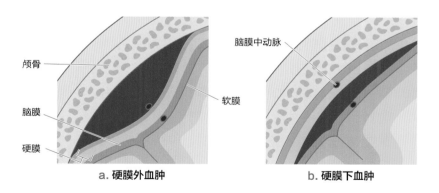

a. 硬膜外血肿　　　b. 硬膜下血肿

图2.2.2　硬膜外血肿和硬膜下血肿

 名词解释　脑灌注压　用"平均动脉压 – 颅内压"表示，是决定脑血流的因子。

弥漫性脑损伤

- 弥漫性轴索损伤：头部受到较强的角加速度，导致脑大范围的轴索（神经纤维）及皮质与髓质的边界出现损伤。好发部位为胼胝体、脑干等脑的深部。
- 外伤性蛛网膜下腔出血：头部重度外伤患者较多见，CT 图像上可见蛛网膜下腔出血量较大的病例更容易出现脑血管痉挛。较脑动脉瘤破裂导致的蛛网膜下腔出血症状轻。
- 弥漫性脑水肿：受伤后的低血压、低氧血症等原因的继发性脑损伤产生的大范围的脑水肿。

临床建议

重症患者的管理

近些年，从重症监护病房开始进行康复治疗，对于意识水平还未充分恢复的患者进行早期离床训练已经在临床上实施。临床中，仅仅依靠运动丢失和感觉减退的有无很难解释患者的症状。对光反射的有无、瞳孔直径的左右差及四肢的肌张力等神经学检查、以监测脑灌注后为目的的平均血压和颅内压监测就显得非常重要。如果存在上述问题，说明存在对脑产生负面影响的可能因素。因此，进行离床等物理治疗时，注意神经症状及生命指征的变化是非常必要的。

2　症状、障碍

- 脑损伤的部位及程度不同导致出现各种各样的症状、障碍。
- 理解高级脑功能障碍（认知障碍）。

症状、障碍

头部受到直接外力或冲击，或是头部没有受到直接击打，但是头部受到剧烈晃动，脑组织撞击颅骨内侧导致脑组织损伤，出现出血或者水肿。脑组织在颅腔有限的空间里，发生出血或水肿会导致局部压力增大，脑组织受到压迫会导致出现各种症状。

不同的出血部位或是压迫部位引起的具体的症状或障碍也会有差别，但是无论部位在哪都会出现意识水平低下、头痛、呕吐等初期症状。脑组织承受压力持续增加（颅内压升高）导致脑组织被推向下方，使脑干受到压迫（图 2.2.3）。此时，患者会出现心

率和呼吸等方面的异常，可能出现重度意识障碍，甚至危及生命。因此，发生头部外伤后，需要考虑随着时间推移症状变化的可能性，注意密切观察其临床症状。

基础知识

脑的功能解剖学

脑干由间脑、中脑、脑桥、延髓 4 个部分组成，是呼吸、循环、神经系统等的中枢。因此，这个部位出现障碍后，血压、呼吸、体温等与维持生命相关的功能的调节变得困难。

另外，大脑皮质的额叶联合区、颞叶联合区，参与高级精神活动，这个部位出现障碍会影响到情感、思考、判断等功能。

急性期经过医学救治后，不同的脑组织残存损伤的部位及程度导致不同的运动障碍、感觉障碍、视觉障碍、语言障碍等各种功能障碍。另外，即使表面上观察不到上述障碍，也有可能出现记忆障碍、注意障碍、执行功能障碍、社会行为障碍等高级脑功能障碍（认知障碍）（表 2.2.2）。脑外伤是脑组织受到外力所致，因此大脑皮质容易受到损伤，这是高级脑功能障碍发生的原因之一。

临床应用的建议

什么情况下怀疑高级脑功能障碍？

高级脑功能障碍并不只是发生一种障碍，更多情况下是多种障碍复合出现。没有运动障碍或语言障碍，粗略观察没有异常的患者，在与其进行对话或观察其行为时，会感觉到沟通时有"轻微的违和感"，应该通过各种检查评估其是否存在高级脑功能障碍。这些评估的结果也为进行物理治疗的准备及环境设定提供依据。

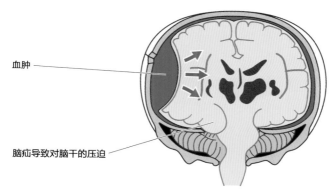

血肿

脑疝导致对脑干的压迫

图 2.2.3 脑外伤导致的脑干压迫

表 2.2.2 高级脑功能障碍（认知障碍）的具体症状

障碍	具体症状
记忆障碍	• 受伤后，无法记忆新事物，遵守约定等变得困难 • 无法回想受伤以前的体验、记忆或情节
注意障碍	• 将意识或注意转向事物变得困难 • 对事物保持长时间的注意集中状态变得困难 • 被周围的环境吸引，无法平静 • 无法将注意力转移至周围，无法同时进行 2 种以上的作业 • 对损伤侧脑及对侧视野进入的事物不关心（半侧空间忽视，特别是右顶叶损伤容易产生左侧半侧空间失认）
执行功能障碍	• 无法按照目的完成动作，无法考虑顺序、推进，出现不妥当的行为 • 自我修正行为困难，反复出现同样的失败
社会行为障碍	• 意欲低下，变得依赖他人，呈现自闭倾向 • 无法控制情感，突然兴奋的大声发怒，或是出现暴力的行为，或者变得像孩子一样幼稚 • 会话时，保持与对方符合会话场景的距离感、选择恰当的语言变得困难 • 会话过程中突然转移话题，或是会话没有主题

3 医学检查

- 第一选择是 CT 检查。
- 弥漫性轴索损伤使用 MRI 检查是有效的。
- 通过影像学检查结果的特征进行诊断。

第一选择

　　脑外伤初期诊断的检查方法第一选择是 CT，一般情况下不使用 MRI。其理由是，相比于 MRI，CT 的检查时间短，且禁忌较少。另外，与解释 MRI 的复杂的信号相比，解释 CT 更加容易。随着血肿增大，对于多数出现**头痛或呕吐、意识障碍等颅内压升高症状**的脑外伤患者，尽早明确病因对治疗非常重要。但是，对于不伴随出血的弥漫性轴索损伤而言，CT 则无法显示，因此需要进行 MRI 检查。

影像学特征

急性硬膜外血肿（图 2.2.4）

- 外伤侧的颅骨与硬膜间形成的血肿。
- 通常血肿附近存在颅骨骨折。
- 颅骨与硬膜间的血肿逐渐剥离硬膜并增大，表现为边界清楚的两侧凸的透镜形高吸收区域。
- 扩大并超越大脑镰和小脑幕。

急性硬膜下血肿（图 2.2.5）

- 硬膜与蛛网膜间形成的血肿，外伤侧及对侧均可能出现。
- 血肿会宽而薄地扩散至大脑周围。
- 血肿在硬膜内侧向大脑表面扩散，表现为

外侧凸的月牙形高吸收区域。
- 不会超越大脑镰和小脑幕。

慢性硬膜下血肿

- 硬膜下混杂着出血和脑脊液，在硬膜的最内层形成被膜，扩大可持续数周或数月。
- 形态特征与急性硬膜下血肿相同。
- 由于混合了脑脊液，吸收值低，表现为低吸收域（图 2.2.6）、等吸收域以及高吸收域等各种各样的形态。

脑挫伤（图 2.2.7）

- 包括皮质、灰白质在内的脑实质表层损伤及其伴随的出血。
- 额叶下部和颞叶前部是好发部位。
- 表现为反应性坏死或水肿的低吸收区域，以及反应性点状出血的高吸收区域的不均一影像。

弥漫性轴索损伤

- 伴随旋转性加速、减速，冠状面白质发生的剪切变形的损伤。
- CT 无特征性改变。
- 非出血性损伤在 MRI 的 T_2WI 或 FLAIR、DWI 呈现高信号。
- 胼胝体、上部脑干、大脑基底节是好发部位。
- 进入慢性期后，在轴索损伤的终末期，会出现神经细胞萎缩，最终出现脑萎缩。

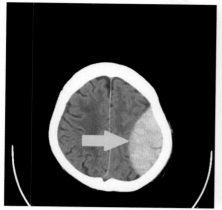

图 2.2.4　硬膜外血肿

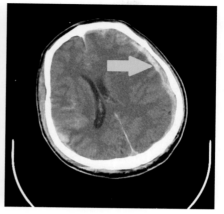

图 2.2.5　硬膜下血肿

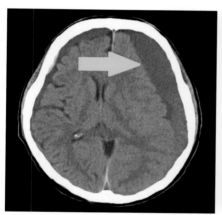

图 2.2.6　慢性硬膜下血肿

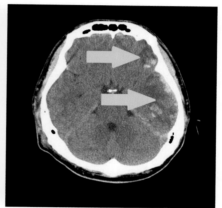

图 2.2.7　脑挫伤

补充

MRI 不是第一选择的理由

- MRI 禁忌证较多：外伤导致的金属异物的混入，或佩戴心脏起搏器时无法行 MRI。此外，MRI 无法评估骨折、金属异物、气脑症等。
- MRI 变化检查部位时需要更换线圈：MRI 在变换体位或检查部位时需要更换线圈，需要时间和体力。CT 则可以同时做全身检查。

实践

临床建议

脑外伤会伴随其他的外伤么？

　　脑外伤是由于跌落事故或交通事故等引起的，因此，很多情况下会伴随骨折。当肩关节、下肢、手指等部位发生骨折时，在解决日常生活动作和步行等目的的基础上进行评估和制订有计划的方案就非常重要。

4 治疗

POINT

初期治疗与神经监护
- 初期治疗采用 ABCD 评估。
- 脑外伤重症监护的目的是抑制继发性脑损伤。
- 受伤早期低氧、低血压及颅内压升高的管理很重要。

脑外伤的急性期治疗
- 脑外伤引发的占位性病变有引发脑疝的风险时，需要开颅手术处理。
- 管理颅内压的治疗由非侵入性治疗开始逐步实施。

高级脑功能障碍的药物治疗
- 脑外伤后针对高级脑功能障碍的药物疗法应在综合治疗中实施。
- 监测药物疗法的治疗效果及副作用非常重要。

初期治疗与神经监护

- 脑外伤是外伤当中发生率较高，包括很多可预防的创伤性死亡（PTD），对于由于巨大外力作用于头部的重症脑外伤，尤其要重视从急救现场到医院诊室的过程中的呼吸、循环的稳定性。初期治疗采用 ABCD 评估，即在进行气道（airway，A）、呼吸（breathing，B）、循环（circulation，C）管理的基础上，同时进行中枢神经障碍（dysfunction of central nervous system，D）的管理。
- 脑外伤的初期诊疗中按照 GCS 评分分类

> **补充**
>
> 初期治疗中要保持末梢血氧饱和度 ≥ 95%、动脉血氧分压 ≥ 80 mmHg，在处于脑缺血期的受伤急性期，对维持脑血流起重要作用的动脉血二氧化碳分压进行管理，颅内压升高时控制在 30~35 mmHg，颅内压正常时控制在 36~40 mmHg。以收缩期血压 ≥ 120 mmHg，平均动脉血压 ≥ 90 mmHg 为目标，为了避免脑缺血，应将脑灌注压（平均动脉压与颅内压的差值）控制在 ≥ 50 mmHg（为避免呼吸窘迫综合征，不超过 70 mmHg）。

进行如下处置：①轻度，入院观察；②中度，入院严格管理下随时观察或予以预防性外科处理，监测颅内压；③重度，予以外科处理，并进行颅内压监测等重症监护。

- 脑外伤重症监护的目的是，尽可能抑制脑外伤后的**继发性损伤**。继发性脑损伤直接影响预后，早期的低氧、低血压及**颅内压升高**的管理很重要（图 2.2.8），颅内压在 15~25 mmHg 时开始进行治疗。针对重症脑外伤的颅内压升高进行外科治疗（外减压、内减压、对于受伤 12 小时内初期 GCS 6 分以下的患者采用脑室引流）可以改善预后。

- 重症脑外伤治疗，根据管理指南推荐，对于 GCS 8 分以下，低血压（收缩期血压 < 90 mmHg），CT 影像可见正中偏位、脑沟的消失等情况的患者，需要进行全脑颅内压监测。

  神经监测分为局部监测和全脑监测。

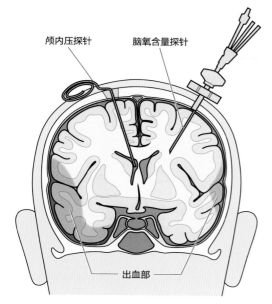

颅内压探针　　脑氧含量探针

出血部

图 2.2.8　颅内压监测

补充

　　颅内压正常值为：新生儿 1.5~6 mmHg，儿童 3~7 mmHg，青春期至成人 10~15 mmHg。

以弥漫性脑障碍为主体时局部脑氧饱和度等可以反映脑部的整体情况，但是局部脑损伤时，监测探针放在脑内不同位置测得的数据会出现很大的差异，因此结合临床症状、血液生化检查结果、影像学检查、功能状况等进行多模态脑功能监测（multimodality monitoring，MMM）是有效的。

补充

　　使用脑室内导管测定颅内压值的可信度较高，而且价格便宜，也可以作为脑脊液引流使用，是最为推荐的方法。其他的方法有测定脑实质压及硬膜下腔压。

脑外伤的急性期治疗

- 局部脑损伤导致占位性病变有脑疝的风险（紧急状况 D）时，需要进行外科手术将血肿清除。开颅手术的影像学指征为：急性硬膜外血肿，厚度 1~2 cm 以上的血肿或幕上出血量 20~30 ml 及以上（枕骨窝

临床建议

紧急状况 D

　　"紧急状况 D"包括：①意识障碍（GCS 8 分以下）；②急剧的意识水平下降（GCS 下降 2 分以上）；③脑疝征兆（脑幕切迹疝的有无），如瞳孔改变、对光反射消失、偏瘫、Cushing 现象，均是急性期物理治疗应该评估的指标。

部出血量 15~20 ml 及以上）；急性硬膜下血肿，厚度 1 cm 以上；颅内出血、脑挫伤，血肿直径 3 cm 以上，大面积的挫伤性水肿，脑沟、中脑周围沟消失。微创手术很难充分清除血肿时，需要进行开颅手术。开颅范围小的微创开颅术，其侵袭性小，并且可以清除血肿，往往选择硬膜下腔相对空间大的手术操作空间可以确保疗效。

- 颅内压管理从非侵入性治疗开始，阶段性进行（图 2.2.9）。

　　①全身管理（呼吸管理、镇静、镇痛）：包括针对颅内压升高进行的气管插管等呼吸管理及镇静、镇痛的全身管理。特别需要注意的是动脉血二氧化碳分压高值（> 36 mmHg）或人工呼吸机非同步导致的呼气终末气道内压升高。

　　②头部抬高：抬高头部对颅内压管理有一定作用，但是过度抬高会导致脑灌注比低

补充

　　库欣（Cushing）现象是指，为了应对颅内压升高导致的延髓孤束核等脑干部位的机械性刺激引发脑血流减少而出现的心率增加、血压上升，末梢交感神经活性升高，出现伴随末梢血管收缩的高血压，其结果导致颈动脉窦、大动脉弓等的压力感受器受到刺激而引起心率减慢的现象。

下，因此推荐抬高角度为 15°~30°。颈部屈曲导致静脉回流障碍会使脑组织充血甚至颅内压上升，因此，头部应保持在中立位。

③渗透压法：通过渗透压的压差使间质的水分引流至血管内来降低颅内压的方法，国际常用的是甘露醇疗法。

④脑室引流（图 2.2.10）：颅内顺应性低下时，即使排出很少的脑脊液也可以降低颅内压并提高脑灌注压。但是脑肿瘤较大引起脑室容积急剧减小时，能够引流出来的脑脊液会减少，引流的治疗效果不佳。为了防止脑室塌陷，引流应间断进行。

⑤开颅减压术：对于颅内压升高内科治疗无效的情况可选择开颅手术，其分为外减压术和内减压术。前者是将颅骨一部分切除后（开窗），将硬膜切开使得颅内压向外释放的手术，脑组织肿胀改善后再进行颅骨修补术。后者是一般性治疗对颅内压管理不充分时，将损伤的脑组织或导致肿胀的脑组织切除，来确保颅内压力缓解的方法。术后的头部 CT 检查是重症外伤病例必须进行的，

患侧及对侧的挫伤性颅内血肿、急性硬膜外血肿、急性硬膜下血肿等持续性出血会在数小时内出现，最迟也会在 48 小时内出现。外减压术有手术部位急性硬膜外血肿、脑挫伤扩大、硬膜下水肿、感染、脑积水、皮瓣塌陷综合征（sinking skin flap syndrome, SSFS）等并发症。

⑥对开颅术后的患者，需进行改善缺血再灌注障碍的**脑低温疗法**，以及管理因内外科治疗引起的抵抗性颅内压升高的**高剂量巴比妥疗法**。

- 在上述治疗基础上，进行抑制原发性颅内压升高的换气呼吸疗法、早期开始的经胃空肠营养、预防感染及早期痉挛。高龄者多见慢性硬膜下血肿，其预后与年龄相关，脑组织的解剖学、生理学脆弱性以及使用抗凝药物或抗血小板药是预后不良的原因。对于使用抗血小板药、抗凝药物的脑外伤患者，纠正治疗时的出血倾向是治疗上的难点。

补充

　　颅内顺应性是指颅内容积变化与压力变化的比值（ΔV/ΔP）。

　　SSFS：外减压术后加压部位塌陷的同时，会出现头颅 CT 显示向对侧的正中偏位、头部抬起导致头痛加重的症状。高龄者、男性较多见，颅骨修补术的手术时间过长时容易发生。这与气压与脑组织的压差，以及颅骨缺损部位的局部脑循环障碍、脑脊液灌注、脑代谢低下有关。需要采取患侧头部在下、骨盆抬起的体位（Trendelenburg 体位）进行应对。

高级脑功能障碍的药物治疗

- 脑外伤后会出现人格障碍或抑郁、适应障碍等多种高级脑功能障碍，对于这些障碍的药物治疗的证据并不充分，对于患者，应一边确认治疗反应，一边使用药物治疗

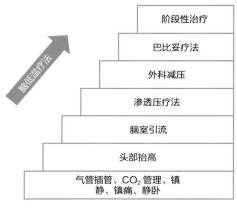

颅内压升高，通过 CT 确认神经系统症状恶化的原因，伴随肿块效应的情况可考虑手术切除。努力维持适当的脑灌注压（60 mmHg）

图 2.2.9　针对颅内压升高的治疗

作为综合性治疗中的一种方法。

- 额叶前区，特别是眼窝额皮质损伤导致的**兴奋性、攻击性**成为社会生活上的问题。要给予抗癫痫药物及镇静药物（如丙戊酸钠或卡马西平）。为了尽快获得镇静效果可以联合给予氟哌啶醇等抗精神病药，但副作用是锥体外束症状。利培酮等非典型抗精神病药的锥体外束症状较少。针对攻击性使用 β 受体阻滞剂普萘洛尔是有效的。

- 额叶损伤或脑组织整体损伤引发的**意欲、主动性低下（apathy）**的药物疗法没有依据，期待抗抑郁药的兴奋作用。促进内源性多巴胺释放药金刚烷胺的使用有时会引起脑内多巴胺系统活化而引起自我抑制困难，治疗时需要认真观察患者变化。对于脑梗死后遗症的淡漠可以使用脑循环改善药尼麦角林。

- **抑郁症状**与受伤后的社会性功能低下及失业等压力因素有关，对于这些问题的综合性治疗是重要的。在考虑收益风险比的基础上，与三环类抗抑郁药相比，选择性血清素再摄取阻滞剂（SSRI）为首选药。脑外伤后的疼痛性身体表现性障碍可以选择具有镇痛作用的血清素、去甲肾上腺素再摄取阻滞剂（SNRI）是有效的。

- 对于**注意障碍**或**执行障碍**，除促进内源性多巴胺释放药或脑循环改善药以外，伴随认知症状时，可以给予乙酰胆碱酯酶阻滞剂多奈哌齐或 N – 甲基 – D – 天冬氨酸（NMDA）受体拮抗剂美金刚。

临床建议

药物治疗的效果与副作用的监测

　　进行物理治疗时，应在确认药物治疗的效果的同时，注意是否出现副作用，并将该信息详细地反馈给主治医生。

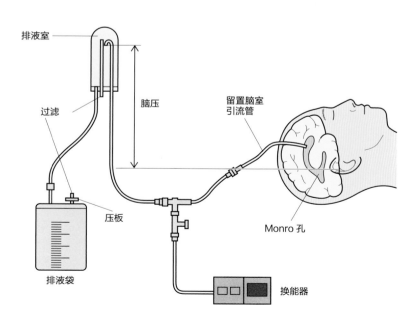

外耳孔（相当于 Monro 孔的位置）至排液室气孔的高度决定了颅内压力。希望颅内压维持在 20 cmH₂O（≈ 14.7 mmHg）时，将该高度维持在 20 cm

排液室

过滤

脑压

留置脑室引流管

压板

Monro 孔

排液袋

换能器

图 2.2.10　**脑室引流**

5 物理治疗的评估

POINT

● 意识水平
● 高级脑功能的评估

总论

脑外伤是指头部受到外力引发的损伤，由外伤的状态导致出现各种症状及障碍是其特征。因此，不仅是对身体障碍，对于高级脑功能障碍的物理治疗评估也是重要的。

关于身体障碍的物理治疗评估的内容，本书第二章第一节中已有叙述。首先，通过诊疗掌握患者的 ADL，进行能力障碍相关的动作观察。之后从动作观察的结果寻找能力障碍的问题点，并对引起这些能力障碍问题点的功能障碍的问题点建立假说，通过物理治疗检查并验证这个假说的过程很重要。但是，脑外伤引发的障碍症状各种各样，脑干损伤的病例会出现四肢麻痹，但是纯粹的弥漫性轴索损伤的病例很少出现偏瘫症状。另外，以脑干为轴的大脑半球向前后左右出现加速、减速时，由小脑向中脑方向的小脑上脚容易出现损伤，引发四肢及躯干的失调症状。因此，在进行身体障碍评估时，需要考虑障碍部位。

针对高级脑功能障碍的物理治疗评估应根据不同的损伤部位进行不同的评估。大脑皮质或皮质下的大范围损伤容易引起认知功能的障碍。以额叶、颞叶为中心的挫伤，容易引起记忆障碍、注意障碍、执行功能障碍等。重度脑外伤障碍的患者基本上均会出现记忆障碍。

因此，接下来的内容主要介绍意识水平

的评估，以及高级脑功能障碍相关的评估。

意识水平

所谓意识障碍

意识障碍是指高级脑功能障碍由后天的脑的器质性改变引起，而且这些障碍是可逆或一过性的状态。意识障碍包括清醒度降低和意识内容的变化。意识清醒度通过对外来刺激出现什么样的反应来判断（表 2.2.3）。

意识障碍的评估指标

作为临床的评估法，日本昏迷量表（JCS）、格拉斯哥昏迷评分（GCS）使用较为广泛。

JCS（表 2.2.4）

根据清醒程度首先分为 3 级，之后每级分为 3 个等级进行评估。因此，也被称为"3-3-9"式评估。意识清醒为 0 分，整体分为 10 个等级评估。

- I：自发性清醒的状态。根据会话内容分为"1、2、3"。

表 2.2.3 "意识障碍"程度的一般表现

意识	表现
清醒	清醒，清楚自身及周围的状态
嗜睡	失去刺激，意识就会降低的状态
昏迷	意识低下，对外界强刺激有反应
半昏睡	对外界的强刺激有反应但不会醒的状态
昏睡	意识完全丧失，对外界刺激无任何反应的状态

- Ⅱ：受到刺激会觉醒，但是停止刺激又会进入睡眠的状态。根据哪种刺激会觉醒分为"10、20、30"。由于其他理由不能睁眼的情况，根据会话内容进行判断。

- Ⅲ：刺激不会使之觉醒的状态。根据对疼痛刺激的四肢反应分为"100、200、300"。

　　GCS（表 2.2.5）

　　分为"睁眼（E）"1~4 的 4 个等级、"语言（V）"1~5 的 5 个等级、"动作（M）"1~6 的 6 个等级进行评估。总分为 3~15 分的 13 个评估等级，最低 3 分，意识清醒为 15 分。

- 睁眼（E）评估要点：进行"自发睁眼""呼唤睁眼""疼痛刺激睁眼""不睁眼"4 个等级评估。

- 语言（V）的评估要点：通过语言的最佳应答进行评估。4 分的"有混乱"是指回答恰当但内容有误的状态。3 分的"不恰当"是指作为语言成立，但作为会话不成立的状态。

- 动作（M）的评估要点：通过运动的最佳反应进行评估。口头或模仿的方式"遵从指令"为 6 分。针对疼痛刺激出现 Wernicke-Mann 体位、去皮质状态的上肢异常屈曲为 3 分。不会出现异常姿势为 4 分。

表 2.2.4　JCS

Ⅰ.无需刺激，处于觉醒状态
　　1：大体上清醒，但不充分
　　2：目前有认识障碍
　　3：无法说出自己的名字、出生年月日
Ⅱ.刺激后觉醒 – 刺激停止入睡状态
　　10：正常呼唤名字可以睁眼 *（有动作反应或言语表达，但与呼唤内容不匹配）
　　20：大声呼唤或摇晃身体可以睁眼 *（可应对简单的命令）
　　30：施加疼痛刺激并大声呼唤才能睁眼
Ⅲ.刺激也不觉醒的状态
　　100：针对疼痛刺激有躲避或推挡动作
　　200：针对疼痛刺激手脚有轻微运动，面部有皱眉动作
　　300：对疼痛刺激无反应

附加记号
R：Restless（不稳状态）
I：Incontinence（尿便失禁）
A：觉醒状态但无任何反应
Apallic state（失外套综合征）
Akinetic mutism（无动性无言）

注：①根据意识水平分为 3 级，每级根据言语、运动分为 3 个等级，包含意识清醒的 10 个等级评估。也称为"3-3-9"式评估。
　　②*面部外伤、开颅术后的双眼水肿等理由导致不能睁眼的情况。

表 2.2.5　GCS

	观察项目	评分
睁眼（E）	自发的	4
	呼唤引发	3
	疼痛引发	2
	无反应	1
最佳言语应答（V）	可正常交流	5
	有混乱	4
	不恰当	3
	无法理解	2
	无言语	1
最佳动作应答（M）	遵从指令	6
	手移至疼痛刺激部位	5
	逃避反射（屈曲）	4
	异常屈曲（图 2.2.11a）	3
	异常伸展（图 2.2.11b）	2
	无反应	1

注：通过睁眼（E）、最佳言语应答（V）、最佳动作应答（M）进行 13 个等级的评估。对各观察项目单独记载。

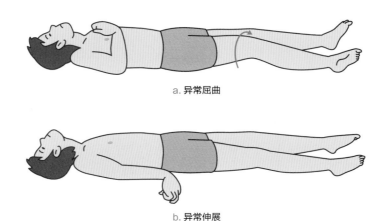

a. 异常屈曲

b. 异常伸展

图 2.2.11　GCS 运动应答

高级脑功能的评估：记忆障碍

　　作为脑外伤的好发部位，容易引起额叶及颞叶处的脑挫伤。额叶损伤会引发工作记忆的障碍、注意障碍、执行功能障碍等高级脑功能障碍。记忆障碍的评估内容包括：写出来的文字或听到的内容进行回忆的**言语性记忆**、对图像或人脸进行记忆的**视觉性记忆**、对未来将进行的计划进行记忆的**展望性记忆**。展望性记忆是指，比如为了烧开水点着火后记得数分钟后需要关火等日常生活中必要的记忆，一次记住在一定时间后再生的能力称为**延迟再生**。针对不同的目的需要使用不同的检查，记忆障碍的评估有以下方法。

- Wechsler 记忆检查（WMS-R）：此方法是针对记忆障碍的综合性评估方法，特点是可以同时评估注意功能。通过 13 项检查，可以对言语性记忆、视觉性记忆、延迟再生进行整体性评估（表 2.2.6）。WMS-R 是与同时期的正常人进行比较，可以排除随年龄增长而出现的功能低下的

影响，但是检查需要一定时间，有时会对患者造成负担。

- 三宅式记忆力检查：属于言语性记忆的检查。此检查是将 10 对有关联的对话（有关联对话）和 10 对没有关联的对话（无关联对话）读给受检者后，说出其中一句让对方说出另一句。对提示出来的言语进行记忆和回想，需要工作记忆的参与。

- Benton 视觉知觉检查：评估视觉性记忆、视觉构成能力的检查。使用 10 张图片，分为操作 A（观察 10 秒即时再现）、操作 B（观察 5 秒即时再现）、操作 C（临摹）、操作 D（观察 10 秒后间隔 15 秒再现）等 4 种操作。特点是检查不需要太多时间，可以作为 WMS-R 的部分筛查使用。

- Rivermead 行为记忆能力测试（RBMT）：是以评估日常生活场景方面记忆障碍为目的的检查。检查包含 9 个项目，包括姓名、物体、约会、图片、故事、相貌、移动路线、事件、当下认识，可以评估言语性记忆、视觉性记忆、展望性记忆（表

2.2.7）。此检查同等难易度包括 4 个并列检查，可以排除练习效果进行记忆障碍的评估。

高级脑功能的评估：注意障碍

- 脑外伤导致额叶损伤后有时会引发注意功能障碍。注意功能低下会影响记忆和执行功能等认知功能。出现注意障碍后，会出现针对目的性活动的注意选择障碍或对复数的刺激中持续注意目的性刺激变得困难的情况。注意障碍分为**整体性注意**和方向性注意。整体性注意包括**选择性、持续性、转换性、分配性**。

选择性：从许多刺激中将注意转向特定对象的功能。

持续性：对特定对象的注意持续保持一定时间的功能。

转换性：可以处理不同问题的能力。

表 2.2.6　WMS-R 的检查项目

检查项目	记忆指标	题目内容
1. 信息和当前认识	—	本人的姓名、年龄、时间、国家领导人的名字等
2. 精神控制	注意 / 集中	快速倒数数字（20~1）
3. 图形的记忆	视觉性记忆	短时间观察图形后从多个图形中找出
4. 伦理的记忆 I	言语性记忆	听 150 字左右的故事后复述其内容
5. 视觉性配对 I	视觉性记忆	出示 6 对的图形和颜色，之后出示图片回答颜色
6. 言语性配对 I	言语性记忆	说出 8 个成对的单词后，回答成对的单词
7. 视觉性再现 I	视觉性记忆	看过图形后，画出该图形
8. 数字复述	注意 / 集中	复述和反向复述数字
9. 视觉性记忆范围	注意 / 集中	触摸物体（如桌面）四角，同顺序或反向拍打
10. 伦理的记忆 II	延迟再现	伦理的记忆 I 的故事的延迟再现
11. 视觉性配对 II	延迟再现	视觉性配对 I 的图形和颜色的延迟再现
12. 言语性配对 II	延迟再现	言语性配对 I 的单词配对延迟再现
13. 视觉性再现 II	延迟再现	视觉性再现 I 的图形的延迟再现

表 2.2.7　RBMT 的检查项目

项目	下位检查项目	题目
1、2	姓名的记忆	出示照片和姓名并嘱其记住，之后延迟再现
3	物体的记忆	将受检者的物品收起，检查结束时嘱其回想并提出归还要求（展望记忆）
4	约会的记忆	设定 20 分钟后的闹铃，闹铃响起时让其提出约定好的问题（展望记忆）
5	图片的记忆	出示的图片的延迟再认（视觉性题目）
6a、b	故事的记忆	故事的再现和延迟再现（言语性题目）
7	相貌记忆	出示的照片的延迟再现（视觉性题目）
8a、b	移动路线记忆	检查者在房间中移动数个位置，命受检者即时复述和延迟复述该路线（空间性题目）（展望记忆）
9a、b	事件	项目 8 中的移动路线问题中，让受检者完成一件事（即时、延迟）（展望记忆）
10	当下认识	日期、场所、市长名称等（近期、远期记忆）

分配性：同时处理数个活动的能力。

另外，方向性注意障碍是指如半侧空间忽视等无法向特定的方向集中注意力的状态，会发生在顶叶障碍中。注意障碍的评估中对哪种注意功能进行评估是很重要的。注意障碍的评估有以下方法。

- 标准注意检查法（CAT）：由日本高级脑功能障碍学会制订，是注意功能综合性的检查法。CAT 有 7 个项目，包括评估注意强度及短期记忆的数字复述，评估注意选择性的消除题目，评估注意分配性和转换性的 SDMT、记忆检查、PASAT、上

表 2.2.8 CAT 的检查项目

①广度（span）
　a. 数字广度（digit span）
　b. 视觉广度或视野范围检查（visual span）
②撤销与发现检查（cancellation and detection Test）
　a. 视觉消除检查（visual cancellation task）
　b. 听觉探测检查（auditory detection task）
③符号数字模式检查（symbol digit modalities test，SDMT）
④记忆更新检查（memory updating test）
⑤有节奏的听觉串行加法检查（paced auditory serial addition test，PASAT）
⑥上中下检查（position stroop test）
⑦连续操作测验（continuous performance test）

中下检查，评估注意持续性的 CPT（表2.2.8）。CAT 通过回答正确数量和正确率进行评估，得分越高注意功能越好。

- PASAT：CAT 中的评估法。间隔 1 秒或 2 秒读出数字，嘱受检立刻回答前两个数字的和。评估其 60 次中的正确回答数量。这个检查需要同时进行数字的保持和数字的处理，可以评估注意的选择性和分配性。

- 连线测验（trail making test，TMT）：有 TMA-A 和 TMT-B 两个检查法（图 2.2.12）。TMT-A 是将纸面上不规则分布的 1~26 的数字顺序连接起来的题目，是对注意选择性的评估。另外，TMT-B 是 1~13 的数字和 a~m 的英文字母，按照 1→a→2→b······的顺序交互连接的题目，是对注意的转换性和分配性的评估。

- Moss 注意力评级量表（Moss attention rating scale，MARS）：以外伤性脑损伤患者为对象，通过行为观察对注意障碍进行评估。条件是对患者进行 2 天以上的观察后进行评分。包括 22 个项目，分为 5 个等级进行评估。得分越高注意功能

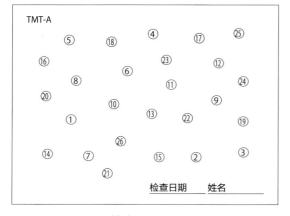

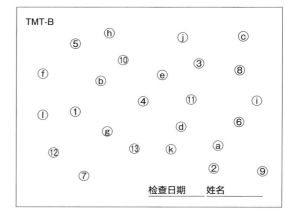

图 2.2.12　TMT 检查

越好。

- Ponsford 等制作的日常观察注意量表，是从日常生活中的行为观察并评估注意功能的方法。包括 14 个项目，通过"看上去很困倦，无活力""不反复叮嘱无法持续做任何一件事""平静不下来"等注意障碍导致的日常生活中的问题，进行 5 个等级的评估，得分越低注意功能越好（表 2.2.9）。

高级脑功能的评估：执行功能障碍

执行功能是包括很多高级脑功能的总和，标准的神经心理学检查很难准确把握。对所有人而言，标准检查的意义都是相同的。执行功能对日常规定的只有一个答案的

表 2.2.9　日常观察的注意量表

1. 看上去很困倦，无活力
2. 很容易疲劳
3. 动作缓慢
4. 言语的反应缓慢
5. 头脑乃至心理性的活动（如计算等）缓慢
6. 不反复叮嘱无法持续做任何一件事
7. 长时间（15 秒以上）目光呆滞
8. 很难将注意力集中在一件事上
9. 很容易注意力涣散
10. 不能同时将注意力指向两件事上
11. 由于不能集中注意力，经常闹误会
12. 做一件事时细节被忽略（犯错误）
13. 平静不下来
14. 无法长时间（5 分钟以上）在一件事集中注意力

临床建议

评估前提高觉醒水平

　　觉醒水平低下会出现包含注意障碍等各种各样的高级脑功能障碍。因此，在评估高级脑功能障碍时提高其觉醒水平是很重要的。如果无法将觉醒水平提高，可以将高级脑功能障碍的评估保留在筛查的程度。

问题没有影响。

- WCST：新信息和以往的信息均在额叶保留，选择恰当的对象进行判断，随着信息变更进行转换记忆，这种控制"认知功能的柔软性"很重要。针对这方面的代表性检查是威斯康星卡片分类测验（Wisconsin card sorting test, WCST）（图 2.2.13）。这是一种将红、黄、蓝、绿 4 种颜色的 1~4 个三角形、星形、"十"字形、圆形构成的卡片出示给受检者并观察其反应的检查。检查者遵循颜色、形状、数量这 3 个类别的其中一种，向受检者一张一张地出示卡片。受检者自己推算判断被出示的卡片遵循哪个类别，并出示同样对应的卡片。通过达成的类别数量、连续数量、连续错误数量进行评估。所谓连续是指受检者固执地坚持自己考虑的分类方法。

- Stroop 题目：选择性注意一般会一边抑制吸引注意的其他刺激、信息的反应倾向，一边持续进行比较困难处理的"集中力"。额叶对这种注意力有着很重要的作用。选择性注意的评估法有 Stroop 题目（图 2.2.14）。Stroop 题目是针对颜色和

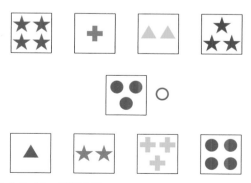

图 2.2.13　**WCST**

文字意思不一致的彩色字体回答颜色的方法。例如，文字颜色与文字意思一致的文字（用红色写着的"红"字）和文字颜色与文字意思不一致的文字（用红色写着的"蓝"字），分别回答文字的颜色。文字颜色与文字意思不一致的情况与一致的情况进行比较，通过出示后至正确反应的时间进行评估。文字颜色与文字意思不一致的情况，为了抑制用文字（语言信息）回答的反应，反应潜伏期会延长。

- 执行功能相关检查：执行功能障碍的检查包括多种检查。评估产生性和自我控制能力的检查有测定词汇、图案、想法的输出量的**流畅性检查**。探讨抽象性概念形成能力的检查，如需要找出一连串词汇中包括的共同点的韦瓦成人智力量表（Wechsler adult intelligence scale, WAIS）中的类似问题。计划性的评估有

实践

临床建议

执行功能障碍检出的要点

执行功能是以高级脑功能的信息为基础，并将其整合、控制的功能，因此需要首先评估高级脑功能障碍。语言的理解如何、使用工具时有无失用、有无记忆障碍或注意障碍等。当受检者有额叶损伤时，应当认为其合并了2个以上高级脑功能障碍，因此，在进行执行功能障碍检查时，要考虑受检者是否能够确实地进行该检查。

Bender-Gestalt 测验的配置、WAIS-R 积木、韦瓦儿童智力量表（Wechsler intelligence scale for children, WISC-R）的迷宫、Hanoi 之塔等。

高级脑功能的评估：社会性行为障碍

社会性行为障碍检查是对社会生活或练习场景中出现问题行动及其诱发原因进行记录、分析的检查。特别是医院很难再现家庭和职场的环境，因此需要收集信息。对于人际关系中的问题，详细收集"什么情况下、对什么样的人、出现什么样的问题"是非常重要的。代表性的检查方法有 Vineland-Ⅱ 适应行为量表和 S-M 社会生活能力检查。

- Vineland-Ⅱ 适应行为量表：是检查者对非常了解受检者情况的回答者进行半模式化的面谈。以受检者的年龄为开始项目，适应行为领域包含 4 个"领域标准得分"和综合以上内容的"适应行为综合点"，对受检者的适应行为进行整体的评估。构

基础知识

半模式化面谈

半模式化面谈是指对主要的问题及答案提前准备好问题，根据受检者的回答和状况，随机应变式地变化对受检者的提问的表现及内容、顺序等面谈方法。因为提问具有模式和自由度，可以保持一定的方向的同时获得受检者的信息。

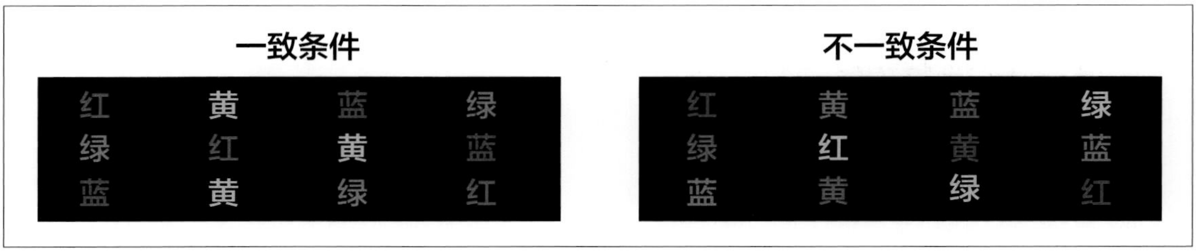

一致条件				不一致条件			
红	黄	蓝	绿	红	黄	蓝	绿
绿	红	黄	蓝	绿	红	黄	蓝
蓝	黄	绿	红	蓝	黄	绿	红

图 2.2.14 **Stroop 课题**

成 4 个领域的适应行为领域分为 2~3 个子领域，通过算出其"V 评估分"了解该领域内缺陷点。通过适应行为领域及其子领域可以描绘出受检者的个人状况，从视觉上把握受检者的特征。另外，可以计算出子领域得分的对应年龄层，观察受检者的得分是否与该年龄层平均水准一致。

- S-M 社会生活能力检查：从按照发育顺序的视角，通过行为的发现来评估其社会适应状态的检查。算出不同领域内社会生活年龄和社会生活指数，通过描绘社会生活年龄的个人资料掌握其特征，进行对应的指导（表 2.2.10）。各项目使用"√"和"×"记录并计算分数。

- 多样性社会行为障碍评估法：作为意欲、启动性的评估，有标准意欲评估法（CAS），由 5 个评估构成，包含 33 个项目，分为 4 个等级进行评估。情绪控制评估常用赌博题目。赌博题目是，从报酬额和损失额以及其发生概率的不同组合的

4 种卡片堆中自由地抽取卡片，尽可能增加自己持有金额的游戏，在进行的过程中基于情绪的风险判断很重要。社会行为障碍的受检者游戏的结果多是损失的。社会行为障碍的行为观察有根据一定基准进行分类的项目。其中之一是 Prigatano 能力判定表。这是自我记录式评估法，可以通过对受检者的回答与其他人的回答进行比较，了解偏离值。

表 2.2.10　S-M 社会生活能力检查的 6 个领域

独自生活能力（SH）	穿脱衣服、进食、排泄等独立生活能力。为了适应社会的独立生活技能
移动（L）	去自己想要去的地方活动的社会生活行为能力
作业（O）	以道具使用开始的作业执行相关的生活能力
交往（C）	语言及文字等沟通能力
参加集体活动（S）	对人际关系等社会生活参加相关的生活行为能力
自我管理（SD）	包含对图形和数量的理解和处理等解决数学问题方面的思考能力

6　物理治疗

- 记忆障碍的物理治疗（功能改善、基本动作练习、ADL 指导）。
- 注意障碍的物理治疗（基本动作练习、ADL 练习）。
- 执行功能障碍的临床症状。
- 执行功能障碍的物理治疗（问题解决练习、自我示教法、基本动作练习、ADL 练习）。
- 社会性行为障碍的物理治疗（基本动作练习、ADL 练习）。

记忆障碍的功能改善

脑外伤后出现的记忆障碍，作为陈述记忆一部分的情景记忆出现明显障碍。记忆障碍使就业、就学等回归社会变得很困难，积

极地应对是很重要的。作为康复的题目，需要由简单过渡至复杂、由较少的刺激过渡至较多的刺激、由习惯的题目过渡至新题目等形式逐步推进。以下介绍对记忆障碍的患者的代表性康复训练方法。

- 无误学习（errorless learning）（图 2.2.15）：与有错误经验的学习相比，能更有效地提高记忆障碍患者的学习成绩。正常人努力回想的经验对日后的回想具有有效作用。但是，出现记忆障碍后，犯过错误的情景无法被记忆，错误行为残存在潜在记忆中，因此无法排除错误。比如，最初学习了错误的移动轨迹，同样的错误反复出现，导致无法到达目的地。

- 间隔伸张法（spaced retrieval）：对于应当学习的情景和行为模式，以逐渐延长再现时间使之转为长期记忆为目的的方法。首先，短时间保持后进行试验，如回想成功可延长后续的保持时间。具体为，首先由再现或再认的时间保持 30 秒开始，成功后延长至 1 分钟、3 分钟、5 分钟、10

分钟。如果失败，可返回至成功再现的时间并重复上述操作。可以用于提高轮椅刹车操作等生活场景的风险管理。

- PQRST 法：有效记忆文章的学习法，被称为"语言的记忆战略法"。由 Preview（开始时大致看一下）、Question（寻找文章要点）、Read（带着问题阅读）、State（确认读过的信息）、Test（回答问题）组成。

- 印象联想法：置换别的印象，通过关联性进行记忆的方法。比如，记忆水果"香蕉"时联想"黄色细长的水果"，记人名时由姓名联想至风景或历史上人物等，促进自发的记忆的唤起。

- 反复练习：反复进行同一题目的练习。通过强化视觉性信息的固定记忆。例如，反复走同一条路，数分钟后再次走同一条路来强化记忆。

记忆障碍的基本动作练习

- 记忆障碍患者的基本动作练习，在尊重患者自身"想要练习"的意愿的基础上，让患者参加康复训练是很重要的。需要患者自己感知自己处于什么样的场所、周围的环境如何。仔细观察患者是如何进行的、如何活动的。另外，脑外伤合并运动功能

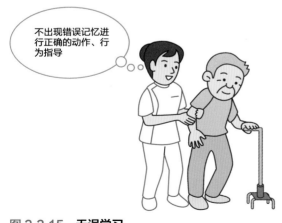

不出现错误记忆进行正确的动作、行为指导

图 2.2.15 无误学习

名词解释 情景记忆 "个人经历的事件的相关记忆"。除了事件的内容，周围的环境及自己的身心状态等也同时被记忆是其特征。例如，"昨天晚饭家人都说好吃，我很高兴""我差点被严格的训练吓坏了，但我在高中最后一次比赛中赢得了冠军"等。

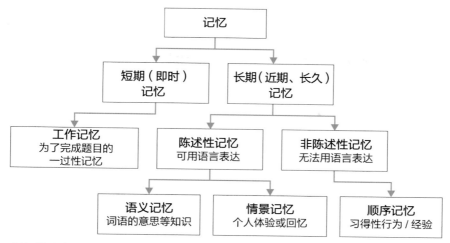

图 2.2.16 记忆的分类

障碍情况较多，因此，需要治疗师注意目标动作所必须的运动、应该改善的功能分别是什么，通过对姿势和动作观察找出问题点。

- 例如，作为满足想要去卫生间这个需求的移动方式，如果选择步行，治疗师需要观察患者的步行情况，判断其是否存在安全性及稳定性的实用性的问题。如果有必要，应对执行动作进行辅助。另外，为了强化无误学习，应事先准备好地图（图 2.2.17），事先使用轮椅确认到卫生间的路线，必要时确认路标等线索

（图 2.2.18）。反复重复单一的移动线路也是方法之一。另外，感觉移动线路发生错误时，不要使用否定的言行进行制止，应当利用声音的听觉线索和路标等视觉线索，原则是避免失败。动作的实用性逐渐提高后，适当减少线索，在稍远一点的位置守护患者，提高其成就感是很重要的。

记忆障碍的 ADL 指导（辅具的使用）

进行环境调整

- 携带记事本立刻记录内容。

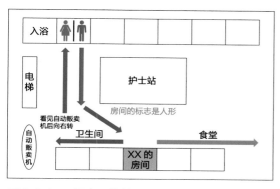

图 2.2.17 通向目的地的地图

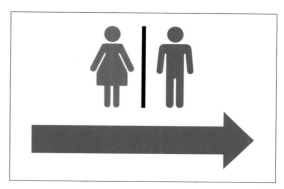

图 2.2.18 通向目的地的线索

- 重要的约会或信息使用便笺记录，贴在容易看到的位置。
- 对使用频率高的物品确定好摆放位置，养成使用后放回原位的习惯。
- 重要物品应随身携带。

利用记忆代偿方法

- 记录在便笺或记事本、日历上。
- 使用录音机等留存声音记录。
- 利用表或闹钟提醒办事的时间。
- 智能手机和平板具备很多功能，活用日程管理和邮件等功能，制作行动时间计划表。

按决定好的日程生活

- 按时间或日期制作好日程表。按照制订好的时间安排生活（图 2.2.19）。
- 通过日程表可以知道接下来应当进行哪项活动，可以减轻记忆方面的负担。

进行家属指导

- 需要家属理解障碍，患者自身陷入混乱前在恰当的时间给予援助。
- 增加能够完成的事需要一个过程，习惯化非常需要时间和努力，因此，注意不要立刻追求结果。

注意障碍

　　注意障碍表现的症状因人而异，因此，在理解患者疾病特征的基础上进行相应的治疗是很重要的。注意障碍通常分为整体性注意障碍和方向性注意障碍。脑外伤后，容易发生整体性注意障碍。整体性注意障碍可以分为**选择性注意、持续性注意、转换性注意、分配性注意**4 个构成要素。接下来对各种构成要素的特征性症状进行说明。

- 选择性注意障碍：内源或外源的刺激导致无法选出原本必要的事情的障碍（如在地铁中无法进行会话）。
- 持续性注意障碍：无法持续一定时间集中注意，或是集中注意的时间变短，此为注意功能中最根本的障碍（如无法读书或看报）。
- 转换性注意障碍：切换注意变得困难。就是陷入一件事中，无法将注意转移至其他事物上的障碍（如玩游戏的时候完全听不到别人与其打招呼）。
- 分配性注意障碍：需要将注意同时集中在数个事件变得困难。也就是无法同时进行 2 项及以上的作业活动（如无法边说话边

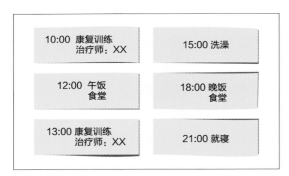

图 2.2.19　利用便签纸的日程表

临床建议

利用辅具

　　患有记忆障碍后，不容易清楚自身所处的状态，容易抱有含糊不清的不安而出现心理性的不稳定，变得对自己的行为和话语没有自信。通过增加很小事情的成功体验，营造一个使患者能够享受的场所是很重要的。通过灵活使用辅具，逐渐扩大其安心进行活动的范围。

 方向性注意障碍　一侧大脑半球损伤后出现，使对对侧空间的注意变得困难。一般称为"半侧空间忽视"。

走路或开车）。

以上 4 个构成要素的哪种出现问题，需要通过注意障碍评估进行鉴别，并对患者进行对应的康复训练。接下来，对有注意障碍患者进行康复训练时应该注意的内容进行说明。

- 训练室的环境：很多人的房间或物品过多的房间会导致注意力转移至其他地方，会引起不能很好地集中注意力的情况。因此，应使用单间或使用隔帘，**使视觉和听觉等信息维持在必要最少化**。

- PT 的要求：题目进行中为了使患者注意力保持集中，可以进行适当的言语引导（图 2.2.20）。另外，脑外伤患者多数伴有**易疲劳性**，因此需要穿插适当的休息。口头指令应简单明了也是要点。

- 题目难易度：首先进行容易的题目，逐渐调整难度过渡至复杂的题目。另外，选择

患者感兴趣的题目也是使注意功能得到提高的要点。

注意障碍的具体康复训练方法

- 注意程序训练（APT）：这是在桌子上进行训练的一种方法，针对整体性注意障碍的各个构成要素（选择性注意、持续性注意、转换性注意、分配性注意）进行特异性治疗的一种训练方法。另外，还可以使用对 APT 进行部分修改的改良注意程序训练（MAPT）（表 2.2.11）。

- 时间压力管理（TPM）：脑损伤后的患者处理事情速度下降，故确保时间是很重要的。让患者感受并理解其他人在做事时是需要花费时间的，将此方法应用于日常生活并进行练习。通过此方法可减少注意障碍导致的日常生活中的错误。

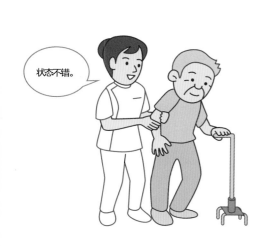

图 2.2.20　**选择性注意障碍**

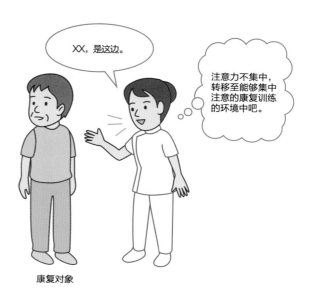

注意障碍的基本动作练习

下面对有注意障碍的脑外伤患者进行基本动作练习时的要点进行说明。

- 调节周围得到的感觉情报：目的是防止周围信息过多导致的动作执行困难。例如，注意力持续低下的患者，在进行坐下练习时被周围的事物所吸引导致注意力涣散，使坐下动作的执行变得困难。可以在患者前方放置一面镜子，让其通过视觉确认动作，将注意力集中至可以顺利进行坐下练习（图 2.2.21）。另外，步行练习中，对于注意力转向其他而不能维持动作的患者，可以嘱其闭眼或使用毛巾遮挡，由 PT 引导进行步行训练（图 2.2.22）。

- 调整题目的难易度：针对有易疲劳性注意功能低下的患者，最初不能设定难度较高的题目，应从确定可以完成的难度开始练习，给予其成功体验是很重要的。例如，站起坐下训练中，将座面较低的椅子换成座面较高的椅子可使难易度降低。

注意障碍的 ADL 练习

- 为了改善 ADL，将动作细分化，进行分阶段反复练习。例如，经常见到，患者忘记踩轮椅刹车或忘记抬起脚踏板时，却想要向床或便器上转移的情况。这说明注意力没有指向刹车或脚踏板。这时，为使患者学会安全地从轮椅上转移的方法，可以进行阶段性练习。具体来说，先从左右刹车开始进行练习（图 2.2.23），若这个阶段顺利完成，再进行抬起脚踏板的一连串动作的练习。如此，将动作细分化后进行指导练习，使患者形成习惯，最终促使行动发生变化。

表 2.2.11　**APT 和 MAPT（左右对应）**

APT	MAPT
（1）持续性注意 ①数字消除试验 ②录音注意题目 ③数字系列试验	**（1）持续性注意** ①数字消除试验 ③数字系列试验
（2）选择性注意 ①添加遮蔽卡片的图形消除试验 ②添加遮蔽卡片的数字消除试验 ③增加听觉干扰的录音注意题目	**（2）选择性注意** ①添加遮蔽卡片的图形消除试验 ②添加遮蔽卡片的数字消除试验
（3）转换性注意 ①目标图形变化图形消除试验 ②目标图形变化数字消除试验 ③偶数、奇数消除试验 ④加运算、减运算 ⑤高、中、低试验 汉字、拼音试验	**（3）转换性注意** ①目标图形变化图形消除试验 ②目标图形变化数字消除试验 ③偶数、奇数消除试验 ④加运算、减运算 ⑤高、中、低试验 汉字、拼音试验
（4）分配性注意 ①录音和消除的双重题目 ②卡片的排序题目	

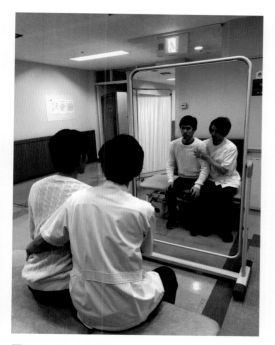

图 2.2.21 利用镜子的站起、坐下训练

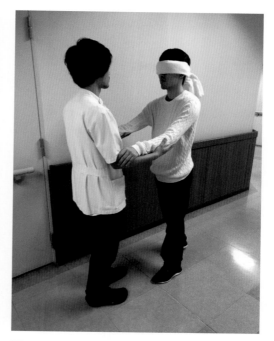

图 2.2.22 遮断视觉信息的步行练习

临床建议

制订治疗方案的要点

　　注意障碍的病例可表现为多种症状，需要结合病例的特征探讨治疗方案。因此，应在充分掌握持续性、选择性、分配性、转换性中哪个要素不足的基础上再制订治疗方案。

基础知识

视觉信息的处理过程

　　外界的信息首先投射到视网膜上，通过视神经传导至枕叶的视觉中枢。之后信息传至顶叶和颞叶分别进行处理。通向顶叶的通路称为背侧通路，参与空间认知。另外，通向颞叶的通路称为腹侧通路，参与对物体的颜色及形状等的认知。

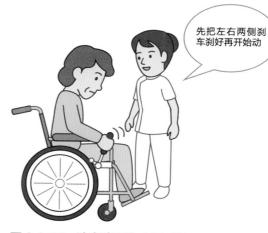

图 2.2.23 注意障碍的 ADL 练习

执行功能障碍

执行功能障碍是额叶受损时容易出现的高级脑功能障碍。另外，执行功能障碍可能不伴随其他高级脑功能障碍而单独出现。因此，在住院时没有发现该障碍，但是，当患者返回到实际生活时，会因为从自己设定的计划或日常生活的规划偏离而导致该症状出现（图2.2.24）。

执行功能障碍的临床表现

执行功能与日常生活和社会生活中的适应行为有着密切的关系。日常生活和社会生活有着多种多样的变化。因此，执行功能障碍导致从计划或规划中偏离，使对状况的准确分析、根据状况设定执行的计划、计划的实施、实施后的评估、评估后的适度修正等过程均变得困难。患者在日常生活中会出现做饭时忘记了顺序、无法制订时间表等问题（图2.2.25）。

执行功能障碍的问题解决练习

通过明确认知、问题解决的过程以提高认知功能的控制。

①分析问题或题目。

②解决问题。

③正确评估解决问题的正误。

④如果结果错误，则会将这一系列的过程进行重复。

执行功能障碍与注意障碍的区别

注意障碍是难以应对当前的题目，与之相对，执行功能障碍是难以应对将来的计划、预想的事情。

因此，执行功能障碍常在日常生活中被发现，如做饭的顺序混乱、无法利用交通工具去往不认识的地方等。另外，在工作方面会出现很难在规定期限内完成工作、工作规划得很糟糕等问题。

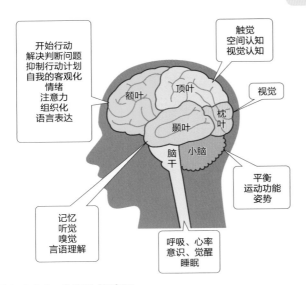

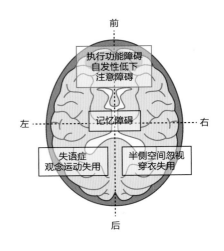

图2.2.24 **执行功能障碍**

言语化①~④的过程并执行是有效的，问题解决练习可以利用具有深度思考和横向思考的题目。

执行功能障碍的自我示教法

行动执行顺序的言语化可以提高平常无意识进行的行为的意识。将自己制订实施计划准确地逐一言语化，利用语言的媒介作为执行功能的代偿手段。解决确立顺序后，逐渐降低音量，直至不发出声音，最终逐渐形成内在语言进行行为调整的潜意识化。

执行功能障碍的基本动作练习

脑外伤引起的功能障碍影响的立位、坐位、坐起、步行等基本动作（这些是回归日常生活所必需的动作）。其中，对于由执行

日程表和操作手册

可以利用日程表将活动按时间分割，并作为一种辅助手段。可以根据需要制订 1 天、1 周或 1 个月的计划。

将问题解决程序化，遇到困难时，使用制作好的操作手册进行应对。

功能障碍引发的排泄、清洁、如厕、进食等 ADL 完成困难，需要通过问题解决方法的提示或操作手册进行处置。

执行功能障碍的 ADL 练习

普通的习惯化的 ADL 场景中表现不出来的执行功能障碍，会在遇到非常规的事情时出现问题解决障碍。可以通过上述的问题解决练习及自我示教法等行为言语化的方法假定 ADL 场景进行练习，可以提高问题解决能力。另外，可以采用将问题解决程序化的方法使行动顺利地进行。例如，提前携带记有实施顺序的物品，在遇到问题时，使用操作手册进行解决。

临床建议

出院前

在实际临床工作中，需要明确评估执行功能障碍出现在日常生活或社会活动的哪个场景。将问题出现的状况进行假定，考虑通过什么样的过程可以引导患者顺利解决问题。另外，为了解决问题，生活环境的准备也很重要。需要共同居住的家属或照顾者理解执行功能障碍的症状及其对日常生活的影响。

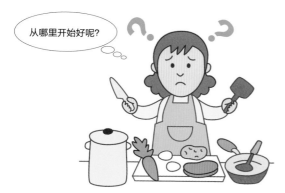

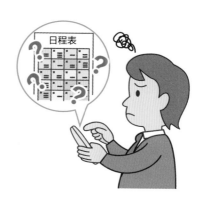

图 2.2.25　执行功能障碍的临床表现

社会性行为障碍

- 社会性行为障碍并非与大脑有明确的对应关系，是各种问题行为的总称。但是，主要以额叶、颞叶的基底部为责任病灶，并以作为情绪回路的大脑边缘系统功能不全为背景。分为自我控制过程、社会性感知度、社会性问题解决能力、社会性自我意识障碍。会出现意欲、始动性低下，情感控制障碍，人际关系障碍等（图2.2.26）。

- 社会性行为障碍并非独立出现，与记忆、注意力、执行功能障碍等认知功能障碍有着密切的关系。患者由于这些认知障碍导致不能准确地认识、控制周围环境，不安增强并出现混乱，使行为障碍恶化。因此，对于社会性行为障碍，将患者、家属、康复工作人员组合，进行整体性康复治疗是非常重要的（图2.2.27）。

- 治疗社会性行为障碍时，患者如何认识自己的疾病是很重要的。由于对疾病的认识程度不同，导致采用相同治疗的患者的反应存在很大差异。对疾病状态认识低下的患者，反复失败后会出现康复意欲低下，出现拒绝性言行而使治疗变得困难，这一点需要引起注意。

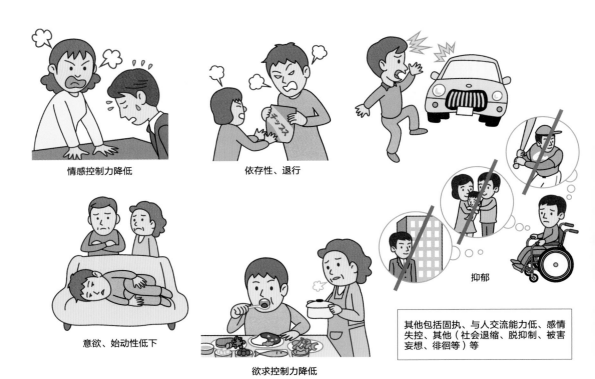

情感控制力降低　　　　依存性、退行

意欲、始动性低下

欲求控制力降低

抑郁

其他包括固执、与人交流能力低、感情失控、其他（社会退缩、脱抑制、被害妄想、徘徊等）等

图 2.2.26　作为高级脑功能障碍诊断标准的社会性行为障碍

社会性行为障碍的康复训练

- 针对"意识"的内在治疗和外在治疗：治疗初期，患者的功能和意识处于低水平，因此主要利用外在治疗。在训练场景、家庭、职场等方面，进行统一的环境调整，提高患者对康复治疗及生活场面的认识水平。之后逐渐增加具有自我控制性的训练内容，促使患者克服高级脑功能障碍和社会性行为障碍（图2.2.28）。也就是说，在患者功能和意识较低的初期阶段重点是外在治疗，随着意识水平的提高，逐渐导入内在治疗并使之成为重点。

- 环境调整：最基本的是整理嘈杂繁乱的治疗环境及家庭环境，避免引起疲劳的运动，减少活动量等外来刺激。有效的方法是将患者转移至没有外界不利刺激的场所。另外，生活环境中的"结构化"和"容易理解"是重要的。创造1天的时间表和服药日历等简单明了的环境也是很重要的。康复人员和家属的支持时"结构化"也同样重要。辅助人员给出的不同的建议反而容易使患者混乱。辅助人员需要共享信息，保持一致的目标，给予同样的建议。

- 自我控制：是一种在提高患者意识的基础上，一边修正问题行为的客观评估和伴随

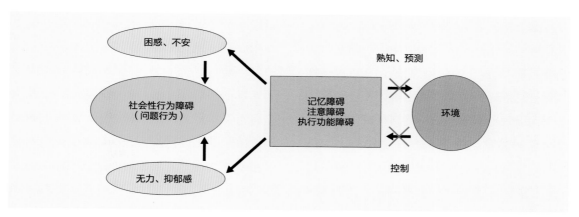

图 2.2.27　社会性行为障碍的机制

临床建议

结构化的要点

　　分为在醒目位置书写记录的视觉结构化（标签、贴纸）、环境调整等的物理结构化、划分时间段等的时间结构化（时间表）。患者不同其症状也不同，需要针对每个患者的情况进行合理的结构化。

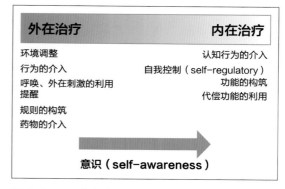

图 2.2.28　介入方法的选择

的认知的偏差，一边反映至实际行为的方法。随着时间的积累，减少周围的介护和辅助的同时，使患者对自己的行为进行监管，必要的时候能够自我控制。为此，需要进行阶段性的训练：①首先要理解患者在何种状况下容易引起何种问题；②通过辅导使问题行为转化为恰当的行为；③自我控制改善的同时，逐渐减少周围的帮助并促进其自立。

社会性行为障碍的基本动作练习

- 社会性行为障碍引发的**意欲、始动性低下**导致自发性行为减少，不仅不利于脑外伤的功能障碍的恢复，还可引发废用性的肌力低下和关节活动（ROM）受限。因此，必须进行保持立位、保持坐位、站起、步行等基本动作的练习，但是，在进行动作练习时，还要考虑不要出现因不能准确判断状况时出现的不恰当的言行及失败经验导致的患者自信丧失（图2.2.29）等问题，以及对注意障碍或执行功能障碍的影响。因此，需要针对患者情况，在训练时

的环境及口头指令、动作难易度设定等方面下功夫。

- **情绪控制出现障碍的情况**，对不恰当的行为不要发怒及呵斥对方，传达不恰当的点。但是，若为由于兴奋不能听取反馈的情况，在充分接受患者情绪的同时，让其思考刚才应当怎样去做，并明确原因。

社会性行为障碍的 ADL 训练

- ADL 动作练习时，为了避免动作失败，应提前制作记录有动作顺序的操作手册。另外，在操作手册上记载失败经验并记录解决问题的方法也是很重要的。操作手册的内容需要康复治疗人员、住院期间的护理人员、出院后的家属等共同掌握并提出相应的意见。

- ADL 动作，需要以患者为主体。考虑受伤以前的动作方法、顺序并实施，以及患者自身希望进行并在理解进行练习的必要性的基础上进行练习，这样可以提高患者自身能动性，主动成为训练的主体。

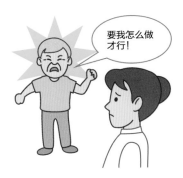
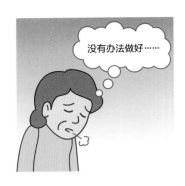

图 2.2.29　不恰当的言行和自信丧失

总结

- 脑外伤较常见的发病机制是什么？（第 132 页）
- 脑外伤重症度判定中具有代表性的是什么？（第 132 页）
- 受到冲击的部位和其他的哪个部位容易损伤？（第 132 页）
- 请举例说明继发性脑损伤的原因中，局部颅内生理学变化以外，全身性因素包含哪些？（第 133 页）
- 局部脑损伤中主要是形成了什么导致脑组织受到压迫？（第 133 页）
- 弥漫性轴索损伤的好发部位是哪里？（第 134 页）
- 脑外伤的初期症状有哪些？（第 134 页）
- 脑外伤导致的颅内压增高会引发哪些症状？（第 134 页）
- 高级脑功能障碍（认知障碍）包含什么？（第 135 页）
- 高级脑功能障碍（认知障碍）中具体的症状、障碍有哪些？（第 135 页）
- 脑外伤首选的影像学检查是什么？（第 136 页）
- 硬膜外血肿、硬膜下血肿的 CT 影像特征是什么？（第 136 页）
- 弥漫性轴索损伤的好发部位是哪里？（第 136 页）
- 可预防的创伤性死亡的初期治疗原则是什么？（第 138 页）
- 脑外伤重症监护的目的是什么？（第 138 页）
- 什么情况下推荐进行颅内压监测？（第 139 页）
- "紧急状况 D"是什么样的状态？（第 139 页）
- 库欣现象是什么？（第 139 页）
- 颅内压管理的治疗包含哪些？（第 139~140 页）
- 外减压术的合并症有哪些？（第 140 页）
- 高级脑功能障碍药物治疗中应当注意的副作用是哪些？（第 141 页）
- 请叙述意识水平的评估。（第 142 页）
- 请叙述高级脑功能障碍的评估。（第 144 页）
- 请叙述记忆障碍的物理治疗。（第 149 页）
- 请叙述注意障碍的基本动作练习。（第 154 页）
- 请叙述执行功能障碍的临床表现。（第 156 页）
- 请叙述社会性行为障碍的康复训练。（第 159 页）

【参考文献】

[1] Brain Trauma Foundation homepage（https://braintrauma.org/faq）

[2] 奥野　憲：【脳神経外傷の課題と展望】本邦における脳神経外傷治療の現状と未来．脳神経外科ジャーナル，27（1）：17-24，2018.

[3] 日本脳神経外科学会，日本脳神経外傷学会，重症頭部外傷治療・管理のガイドライン作成委員会：重症頭部外傷治療・管理のガイドライン，医学書院，2013.

[4] Brain Neurotrauma: Molecular, Neuropsychological, and Rehabilitation Aspects. Frontiers in Neuroengineering（Kobeissy FH, ed.），Boca Raton（FL）：CRC Press/Taylor & Francis, 2015.

[5] Drew LB, Drew WE: The contrecoup-coup phenomenon: a new understanding of the mechanism of closed head injury. Neurocritical care, 1（3）：385-390, 2004.

[6] 横堀　將，横田　裕：【神経集中治療】頭部外傷の病態と頭蓋内圧管理．ICUとCCU，41（11）：669-681，2017.

[7] 横堀裕行：外傷学における頭部外傷の位置づけ．脳外誌，23（12）：942-950，2014.

[8] 末廣栄一，ほか：頭部外傷集中治療の実態．脳外誌，25（3）：214–219，2016.

[9] 日本脳神経外科学会，日本脳神経外傷学会 監，重症頭部外傷治療・管理のガイドライン作成委員会 編：重症頭部外傷治療・管理のガイドライン 第3版，医学書院，2013.

[10] 高里良男：頭部外傷に対する治療戦略の現状と展望．脳外誌，23（12）：951-956，2014.

[11] 横堀將司，横田裕行：頭部外傷の病態と頭蓋内圧管理．ICUとCCU，41（11）：669-681，2017.

[12] 後藤雄大，ほか：重症急性硬膜下血腫に対する小開頭手術の有用性．Neurosurg Emerg，22（2）：163-170，2017.

[13] Ashayeri K, et al.: Syndrome of the Trephined: A Systematic Review. Neurosurgery, 79（4）：525-534, 2016.

[14] 前田　剛，ほか：高齢者頭部外傷の現状と課題．脳外誌，27（1），27，9–16，2018.

[15] Plantier D, Luauté J; SOFMER group. : Drugs for behavior disorders after traumatic brain injury: Systematic review and expert consensus leading to French recommendations for good practice. Ann Phys Rehabil Med, 59（1）：42-57, 2016.

[16] 先崎　章：高次脳機能障害に対する薬物療法 ―脳外傷を中心に―．MB Med Rehabil 153: 53-57, 2013.

[17] 堀川直史：頭部外傷後の高次脳機能障害の薬物療法 ―うつ病性障害，適応障害と外傷後ストレス障害，身体表現性障害．総合リハ，41（11）：1031-1035，2013.

[18] 鈴木俊明，ほか編著：脳血管障害片麻痺に対する理学療法評価，40-41，神陵文庫，2017.

[19] 上月正博，ほか編著：リハビリテーションにおける評価 Ver3．第1版，13-14，医歯薬出版，2016.

[20] 太田冨雄，ほか：意識障害の新しい分類法試案．Neurol Surg，2：623-627，1974.

[21] Teasdale G, Jennett B: Assessment of coma and impaired consciousness. A practical scale. Lancet 2（7872）：81-84, 1974.

[22] 武田克彦，村井俊哉 編：高次脳機能障害の考えかたと画像診断 第1版，44-77，中外医学社，2016.

[23] 森岡　周：リハビリテーションのための認知神経科学入門，37-63，協同医書出版社，2016.

[24] 綿森淑子，本多留美：記憶障害のリハビリテーション：その具体的方法．リハビリテーション医学，42（5）：313-319，2005.

[25] 加藤元一郎：標準注意検査法（CTA）と標準意欲評価法（CAS）の開発とその経過．高次脳機能研究，26（3）：76-85，2006.

[26] 澤村大輔ほか：Moss Attention Scale 日本語版の信頼性と妥当性の検討，高次脳機能研究，32（3）：181-189，2012.

[27] 豊倉　穣：注意障害の臨床．高次脳機能研究，28（3）：76-84，2008.

[28] 矢谷令子 監，能登真一 編：高次脳機能作業療法学 第1版，136-150，医学書院，2012.

[29] 石合純夫，藤田勝治：高次脳機能学 第1版，189，209-210，医歯薬出版.

[30] 種村　純：遂行機能の臨床．高次脳機能研究，28（3）：312-319，2008.

[31] 浜田　恵，ほか：発達障害者が社会適応を高めるには．ストレス科学研究，30：20-26，2015.

[32] 宇佐美　慧，ほか：社会適応スキル検査の作成の試み―検査の信頼性・妥当性・臨床的有用性の検討―，教育心理学研究，59（3）：278-294，2011.

[33] 豊倉　穣，ほか：注意障害に対するAttention process trainingの紹介とその有用性．リハビリテーション医学，29，(2)：153-158，1992.

[34] Grattan LM, Ghahramanlou M：The rehabilitation of neurologically based social disturbances (Ln Eslinger PJ ed) ．：Neuropsychological interventions：Clinical research and practice. The Guilford Press, 266-293, 2002.

[35] Malec JF：Impact of Comprehensive Day Treatment on Societal Participation for Persons With Acquired Brain injury. Arch Phys Med Rehabil, 82 (1)：885-894, 2001.

[36] 高次脳機能障害冊子体ワーキンググループ委員会 編：なるほど高次脳機能障害"社会的行動障害について"，2017.

[37] 国立障害者リハビリテーションセンター：高次脳機能障害者支援の手引き 改訂第2版，2009. (http://www.rehab.go.jp/application/files/3915/1668/9968/3_1_01_.pdf)（2018年12月1日時点）

[38] 厚生労働省社会・援護局障害保健福祉部：高次脳機能障害者支援の手引き（改定第2版），国立障害者リハビリテーションセンター，2008.

[39] 日本脳神経外科学会・日本脳神経外傷学会 監：重症頭部外傷治療・管理のガイドライン第3版，真興社，2013.

[40] Provenzale J: CT and MRI imaging of acute cranial trauma. Emergency Radiology, 14 (1)：1-12, 2007.

[41] Zee C-S, Go JL: Imaging of head trauma. Neuroimaging Clin N Am, 12 (2)，xi , 2002.

[42] 谷　諭：頭部外傷におけるCT/MRI, Medical Rehabilitation 132，96-100，2011.

[43] 元木順子，三村　將：社会的行動障害のみかた．Journal of clinical rehabilitation, 21 (1)：63-67, 2012.

1 疾病病理

- 脊髓损伤与脊柱损伤的不同点。
- 无脊柱损伤情况下的脊髓损伤。
- 存在运动、感觉障碍。
- 还存在如自主神经功能损害等各种问题。

什么是脊髓损伤?

脊髓是一束粗大的神经,从大脑一直向下延伸,在脊椎骨中通行。脊髓损伤是指由于创伤等引起脊髓的损伤。创伤包括交通事故、职业事故、运动损伤、高处坠落和老年人跌倒,近年来,老年人跌倒和由于高处坠落而导致的颈髓受伤的病例数呈现增加的趋势。

脊髓损伤的症状取决于受伤原因和受伤部位

脊髓损伤常发生于脊柱的脱位骨折或破裂骨折,但脊髓损伤不一定伴随有脊柱损伤。换句话说,即使没有脊柱骨折,也会发生脊髓损伤。一方面,骨折的程度和脊髓损伤的严重程度未必一致。另一方面,老年人可能会出现髋部痉挛并引起压缩骨折,但这并不一定伴随有脊髓损伤。由于脊髓与大脑同属于中枢神经,因此根本无法预测恢复效果。另外,后述的中央型颈髓损伤大多数不伴随椎骨的损伤。

如果颈髓受到损伤,会出现四肢麻痹、感觉障碍,甚至出现自主神经病变(如血压调节功能障碍、出汗功能障碍等交感神经功能障碍,膀胱、直肠功能障碍和性功能障碍等交感/副交感神经障碍)。胸髓中下部及以下的损伤会出现截瘫及膀胱、直肠功能障碍和性功能障碍。

除外伤外,由于衰老引起的颈椎变形也增加了轻度跌倒引起的非骨性颈髓损伤的概率。非骨性颈髓损伤通常会导致中央型颈髓损伤(C_3 水平的中央部分损伤)。皮质脊髓束在脊髓侧索中下行,到达上肢的神经聚集在中心附近,而到达下肢的神经聚集在外侧(图 2.3.1)。中央型颈髓损伤会导致手的麻木和瘫痪、长期持续性的无法触碰物体般的剧烈疼痛等症状。

症状

重度的脊髓损伤会在损伤后立即出现一过性脊髓功能不全(脊休克)。发生脊休克时,损伤部位水平以下的全部脊髓功能均消失。表现为迟缓性瘫痪、反射丧失、血压降低和麻痹性肠梗阻。几周后,球海绵体反射、膀胱反射、肌腱反射等逐渐恢复。

　　脊休克后，会出现运动障碍、感觉障碍、自主神经障碍等症状。

- 运动障碍（图 2.3.2）：在颈髓损伤会导致四肢瘫痪，胸髓以下的脊髓损伤会导致截瘫，腰椎的损伤会导致马尾的损伤（马尾损伤不属于脊髓损伤）。当脊髓因外伤或其他原因引起的横断性损伤时，受伤节段以下的反射会全部消失。脊休克期的瘫痪并不是永久性的。通常来说，完全性的损伤在神经学上难以恢复，而在不完全性损伤中，有可能在 6 个月内恢复。特别是老年人的颈髓损伤常常会导致上肢的症状比下肢重的中央型颈髓损伤，下肢的瘫痪有可能得到改善。

- 感觉障碍（图 2.3.3）：外伤导致的完全损伤，在急性期会有损伤脊髓节段以下的深、浅感觉的缺失。急性期之后，随着受损伤脊髓的肿胀的消失，感觉障碍会有所改善，但是会出现麻木感和疼痛，这可能阻碍康复治疗。

- 自主神经障碍（图 2.3.4）：不仅是运动障碍和感觉障碍，自主神经障碍也是一个重要问题。自主神经包括交感神经和副交感神经，支配内脏器官的自主神经是 T_1~L_2 的交感神经，以及脑干和 S_2~S_4 来源的副交感神经系统的迷走神经。交感神经系统有着调节血管阻力并参与血压调节的功能，以及通过支配皮肤汗腺并参与体温调节的功能。根据是否是高位脊髓损伤、完全损伤，来判断是由运动障碍、感觉障碍还是自主神经障碍而引起的呼吸、循环、消化、泌尿等系统疾病的不同症状。

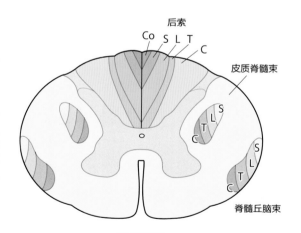

正常脊髓

　　图示为脊髓横截面和各传出纤维/传入纤维的所在位置，以及后索、外侧皮质脊髓束、脊髓丘脑束的所在位置。应了解脊髓的横截面和每条传出纤维/传入纤维经过的路径（例如，在皮质脊髓外侧束中，内侧为通往颈髓的神经，外侧为通往骶髓的神经）

C- 颈髓；T- 胸髓；L- 腰髓；S- 骶髓；Co- 尾髓

图 2.3.1　正常脊髓和受伤脊髓（ C_3 水平）

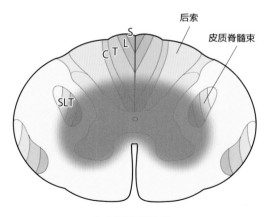

中央型颈髓损伤

　　在中央型颈髓损伤中，由于穿过中心知觉附近的神经受损，导致患者上肢严重瘫痪，下肢轻度瘫痪

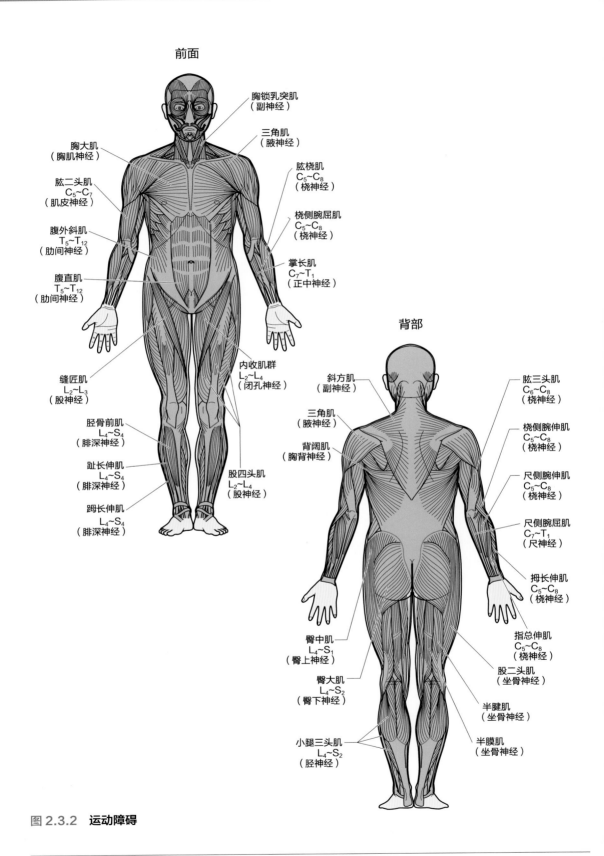

前面

胸锁乳突肌
（副神经）

三角肌
（腋神经）

胸大肌
（胸肌神经）

肱桡肌
C₅~C₈
（桡神经）

肱二头肌
C₅~C₇
（肌皮神经）

桡侧腕屈肌
C₅~C₈
（桡神经）

腹外斜肌
T₅~T₁₂
（肋间神经）

掌长肌
C₇~T₁
（正中神经）

腹直肌
T₅~T₁₂
（肋间神经）

缝匠肌
L₂~L₃
（股神经）

内收肌群
L₂~L₄
（闭孔神经）

胫骨前肌
L₄~S₄
（腓深神经）

趾长伸肌
L₄~S₄
（腓深神经）

股四头肌
L₂~L₄
（股神经）

踇长伸肌
L₄~S₄
（腓深神经）

背部

斜方肌
（副神经）

肱三头肌
C₆~C₈
（桡神经）

三角肌
（腋神经）

桡侧腕伸肌
C₅~C₈
（桡神经）

背阔肌
（胸背神经）

尺侧腕伸肌
C₅~C₈
（桡神经）

尺侧腕屈肌
C₇~T₁
（尺神经）

拇长伸肌
C₅~C₈
（桡神经）

指总伸肌
C₅~C₈
（桡神经）

臀中肌
L₄~S₁
（臀上神经）

股二头肌
（坐骨神经）

臀大肌
L₄~S₂
（臀下神经）

半腱肌
（坐骨神经）

半膜肌
（坐骨神经）

小腿三头肌
L₄~S₂
（胫神经）

图 2.3.2　运动障碍

脊髓中的各神经支配的皮肤表面的区域。

C_2-颈神经；T_1-胸神经；L_1-腰神经；S_1-骶神经

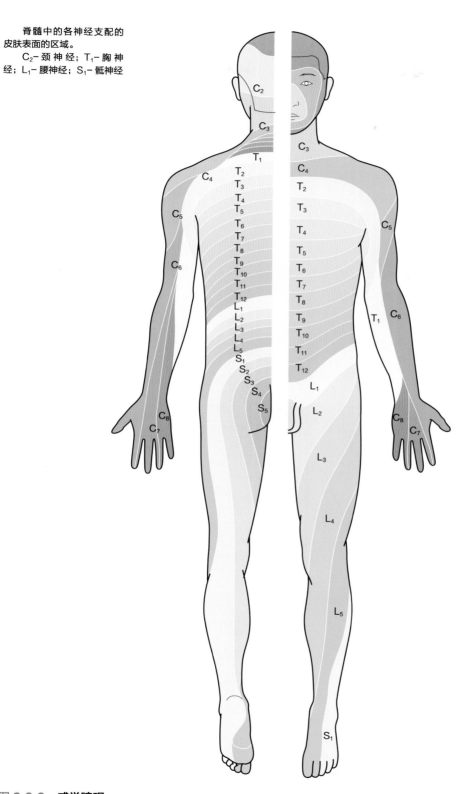

图 2.3.3 感觉障碍

- **呼吸障碍**：支配膈肌的膈神经来源于 C_4。高于此水平的脊髓损伤会导致不能自主呼吸。在低于此水平的脊髓损伤中，肋间肌和腹肌的瘫痪会导致无力咳痰，并且副交感神经占主导作用。在 C_4 水平以下的下位颈髓损伤或上位胸髓损伤时，由于肋间肌和腹肌的瘫痪会导致努力性呼气障碍。

- **循环系统障碍**：分布在心壁上的交感神经来自 $T_1 \sim T_4$，高于此水平的损伤会导致副交感神经优势（迷走神经优势）（图 2.3.5），进而导致心动过缓和支配区域的血管舒张，进而引起血压降低。在慢性期会发生自主神经系统过反射。

- **消化系统障碍**：分布在胃、小肠、结肠和直肠的交感神经来自 $T_6 \sim T_{12}$，分布在直肠的副交感神经来自 $S_2 \sim S_4$。高于此水平的脊髓损伤会导致胃和十二指肠溃疡、麻痹性肠梗阻和排便障碍。

- **排尿障碍**：控制膀胱、尿道及其括约肌的神经，包括交感神经系统的下腹部神经、副交感神经系统的盆神经，以及骶丛的阴部神经。下腹部神经来源于 $T_{11} \sim L_2$，而盆神经和阴部神经均来源于 $S_2 \sim S_4$。高于此水平的脊髓损伤会导致控制排尿反射的骶髓与上位神经中枢的联络阻断而引发排尿障碍。

脊髓损伤，由于运动障碍、感觉障碍、自主神经障碍引起呼吸障碍、循环系统障

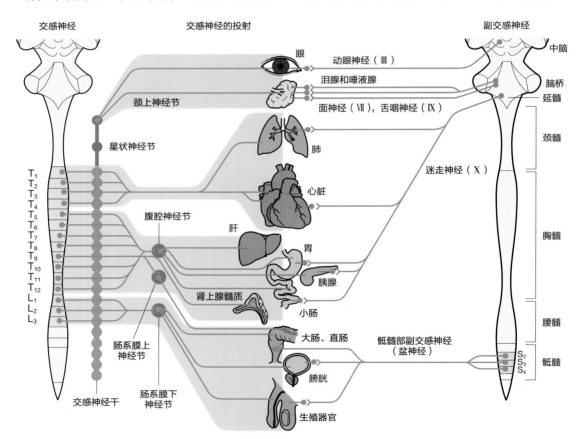

图 2.3.4　自主神经障碍

碍、消化系统障碍、排尿和排便障碍，以及异位骨化、深静脉血栓形成、肺栓塞、性功能障碍、压疮、体温调节障碍等。此外，还有许多其他疑难问题。考虑到上述情况，必须采取综合措施进行康复治疗。

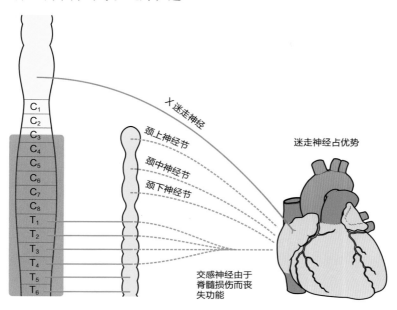

图 2.3.5　**循环系统障碍**

2　症状、障碍

POINT

- 脊髓损伤分为完全性损伤和不完全性损伤。所谓不完全性损伤，就是骶髓功能的屈曲蹰趾、肛周感觉残存、肛门括约肌收缩等其中的一个得以保留。
- 排尿障碍，当排尿中枢（S_2~S_4）的上位损伤时会导致尿失禁，当排尿中枢以下受到损伤时会导致自主神经源性膀胱的症状。
- 关于脊髓损伤患者的排尿，重要的是通过患者脊髓损伤的不同类型而选择合适的排尿方法，努力保持尿路清洁并控制尿量，以预防尿路并发症。
- 脊髓损伤患者的呼吸功能障碍是由呼吸肌麻痹和自主神经障碍而导致气道分泌物增加和气道狭窄，从而引起的换气功能障碍。

完全性损伤和不完全性损伤

　　脊髓是传输来自中枢神经系统的命令和接收来自末梢神经的信息通路。脊髓损伤分为"完全性损伤"和"不完全性损伤"，在损伤部位以下的功能完全瘫痪为完全性损伤；而在损伤部位以下依然有残存功能则为不完全性损伤。残存功能是指脊髓受损，但仍残留一部分末梢功能。脊髓不完全性损伤的定义是指脊髓下方的骶髓功能残留，即可屈曲踇趾（S_1）、在肛门周围有残留感觉（S_2、S_3、S_4）、肛门括约肌的收缩（S_2、S_3、S_4）中的一项得以保留。完全性损伤发生的水平是评估脊髓功能残存的最低节段，如 C_5 水平则表示功能保留至 C_5 水平。

脊休克期

脊髓突然受到横断性损伤而引起的症状。它是由脊髓的突然横断性损伤导致受伤区域的完全瘫痪、上 / 下行传导通路的阻断、迟缓性瘫痪、反射功能丧失、膀胱直肠功能障碍等症状。

反射早期肛门反射和球海绵体反射（BCR）功能恢复时即为脊休克的脱离时间。为了准确评估重症脊髓损伤的麻痹情况及预后，应考虑脊休克的脱离时间。脊休克可能会在约 24 小时内恢复，也可能持续数月。

运动功能障碍

发生完全性损伤时，受损脊髓节段以下所有功能丧失；但发生不完全性损伤时，各功能得以保存。在创伤性脊髓损伤中，由于脊髓比椎管短，因此会出现损伤椎体和麻痹脊髓节段不一致（图 2.3.6）。

感觉障碍

发生完全性损伤时，患者损伤节段以下的感觉完全丧失。浅感觉中的触压觉和温觉、痛觉，深感觉中的振动觉、触压觉和关节位置觉全部丧失。

另外，根据损伤部位的不同，可将不完全性损伤分为中央型脊髓损伤、脊髓前部损伤、脊髓后部损伤和脊髓半侧损伤。由这些部位的损伤所引起的相应的症状，神经通路损伤部位不同，出现的症状也不同（表 2.3.1）。

排尿障碍

脊髓损伤中，除部分不完全性损伤之外，由神经源性膀胱引起的排尿障碍是不可避免的。该症状从急性期到恢复期、慢性期间变化多样，如果不进行适当的尿道管理，会引发尿道并发症。

在由脊髓损伤引起的排尿中枢和骶髓中的盆神经和脊髓圆锥的损伤中，排尿障碍的病理状态因脊髓节段的高度而异。损伤部位在骶髓排尿中枢（$S_2 \sim S_4$）以上时为核上型损伤；脊髓排尿中枢自身的损伤和马尾的损伤是核型、核下型损伤（图 2.3.7）。

- **核上型神经源性膀胱**：骶髓排尿中枢未损伤，因此存在排尿反射。尿失禁是由尿液滞留在膀胱及腹壁刺激等引起的反射性排尿而导致的（自动 / 非抑制性膀胱）。
- **核型、核下型神经源性膀胱**：骶髓排尿中枢以下部位受损，排尿反射消失（独立 / 松弛型膀胱）。

关于排尿

排尿的管理和方法，有必要充分考虑损伤时间、膀胱功能、肢体 / 躯干功能和尿路感染情况。在急性脊休克期，会有因为排尿

 名词解释 肛门反射　食指放在肛门上刺激肛门黏膜会引起肛门括约肌收缩。
球囊海绵肌反射（BCR）　男性刺激龟头或女性刺激阴蒂时，肛门的括约肌收缩。

肌麻痹、膀胱无法收缩导致无法排尿的无尿时期。要根据损伤的不同阶段选择不同的排尿方法。如果为上肢功能受损，可以考虑进行膀胱造瘘术或括约肌切开术。此外，如不能自行排尿但上肢功能正常，最佳方法是自行采用清洁间歇性导尿术（CIC）。颈髓损伤患者的自行导尿术，上限为 C_6 水平功能残留，下限为 Zancolli 分级 2B-II。

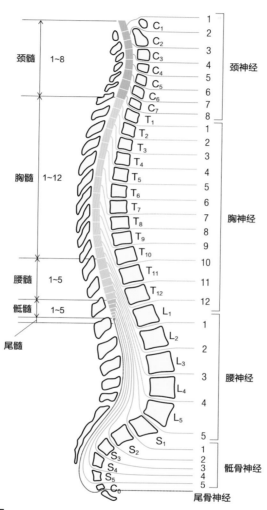

图 2.3.6 脊柱和脊髓的矢状面

表 2.3.1 根据脊髓横截面上的损伤部位区分损伤类型

类型	运动麻痹	感觉障碍
脊髓前部损伤	在受伤部位下方出现完全性运动麻痹	痛温觉障碍
脊髓后部损伤	保留有运动功能	由于触觉、振动觉和位置觉受损而导致脊髓性失调
中央型脊髓损伤	上肢瘫痪程度重于下肢，表现为痉挛性麻痹	痛温觉障碍
脊髓半侧损伤	在患侧受伤部位以下出现痉挛性瘫痪	患侧受伤部位以下的深感觉障碍及受伤部位以上的神经根障碍导致全感觉消失。患侧对面痛温觉障碍

允许连续自行排尿的"良好排尿条件"如下。

①残留尿液少于 100 mL。

②排尿时，尿道造影检查未发现肠道畸形或输尿管反流。

③未发现逼尿肌 / 外部尿道括约肌功能失调（DSD）。

如果不满足以上条件，建议进行 CIC 尿路管理。

排尿方法

• 叩击排尿（图 2.3.8）

有节奏地叩击，逐渐增强手部压力和腹压，诱导排尿反射。

• 经皮膀胱造瘘（图 2.3.9）

上肢瘫痪或意识障碍且上肢操作困难的患者可选择此方法。

可以避免前列腺炎和尿道并发症，但是引发膀胱炎的风险较高。

• 留置尿管（图 2.3.10）

留置尿管约 4 周可保持无菌，但长期使用可能会引起前列腺炎或尿道并发症。

• CIC（图 2.3.11）

为使每日尿量达到 1.5~2 L，需每日导尿 2~3 次。如可以通过手压等方法排尿，

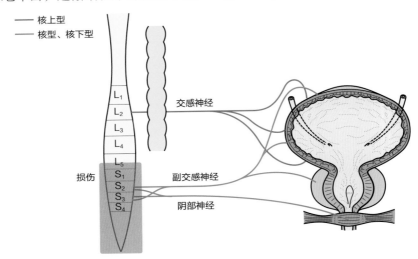

图 2.3.7　**核上型与核型、核下型的差异**

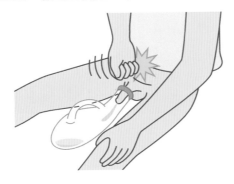

图 2.3.8　**叩击排尿**

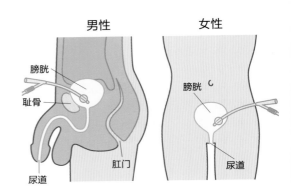

图 2.3.9　**经皮膀胱造瘘**

名词解释　逼尿肌 / 外部尿道括约肌功能失调（DSD）　在逼尿肌收缩过程中，内部和外部括约肌收缩不当或引起松弛不全的症状，大多数见于核上型脊髓损伤。

可减少导尿次数。

尿路并发症

- 泌尿道、生殖器感染：使用导管导致细菌从外部侵入泌尿道和生殖器。如果尿液残留量增多，则发病风险就会增加。如患者有尿液混浊或发热的症状，则疑似为感染。肾盂肾炎常常引起 38 ℃及以上的发热，但膀胱炎很少引起发热。

- 泌尿系结石：脊髓损伤患者中膀胱结石的发生率较高。慢性脊髓损伤患者中膀胱结石在留置尿管病例中的发生率是在间歇导尿病例中发生率的 18~20 倍。通过增加饮水量来增加尿量，减少附着在导管上的晶体，可以有效防止膀胱结石的发生。

- 痉挛性萎缩性膀胱：慢性期放置尿管会导致膀胱萎缩从而导致膀胱容量减少。膀胱萎缩会导致排尿训练效果不佳，并可引起出汗和头痛等症状。

- 尿失禁：如果不处理尿失禁，则会增加尿路感染和压疮的风险。应合理使用收集尿液的器具。

呼吸障碍

呼吸障碍是脊髓损伤，尤其是颈髓损伤患者死亡的主要原因。颈髓损伤患者会出现呼吸肌麻痹并伴有换气不全的症状。C_4 以上的完全性损伤会导致横膈膜功能不全，因此需要使用人工呼吸机。在胸髓损伤（T_{10} 以上）中，由于腹部肌群和肋间肌肌力减弱，会导致呼气和吸气量都减少（图 2.3.12）。

正常呼吸

正常吸气时胸廓的运动为：①通过抬高上部肋骨和胸骨来扩大前后径；②通过抬高下部肋骨来扩大左右径；③通过抬高第 1、2 肋和收缩隔膜扩大上胸廓下径（图 2.3.13）。

安静吸气：横膈膜（C_3~C_5）、肋间外肌（T_1~T_{11}）主动运动。安静呼气：通过胸廓弹性引起被动运动。

呼吸肌麻痹

在颈髓损伤中，颈椎上段损伤会导致膈肌功能下降，颈椎下段损伤会导致肋间外肌功能下降。

颈髓损伤患者的呼吸特征是，吸气时胸廓下陷，这是由腹肌和肋间肌麻痹造成的，呼气时为膨的隆跷跷板式呼吸（图 2.3.14）。该呼吸方式导致呼出空气流入肺上叶，使吸气效率降低。另外，痰的分泌物容易流入并潴留在肺上叶。

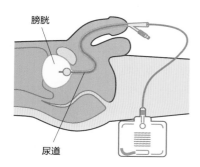

膀胱

尿道

图 2.3.10　留置尿管

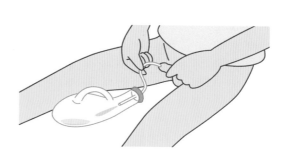

图 2.3.11　CIC

自主神经障碍，迷走神经占支配地位，因此支气管黏膜充血造成气道分泌物增多且导致气道缩窄。潴留的痰液会引起肺炎、气道阻塞和肺不张。呼吸肌包括腹部肌肉，肋间内肌麻痹导致需要强制呼气的咳嗽变得困难（表2.3.2）。此外，相比清醒时，睡眠时的换气量较低，并且通过纤毛运动来排出黏液的能力降低，因此，夜间需使用呼吸机（表2.3.3）。

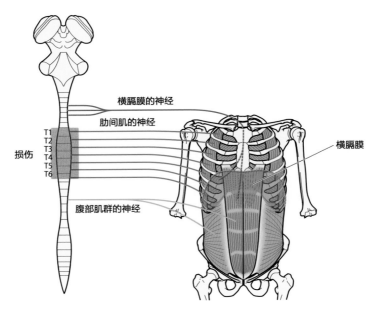

图 2.3.12　**呼吸障碍**

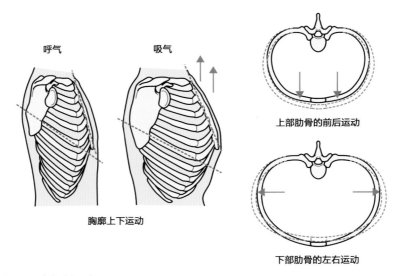

图 2.3.13　**正常呼吸时胸廓运动**

呼吸理疗

呼吸理疗包括呼吸练习（如缩唇呼吸）和排痰疗法等方法，目的是增加胸廓的活动度，促进对残存呼吸肌的有效利用。呼吸理疗的目的是使患者脱离呼吸机并改善其日常生活中呼吸困难的情况。

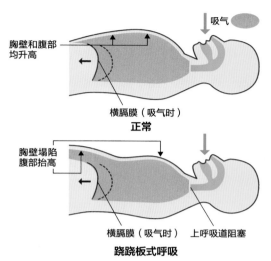

吸气

胸壁和腹部均升高

横膈膜（吸气时）

正常

胸壁塌陷腹部抬高

横膈膜（吸气时） 上呼吸道阻塞

跷跷板式呼吸

图 2.3.14　正常呼吸和跷跷板式呼吸

学习要点

颈髓损伤患者的肺活量

颈髓损伤患者的肺活量是正常人的 50%，呼气储备量减少至 20%~30%，残气量增加至 140%~190%。

表 2.3.2　参与呼吸的肌肉的支配脊髓节段和功能

肌肉	支配脊髓节段	功能
横膈膜	$C_{3\sim5}$	吸气
胸锁乳突肌	$C_{1\sim3}$	用力吸气
斜方肌	$C_{2\sim4}$	用力吸气
斜角肌	$C_{1\sim8}$	用力吸气
肋间外肌	$T_{1\sim11}$	吸气
肋间内肌	$T_{1\sim11}$	用力吸气
腹直肌	$T_{6\sim12}$	用力吸气
腹外斜肌	$T_5\sim L_1$	用力吸气
腹内斜肌	$T_7\sim L_1$	用力吸气

表 2.3.3　脊髓损伤和呼吸状态

功能残留水平	完全瘫痪	不完全瘫痪
$C_{1\sim2}$	需要长期的呼吸机管理	呼吸系统并发症发生于受伤后早期，但最终可脱机
$C_{3\sim4}$	白天脱离使用呼吸机，夜间仍需要呼吸机	
$C_{5\sim8}$	也有导致睡眠呼吸障碍的病例	

3　检查

POINT

- 脊髓损伤是一种全身性疾病，除了常规检查外还需要进行其他检查。
- 单纯 X 线片检查结果可见有轻度变形甚至骨折脱位。
- MRI 检查很重要。
- MRI 检查可以发现慢性期的病变。

检查的种类

脊髓损伤的治疗，需要对患者进行全身治疗，并且需要对各种病理性症状进行诊断。因此，需要进行多种检查。除进行血液检查、尿液检查、动脉血气分析、心电图检查、呼吸功能检查之外，X 线片、CT 和

名词解释　**缩唇呼吸**　一种呼吸练习方法，可防止气道塌陷（压扁和变窄），并使空气易于通过。闭上嘴，用鼻子吸气（约 2 秒钟），张嘴并缓慢吐气（约 4 秒）。
排痰疗法　辅助咳嗽或促进自行咳嗽，保持肺部清洁，用于治疗和预防呼吸系统并发症。
脱机　从呼吸机过渡到自主呼吸的过程。

MRI 检查都是必不可少的，特别是对判定脊柱稳定性至关重要。

对于脊髓损伤的患者，应对诊疗时怀疑损伤的脊椎部位进行X线片或CT检查。这样可以确认脊椎骨是否有损伤。另外需要进行全脊椎的检查。颈髓损伤有可能伴有其他部位的损伤。

脊髓损伤和脊椎损伤是不同的。MRI是一种非常有用的检查和诊断方法，可用于了解脊髓损伤和椎骨损伤的病理状况。

脊髓损伤，损伤部位发生出血、水肿，会引起不可逆的变化，出血部位与麻痹程度及恢复有关（图2.3.15）。

MRI 的特征

在急性脊髓损伤中，如水肿、挫伤、少量出血和坏死等变化通常在 T_1WI 上表现为低信号，在 T_2WI 上表现为高信号。一方面，在 T_1WI 上，可以清楚地观察到脊髓的形态，以及如脊柱脱位和椎间盘突出症等解剖学的变化，但是通常不会观察到髓内变化。另一方面，在 T_2WI 上，髓内出血出现低信号，而脊髓的水肿、挫伤、少量出血和坏死均表现为高信号，但无法进行病理学上的区分（图2.3.16、2.3.17）。

此外，完全性损伤且预后不良的特征性影像学表现为急性期 T_1WI 上的低信号区，这是由于出血部位的去氧血红蛋白（deoxyhemoglobin）。如果该出血部位范围较广，则可以见低信号区，但是如果出血范围很小，则很难观察到。因此，瘫痪程度较轻的不完全性损伤，因出血部位面积小而难

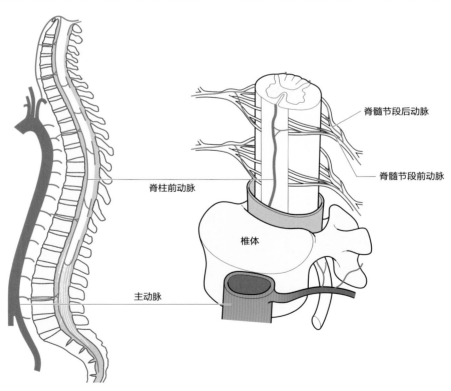

脊髓节段后动脉

脊髓节段前动脉

脊柱前动脉

椎体

主动脉

图 2.3.15　**脊髓动脉**

以被发现。此外，该低信号区会随时间延长而消失，因此，最好在损伤后尽快进行MRI检查。对于完全性损伤的患者，受伤后3天内的MRI检查结果通常会出现T₁WI上很大的低信号区。不完全性损伤中也有低信号区较小的病例，但受伤1天后的初次MRI检查结果通常不会出现低信号区。同样，T₂WI上会出现广泛的高信号区域，并与T₁WI的低信号区域一致。

如上所述，在受伤后几天内，T₁WI中的低信号区和T₂WI广泛的高信号区被认为是预后不良的标志。脊髓损伤后MRI图像会持续变化，在受伤后的几天内，无论是否出现低信号区，在损伤部位及周边部位均可见被认为是水肿的高信号区，受伤1~2周，水肿范围达到最大。如果在这个时间点，T₂高信号区仍然局限在1个椎体的范围内，通常被认为是不完全性损伤。此后，这个高信号区将逐渐缩小，受伤后1到数月，T₁WI上损伤部位可见低信号区。而同一水平的T₂WI的高信号区也会缩小。通常认为T₁WI低信号区的存在与否及其大小与瘫痪的严重程度相关。

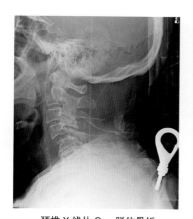

颈椎X线片C₅/₆脱位骨折

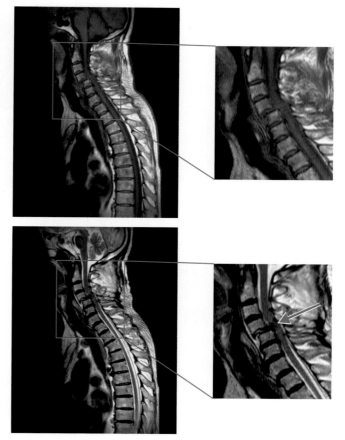

MRI（T₁WI、T₂WI），在C₅/₆水平可见脊髓压迫（——→）

图2.3.16 脊髓完全性损伤

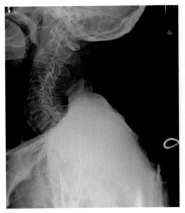

颈椎 X 线片，C_{3-4} 有后纵韧带骨化症（OPLL），$C_{4/5}$ 以下椎管受压

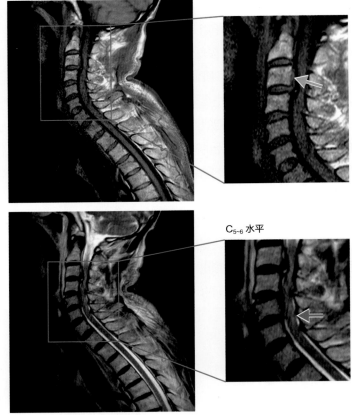

C_{5-6} 水平

MRI（T_1WI、T_2WI），C_{3-4} 的 T_1WI 中有一个板状低信号区域（——→），考虑为 OPLL。在相同水平下，颈髓受压，并且在颈髓内 C_{0-6} 水平的 T_2WI 上可见高信号（——→）（伤后 4 天）

图 2.3.17　非骨折性脊髓损伤（中央型颈髓损伤）

4　治疗

- 稳定脊柱可以改善呼吸功能，有助于及早开始康复，并可以减少肺炎等并发症。
- 如果发生与脊髓损伤程度相符合的压迫性病变或高度不稳定的病变，则需要进行脊柱外科手术。
- 脊髓损伤无法治愈。

　　治疗急性脊髓损伤，首先需要损伤处制动并保持病变的稳定，最好能卧床休息。但是，对于病变导致的多器官功能障碍，需要持续积极地进行全身管理，包括主动、被动地活动身体，并早期开始进行康复治疗。

　　由于损伤脊髓水平以下的多个器官会出

现功能障碍，因此需要患者在重症监护室进行治疗。重度颈髓损伤患者需要进行全身治疗。

呼吸障碍

颈髓损伤患者会出现呼吸肌麻痹，这会导致最大肺活量和呼气流速明显降低，副交感神经优势导致分泌物增多，腹肌和肋间肌的瘫痪则会导致咳痰困难。因此，呼吸管理至关重要。颈髓损伤患者容易发生肺炎和肺不张等并发症，有时需要进行气管插管、气管切开术或使用人工呼吸机。还需要在进行调整体位、预防压疮的同时促进痰液的排出。

循环系统障碍

急性脊髓损伤后会发生低血压。这是由创伤造成的循环血量减少和交感神经功能障碍引起的。重度颈髓损伤和高位颈髓损伤的患者常有重度心动过缓和低血压合并发生。颈髓损伤的急性期至亚急性期会发生交感神经阻滞，进而导致支配血管的交感神经活动丧失，使血管阻力明显降低。此外，心脏交感神经活动丧失会导致迷走神经占优势，引起心率明显下降。以上原因均会造成严重的低血压。

颈髓损伤中会出现体位性低血压的症状，甚至可能会导致意识丧失。从抢救搬运时就需要改善低血压。

消化系统障碍

消化系统并发症的管理也很重要。脊髓损伤患者很可能会发生麻痹性肠梗阻，由

此，肠内气体聚集引起腹部膨隆会抬高横膈膜，压迫肺部使其难以扩张（图2.3.18）。这更容易引起肺不张和肺炎等并发症。应予以禁食、禁水，通过静脉补充必要的水分，插入鼻肠管，降低肠内压力。在某些情况下也可能需要手术治疗。

骨折

在颈椎的保守治疗或开放治疗开始之前，可对颈椎病变进行颅骨牵引术。固定颈椎是为了矫正颈椎骨折、脱位，纠正或改善对位整齐，以防止脊髓损伤的进一步加重。通过矫正可解除对脊髓和神经根的压迫，并降低压力。对于开放治疗，治疗的时机、术式等均随病情程度而不同。

完全性脊髓损伤

完全性脊髓损伤的患者，在脊柱手术后并不能恢复神经功能。手术主要目的是稳定脊椎。患者进行坐下或站立的动作可改善其呼吸功能，有助于患者尽快进行康复，并减少肺炎等并发症的发生。因此，稳定脊柱至关重要。

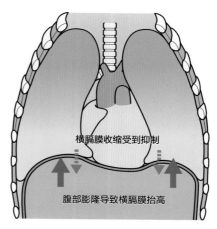

横膈膜收缩受到抑制

腹部膨隆导致横膈膜抬高

图2.3.18　麻痹性肠梗阻引起的腹部膨隆

不完全性脊髓损伤

如果保守治疗无法改善脊髓损伤的症状，或者出现神经症状恶化，并且存在与脊髓损伤水平相应的压迫性病变或高度不稳定病变，则可以通过外科手术进行减压和维稳。手术可以减少二次损伤甚至可能促进恢复。不完全性脊髓损伤也有自我恢复的可能性，目前开放治疗尚存争议。急性期进行手术很可能导致症状恶化，但是没有明确的证据表明早期手术有害。许多病例表明保守治疗可以改善症状，因此应避免不适当的手术。对于有高度脊柱不稳定压迫性病变的病例才建议早期进行手术治疗。进行早期减压和内固定，稳定不稳定的病变有助于患者早期离床进行早期康复，使患者获益。

手术包括前入路、后入路或前后两方入路的方式，根据症状选择最佳手术方式。目前，随着脊柱置入固定术的发展，早期即可进行内固定，故可以缩短术后卧床时间，使

患者获益（图 2.3.19）。早期的手术治疗可进一步减少并发症。

急性期管理要点

脊髓损伤急性期管理的关键点是早期离床和早期康复，以恢复患者独立的 ADL。发生脊髓损伤责任病变和高度不稳定病变时，应早期进行脊髓减压和脊椎固定。重要的是稳定病灶的同时进行早期离床和早期康复。目前，可以通过进行脊柱置入固定术来缩短术后卧床时间，并实现早期离床。

为了管理急性期合并损伤和并发症，须由多个科室进行团队医疗，并且各科室配合进行重症监护极为重要。另外，应通过由多个科室的医生、护士和 PT 等组成的多学科团队进行治疗。

在恢复期和慢性期，除了上述内容外，可通过治疗自主神经障碍、排尿困难、排便障碍，以及进行康复治疗来恢复 ADL 和步行。

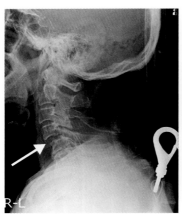

颈椎单纯 X 线片，示 $C_{4/5}$ 脱位骨折

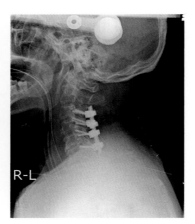

颈椎单纯 X 线片，示 $C_{4/5}$ 脱位骨折，后路减压固定，及早进行手术以稳定脊柱

图 2.3.19　不完全性脊髓损伤的手术示例

5 物理治疗评估

POINT

- 基本评估。
- 功能障碍评估。
- ADL 评估。

- 评估量表。
- 运动分析。

综合评估

在对脊髓损伤患者进行物理治疗评估时，评估项目根据损伤程度的不同而不同。发生完全性损伤时，可观察到从损伤节段到神经末梢的运动功能障碍和感觉功能障碍。由于脊髓损伤受上下运动神经元影响，因此运动障碍的表现由于损伤水平不同而不同，受上位运动神经元影响的表现为**痉挛性瘫痪**，受下位运动神经元的影响表现为**弛缓性瘫痪**。具体而言，如果损伤水平为中胸髓平面以上，表现为痉挛性瘫痪；如果损伤水平为中胸髓平面以下，则表现为弛缓性瘫痪。了解此特点后，分析患者的运动功能情况非常重要。接下来，考虑不同脊髓损伤水平可能产生的运动模式与患者实际运动之间的差异。末梢功能发生障碍，对此进行相应的物理治疗很重要。此外，当患者无法运动时，

有必要考虑患者所需的基本运动，并检查获得基本运动所需的必要功能。

在实际体格检查中，肌张力评估和深反射检查适用于痉挛性瘫痪的患者，而弛缓性瘫痪的患者则需要进行徒手肌力测试（MMT）。对患者进行体格检查时一定要注意这一点。感觉功能障碍导致损伤部以下的感觉丧失，但在损伤部附近的特征为感觉迟钝。此外，在浅感觉检查中，由于神经传导通路的差异，可以通过痛觉检查而不是触觉检查来明确受损部位。如此，了解病变程度至关重要。还应评估剩余能力，包括进行 ROM 和 MMT 测定。Frankel 分类和美国脊髓损伤协会（ASIA）功能评估量表是脊髓损伤的代表性评估量表。

从特征上说，不完全性损伤可以通过较小的外力（如跌落）来判断。上肢瘫痪的患者虽然能够步行，但往往会出现手指灵活性降低和反射性交感神经营养不良（RSD）样疼痛、感觉缺陷和肿胀。不同的损伤水平会出现不同的运动障碍，因此与完全损伤的检查一样，须根据实际情况调整检查内容。由于运动分析因情况而异，因此应从各个角度进行物理治疗的评估。

> **基础知识**
>
> **脊髓损伤（完全性损伤）瘫痪的判断**
>
> 可以通过受伤部位判断脊髓损伤（完全性损伤）瘫痪。高于中位胸髓的脊髓损伤为痉挛性瘫痪，低于中位胸髓的脊髓损伤为弛缓性瘫痪。在痉挛性瘫痪中，可观察到深反射和肌张力亢进，而在弛缓性瘫痪中，可观察到肌力降低。脊髓的受损部位不同的原因仍有许多未明之处。在中位胸髓以上的脊髓损伤中，由于病变靠近大脑，观察到的症状类似于上运动神经元疾病的症状。在中位胸髓以下的脊髓损伤中，由于病变远离大脑，观察到的症状类似于下运动神经元疾病的症状。中位胸髓的损伤部位不同症状也有所不同，所以需要对具体情况进行判断。

基本评估

通常从病历和影像学资料中收集信息。

也需要从患者本人和家属的面诊中获取书面资料中的不足部分。

一般信息

- 确认患者年龄、性别、身高、体重、职业、爱好、运动史、国籍、保险类型以及有无驾照等。了解患者总体情况，获取患者各种相关信息，有助于设定物理治疗的方案和目标。
- 确定责任医生、护士、OT 和案例工作者。与患者康复团队的成员积极交换意见，有助于患者尽早回归社会。

医疗信息

- 当前病史：受伤日期、受伤部位、手术和治疗内容、精神状况、检查结果等。
- 伴随疾病：运动障碍、感觉减退、呼吸障

碍、心血管系统障碍、体位性低血压、消化道和肠道疾病、自主神经过反射、出汗障碍、排尿排便障碍、性功能障碍等。

- 并发症：尿路感染、关节挛缩、压疮、肌萎缩、异位骨化、静脉血栓、肺炎、麻痹性肠梗阻等。在脊髓损伤中，很难出现腹腔内脏的主观症状，而且因为损伤后的压力和副交感神经优势引起的胃液分泌增加，可能会导致胃麻痹和胃穿孔。由胃穿孔引起的腹膜炎是致命的，因此需要特别注意急性并发症的发生（图 2.3.20）。由于瘫痪区域的血管收缩消失，因此瘫痪区域的肌肉失去血管泵作用很可能导致静脉血栓形成。急性颈髓损伤和胸脊髓损伤患者经常出现肺栓塞，因此需要仔细观察患者是否出现下肢肿胀的症状并应积极预防。此外，是否是因自杀导致的外伤，对患者的精神状态和对残疾的接受程度有很大的影响。此后进行物理治疗时，有必要采用相应的治疗方法。如果患者已经转移

临床应用的建议

确认有无驾照

有了驾照，可以扩大患者出院后的活动范围，这对于实现独立生活很有用。

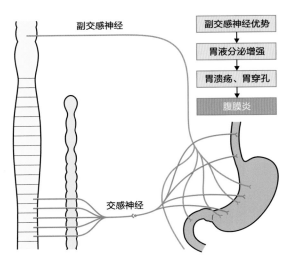

腹膜炎的机制

图 2.3.20　**腹膜炎**

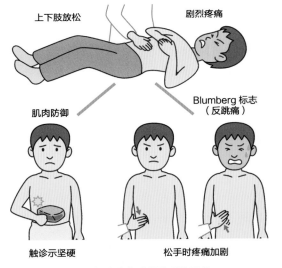

脊髓损伤患者难以发现腹膜炎

到其他医院，我们需确认来自之前医疗机构的相关信息，并努力确保患者在新医疗机构顺利进行物理治疗。

- 全身情况的确认：在日常生活和进行物理治疗期间，需及早发现患者的面部表情、皮肤状况（干燥或湿润程度）、四肢肿胀、呼吸速度和深度等的变化，需在确认患者生命体征和意识状态的同时管控风险。为此，也应事先掌握患者的意识状态、排泄状况、食欲和睡眠状态。

  颈髓 / 高位胸髓损伤患者的肺活量和潮气量会降低。患者不能完成正常人的"叹气"，因此必须注意肺不张和肺炎的情况。

  自主神经反射亢进会导致头痛、出汗、皮肤潮红、鼻塞、汗毛直立（鸡皮疙瘩）和血压升高。血压的持续升高可能导致脑出血进而危及生命，因此需尽早排除导致自主神经反射亢进的因素。

- 既往史：糖尿病会导致压疮和外伤的延迟愈合。呼吸系统疾病和缺血性心脏病会增加运动负荷时的风险。因此，须事先准确了解患者受伤前的疾病和障碍情况，既往病史会阻碍 ADL 独立。

社会信息

- 家庭环境：通过确认患者的家庭结构、家庭角色及患者与家庭成员的关系来确定护理的关键人物。

- 社会环境：对于已经工作的患者，须确认

患者在职业经历中从事的具体工作内容，与其他康复小组成员讨论如重返工作岗位或更换工作的必要性，并制订具体的物理治疗方法。对正在上学的患者，须具体确认患者在什么地方的什么环境中上课，并探讨可以实现早期出院的物理治疗、需要学校配合的具体内容，以及如何灵活利用社会资源。

- 居住环境：了解患者居住房屋是租赁房还是自购房，是公寓还是独立式房屋，以及房屋格局草图，以确认是否可以进行环境调整。须结合患者的预后及房屋的结构，并探讨需要改修的部分或方法。通过检查患者房屋外部和周围道路的情况、斜坡和公共交通设施等，可以更容易以患者早期出院为目标制订有利于恢复和改善身体功能和运动能力的治疗方案，并探讨如何利用社会资源。在某些情况下，可能需要患者搬家。

功能障碍评估

脊髓损伤的主要症状是运动障碍和感觉障碍，本节对其基本评估进行讲解。

运动障碍评估

■肌力检查

肌收缩时产生的张力（肌力）决定了人身体的运动功能。肌肉收缩可以实现躯干和四肢的运动，肌肉收缩是由脊髓中的 α 运动神经元的兴奋引起的。控制每块肌肉的 α 运动神经元位于跨越 2~3 个脊髓节段的脊髓前角的特定位置，因此可以从脊髓损伤患者的肌肉力量测试结果中确定大致的脊髓损伤水平，进而预测可以获得的 ADL。

临床建议

了解伴随疾病和并发症很重要

伴随疾病和并发症往往会阻碍物理治疗的顺利进行，因此有必要对其充分了解。

在临床上，MMT 用于评估肌力，但是 MMT 不能判断单个肌肉的力量，而是判断由几个肌肉群收缩产生的单个关节扭矩的力量。因此，在进行 MMT 时，应了解并确定哪块肌肉施加了关节扭矩。为此，了解相关肌肉的关节运动，通过解剖学知识判断是否可以通过视诊或触诊识别到收缩。例如，在 Zancolli 分级表中，为了判断一个脊髓节段参与的具体的肌肉收缩并预测可获得的 ADL，须充分了解并能够正确实施 MMT（图 2.3.21），固定身体部分（肌肉的起始侧），以充分发挥单一关节的扭矩作用。另外，由于无法充分固定躯干和下肢，以及坐姿不稳定，脊髓损伤患者难以发挥上肢的肌肉力量。在这种情况下，患者可采用仰卧位或固定身体来进行 MMT。

此外，MMT 检查结果不仅会受到主动肌肌力的影响，而且还会受到后述的肌肉挛缩的影响，而拮抗肌的痉挛也会干扰关节运动。

肌力检查目的不只是评估受损的脊髓节段。在物理治疗中使用肌力检查，可以评估残存肌力并获得 ADL。

■肌张力检查

对于脊髓损伤的患者，脱离**脊休克**后多发**痉挛**，**不完全损伤比完全损伤更易发生痉挛**。痉挛这种运动障碍的特征是，腱反射亢进伴有速度依赖性张力性反射亢进，痉挛导

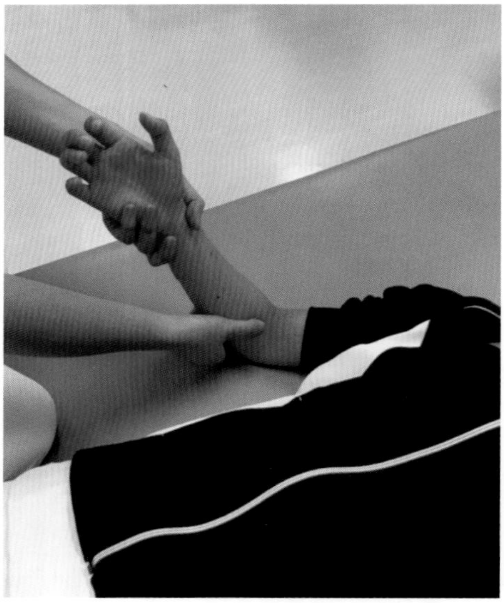

例如，当最低功能的节段为 C₆ 时，在 Zancolli 分级中，根据腕关节背屈的肌肉强度将其大致分为 A 或 B。当腕关节的背屈强度足够并且被确定为 B 时，根据旋内肌，桡侧腕屈肌和肱三头肌是否起作用将其进一步分级为 I 至 III。当三个肌肉中没有一个起作用时，将其判断为 I；当仅旋内肌起作用时，将其判断为 II；当三个肌肉都起作用时，将其判断为 III。在该图中，确认了在口头指示前臂朝前运动之后是否发生了运动，以及是否能够感知到作为其主动肌的前臂肌的收缩。确认该方式，要求具备功能解剖学和触诊的知识

图 2.3.21　确认肌肉功能

关节扭矩

当关节以旋转轴为中心旋转时，使关节旋转的力的作用称为关节扭矩或关节力矩。如图 2.3.22 所示，肘关节屈曲的 MMT 的示例中，关节扭矩是以尺骨关节为中心，前臂（包括手）按顺时针旋转的力的作用。在前臂的远侧部位，以尺骨关节为中心，前臂通过肱二头肌、肱肌和肱桡肌的收缩产生逆时针旋转力。以此，MMT 可以评估关节扭矩的大小，但无法评估单个肌肉的肌力。关节扭矩是杠杆臂的长度（从肘关节到阻力部位的长度）与阻力大小的乘积，单位为 N·m。

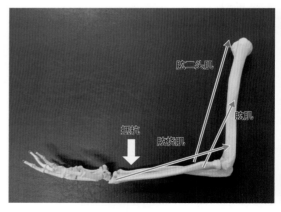

肱二头肌

肱肌

抵抗

肱桡肌

图 2.3.22　肌张力和关节扭矩

致身体难以移动，关节固定肢体位置易导致挛缩和畸形，还会引起疼痛。另外，由于痉挛，机械应力施加在肌肉和骨骼上，故其也具有一定的优点，如预防萎缩作用和关节支撑性。评估痉挛的方法如下所示。

- 被动运动测试：评估痉挛的代表性方法是，使用改良 Ashworth 量表（MAS）进行被动运动测试（表 2.3.4）。

  评估时，被动运动的速度很重要。由于阻力具有牵张反射的反射要素，以及基于肌肉、关节弹性的非反射要素，因此需通过改变被动运动的速度（角速度）观察引起肌张力的原因。痉挛时可观察到速度依赖性肌张力，因此，与缓慢拉伸肌肉相比，快速牵拉肌肉时阻力会增加。另外，如果牵拉速度慢且阻力朝着最终运动范围逐渐增加，则与非反射要素相关，并且可能会出现痉挛。

  此外，通过被动运动进行肌张力测试时，掌握功能解剖学知识非常重要，如判断是否可以牵拉被检查的肌肉等。

- 深反射（DTR）：DTR 是一种肌肉牵张反射。在脊休克期，DTR 消失，但是随着恢复当患者发生痉挛时，DTR 亢进。另外，DTR 与肌力检查一样，通过被测肌肉的支配脊髓节段，可以大致掌握损伤位置。

■ROM 检查

高位脊髓损伤导致残存肌肉和瘫痪肌肉之间的肌张力失衡，而且痉挛易引起特殊的关节挛缩和畸形。 ROM 练习对于预防肌张力失衡和关节挛缩畸形很重要，而 ROM 检查对于判断结果至关重要。进行 ROM 检查时要注意以下几点。急性期：①因肌张力低下和感觉障碍，需避免增加关节负荷；②颈髓损伤导致肩关节屈曲及外展达 90°，髋关节屈曲可达到 90°。恢复期：①痉挛和疼痛导致可活动区域受限，因此应谨慎地进行缓慢运动；②感觉障碍的部位因难以察觉针节运动增加的负荷，操作时需要小心。例如，颈髓损伤的患者因肩胛骨内收肌群痉挛，在抬肩过程中可能无法顺利进行肩关节外展和上旋动作，可能会导致肩关节负荷增加，需特别注意。（图 2.3.23）。

如"肌力检查"一项所述，由于从受伤部位可以预测可获得的 ADL，因此 ROM 检查对于了解患者是否具有获取运动所需的 ROM 至关重要。

感觉检查

感觉是控制随意运动的传入信息，在日常生活中很重要。通过浅感觉检查可以定位皮节（dermatome），从而辅助诊断脊髓损伤的节段。此时利用的感觉是痛觉，从受

表 2.3.4　**MAS**

0 级：无肌张力的增加
1 级：肌张力略微增加，在关节活动范围之末出现突然卡住，然后释放或出现最小的阻力
1⁺ 级：肌张力轻度增加，在关节活动范围（1/2 内）突然卡住，并出现阻力
2 级：通过关节活动的（近乎）全部范围时，肌张力明显增加，但仍较容易实现被动运动
3 级：肌张力严重增高，被动运动困难
4 级：无法活动

损区域向剩余区域进行检查。与痛觉皮节相比，触觉皮节具有更大的重叠区域，因此通过使用痛觉检查更容易确定脊髓损伤的节段。应该注意的是，在受损部位和其余部位之间的边界处存在大约一个脊髓节段的感觉迟钝带或感觉过敏带。

进行其他浅感觉检查以了解残存部位的其他感觉功能是否减退。感觉迟钝和缺失部位容易引起压疮。需要注意的是，在日常生活中患者也很容易受伤（发生烫伤）。

从检查结果中获取会影响运动功能的关

补充

形态检查

尤其是通过定期检查周长，除了可以掌握患者肌肉肥大/萎缩的程度，还可以确认水肿/肿胀的程度。此外，根据吸气和呼气时的胸围计算出胸围扩张差异，胸围扩张差异可以判断胸廓的柔韧性和呼吸状态。但是，肌肉状况和水肿等需通过触诊判断，判断结果也仅为了解其程度做参考。

节感觉、运动感觉之类的深感觉信息也很重要。

此外，对于不完全瘫痪的患者，可以基于深浅感觉检查的结果，根据脊髓横断面中的传导路径的位置（图 2.3.24）来推测受损部位。

ADL 评估

在医院进行急性期的治疗后向康复医院转院的过程中康复团队应对脊髓损伤患者进行初次评估，并对患者机体功能障碍进行定期评估。因此，进行详细准确的 ADL 评估十分必要。

在脊髓不完全损伤中，损伤水平与 ADL 之间的相关性较低。但是，在脊髓完全性损伤的情况下，可以达到的 ADL 水平由残存脊髓节段所决定（表 2.3.5）。例

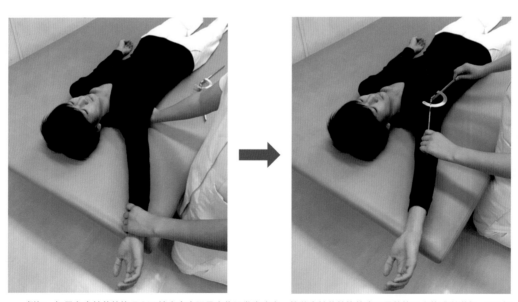

例如，如果在肩关节外旋 ROM 检查中肩胛骨内收肌发生痉挛，使随肩关节外旋的肩胛骨外旋及上旋难以进行，PT 仅协助患者进行上肢被动使旋肩关节外旋，这会使肩胛上关节增加负荷。因此，首先需缓慢地进行被动肩胛骨外旋运动，不增加与痉挛相关的肌肉张力，然后在肩关节外旋时，用手引导肩胛骨外旋和上旋，必须在确定 ROM 的最终活动区域后进行检查

图 2.3.23　保护关节运动

如，在 C_8 或更低节段的脊髓水平损伤中，大多数患者具有独立的 ADL；但在 C_5 水平损伤，则需要协助患者转移和导尿。另一方面，由于受并发症的影响，即使相同程度的残疾也可能偏离实际的 ADL（表 2.3.6）。这种差异可以分为个人因素和其他因素。即使在相同的神经系统功能水平下，年轻人的 ADL 也常常比中年人好。痉挛和合并损伤也可能制约了 ADL 评估，其结果可能因接受治疗的设施是否具有脊髓损伤诊疗的知识或经验而异。

ADL 评估标准

与其他疾病类似，脊髓损伤也曾用 Barthel 指数（BI）和功能独立性评估表（FIM）作为 ADL 的评估标准。但是，这些评估标准中没有专门针对脊髓损伤的必要评估项目（如俯卧撑动作和减压动作）。因此，对于脊髓损伤患者，这些评估表不能充分地评估脊髓损伤节段和功能变化所引起的

重要差异。

脊髓损伤独立性评估（SCIM）（表 2.3.7）是作为针对脊髓损伤的能力评估量表。SCIM 包括 3 个部分：自我护理（0~20 分）、呼吸和排泄管理（0~40 分）、移动（0~40 分）。移动进一步分为"移动（室内和厕所）"和"移动（室内和室外）"2 个部分。共包含 17 个运动项目，总分 0~100 分。在脊髓损伤患者中，影响到日常生活的认知功能障碍较为少见，所以去除了 FIM 之类的认知项目评估。

评估标准

完全 / 不完全性损伤的判断

在脊髓损伤的急性期，低于损伤水平的所有脊髓反射暂时消失的状态被称为"脊休克"。一般而言，脊休克期结束时会出现球海绵体反射（S_2~S_4）、肛门周围感觉缺失（S_4~S_5）及肛门括约肌无法收缩的情况，这被认为是完全性瘫痪。如果以上症状中的任何一项功能正常，则可认为是不完全性损伤，可以期待瘫痪症状改善。

ASIA 功能障碍评估

现在国际上广泛应用 ASIA 编制的脊髓损伤障碍评估表，其评估步骤如下。

- 使用关键肌肉（key muscles）的运动功能评分：上肢的 C_5 肘屈肌、C_6 腕背屈肌、C_7 肘伸肌、C_8 中指屈肌、T_1 小指外展肌，下肢的 L_2 髋关节屈肌、L_3 膝关节伸肌、下肢 L_4 足背屈肌、L_5 趾长伸肌和 S_1 跖屈肌，共 10 个肌肉组的 MMT 以 0~5 分为 6 级进行评估，并分别记录左右侧。

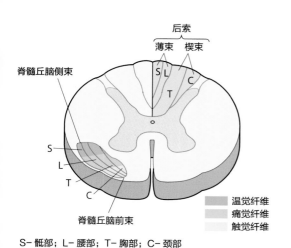

后索
薄束　楔束

脊髓丘脑侧束

脊髓丘脑前束

温觉纤维
痛觉纤维
触觉纤维

S- 骶部；L- 腰部；T- 胸部；C- 颈部

图 2.3.24　脊髓上行通路的定位

 **球海绵体反射** 当手指插入肛门时，男性龟头（女性阴蒂）被摩擦或按压时，肛门括约肌会收缩。

表 2.3.5　完全性损伤的神经学的损伤部位和 ADL

脊髓节段	主要肌肉群	可能的运动	可能的活动	必需设备、自助设备、轮椅
C₃ 以上	面部肌肉 / 舌头 胸锁乳突肌 斜方肌 颈椎旁肌肉	颈部屈伸、旋转 肩胛骨上举	通过环境控制装置或画笔等传达意思 通过头部 / 下颌控制的电动轮椅移动	呼吸机 吸引器 画笔 环境控制装置 通过头部 / 下颌控制的电动轮椅 看护用轮椅 升降机
C₄	横膈膜	呼吸	呼吸 / 对话 通过头部 / 下颌控制的电动轮椅移动	画笔、环境控制装置、通过头部 / 下颌控制的电动轮椅、看护用轮椅
C₅	三角肌 肱二头肌 肱肌 桡骨肌	肩膀屈曲 / 伸展 / 外旋 肘关节屈曲	进食、整理仪容 在平地驱动普通轮椅	带橡胶涂层　带旋钮 带口袋 背夹板 普通轮椅 （配备手轮圈） 电动轮椅
C₆	桡侧腕伸肌	腕关节背伸	更衣、清洗上身、（男性）自行导尿、在同等高度间移乘、使用特殊便器排便、驾驶汽车	万能袖带 各种支撑物 普通轮椅（必要时需配备手轮圈）
C₇	肱三头肌 桡侧屈腕肌 指伸肌	肘关节伸展 手关节屈曲 MP 关节伸展	俯卧撑、在不同高度间移乘、在台阶和斜坡上驱动轮椅、在坐便上排便，清洗身体	转接板 改装车
C₈~T₁	指屈肌 手内在肌	手指屈曲 手指精细运动	使用普通轮椅实现 ADL 自立	普通轮椅
T₁₂	腹肌群 胸椎部背部肌群	骨盆抬高	使用下肢长支具和助行器行走	下肢长支具、助行器 普通轮椅
L₃~₄	股四头肌	膝关节伸展	用下肢短支具和拐杖走路	下肢短支具、拐杖、助行器、普通轮椅

- 感觉功能评分：C_2~S_{4-5} 的 28 个脊髓节段的触觉（light touch）和痛觉（pin touch），丧失计 0 分，迟钝或过敏计 1 分，正常计 2 分，并分别记录左右侧。
- 功能残余水平：残存运动功能的水平为关

键肌肉（key muscle）的肌力在 MMT 3 以上的最低位脊髓（前提为紧邻其上方的脊髓节段所支配的肌力为 MMT 5），并分别记录左右侧。残余感觉功能水平需分别记录左右侧触觉和痛觉两者正常的最低位皮肤脊髓节段。
- 需确定是完全性损伤还是不完全性损伤。

表 2.3.6　影响功能目标的因素

- 神经系统瘫痪的程度和严重程度
- 体型
- 脊柱的柔韧性、四肢关节的活动性和挛缩
- 痉挛
- 合并损伤
- 年龄 / 性别
- 心理状况
- 康复设施的特点和功能
- 时间经过
- 其他

基础知识

什么是脑机接口（brain machine interface）

脑机接口是指通过计算机，利用如脑波和脑血流等生物信号的变化来操作机器的技术。例如，即使是高度颈椎脊髓损伤导致四肢完全瘫痪的患者，也可以通过唤起握住手或移动脚的图像来降低脑波振幅。此变化被称为事件相关去同步化（ERD）。目前，利用该信号变化控制开关进行移动电动轮椅的研究已经开展。

表 2.3.7　SCIM 概述

评估范围	评估内容	选择指数	分数范围
自我护理	1　进食	4	0~3
	2A　洗澡（上半身）	4	0~3
	2B　洗澡（下半身）	4	0~3
	3A　更衣（上半身）	5	0~4
	3B　更衣（下半身）	5	0~4
	4　整理容貌	4	0~3
小计			20
呼吸和排泄管理	5　呼吸	6	0~10
	6　排尿管理	7	0~15
	7　排便管理	4	0~10
	8　使用厕所	5	0~5
小计			40
移动（室内和厕所）	9　床上运动和预防褥疮	4	0~6
	10　移动：床－轮椅	3	0~2
	11　移动：轮椅－厕所 / 浴室	3	0~2
移动（室内和室外）	12　室内的移动	9	0~8
	13　合计移动距离（10~100 m）	9	0~8
	14　室外的移动（100 m 以上）	9	0~8
	15　上下楼梯	4	0~3
	16　移乘：轮椅－车	3	0~2
	17　移乘：床－轮椅	2	0~1
小计			40
合计			100

注：其特点是重点放在呼吸和排泄的得分上，而且详细划分运动内容。

- ASIA 分级：表 2.3.8 所示的 5 分制功能障碍严重程度量表。

Frankel 分级

Frankel 分级是 1969 年报道的第一种评估脊髓损伤功能的方法。此分级大致分为完全性损伤（A）和不完全性损伤，并且不完全性损伤又分为 B~D 3 个等级（表 2.3.8）。至今，Frankel 分级仍在被广泛使用，并且之后的 ASIA 分级也是基于该分级。

Zancolli 分级

此分级法侧重于评估颈髓损伤引起的上肢瘫痪和手指的残余功能。根据残余功能，将 $C_{5\sim8}$ 4 个组分为 A 级和 B 级，将残余脊髓节段 C_6 的 B 级细分为 3 个亚级（表 2.3.9）。需注意"手腕部可以伸展"被划分在 C_6 节段中。

皮节要点 学习要点

须牢记 C_6 拇指，C_7 中指，C_8 小指，T_4 乳头高度，T_{10} 肚脐高度，L_1 腹股沟位置，L_2 大腿前面，L_4 大腿下内侧（图 2.3.25）。

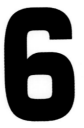

用左手的拇指和示指画一个圆，它看起来像数字 6，这样可以记住拇指侧是 C_6。

图 2.3.25　如何用手指记住皮节

实践　临床应用的建议

Zancolli 分级

Zancolli 分级是作为骨外科进行上肢功能重建术的指标而被作成的。因此，Zancolli 评估无须与 ADL 挂钩。C_6 的 B 级之所以被细分，是因为该组的患者数量较多，重建术的对象集中在该组。Zancolli 分级不仅可以评估 ASIA 无法评估的详细上肢功能，而且 C_6B 级的肌力评估中还包括肱三头肌。须了解 Zancolli 分级与 ASIA 分级的差别且合理使用这两种方法。

表 2.3.8　Frankel 分级和 ASIA 分级的对比

Frankel 分级	
A 级（complete）	在损伤平面以下完全丧失运动和感觉功能
B 级（sensory only）	在损伤平面以下完全丧失运动功能，仅存一定程度的感觉
C 级（motor useless）	在损伤平面以下仅存一定程度的运动功能，但无实用性功能
D 级（motor useful）	在损伤平面以下保留实用性运动功能，多数病例可行走
E 级（recovery）	无神经系统症状（运动、感觉、括约肌障碍）。可有病理反射
ASIA 分级，可看作是 Frankel 分级的修订版	
A 级（complete）	$S_4\sim S_5$ 区域完全丧失运动和感觉功能
B 级（incomplete）	在神经损伤平面以下完全丧失运动功能，$S_4\sim S_5$ 存在感觉功能
C 级（incomplete）	在神经损伤平面以下保留运动功能，瘫痪区域一半以上的 key muscle 的肌力小于 3/5
D 级（incomplete）	在神经损伤平面以下保留运动功能，瘫痪区域一半以上的 key muscle 的肌力大于 3/5
E 级（normal）	运动和感觉功能正常

表 2.3.9　Zancolli 分级

最低的功能性脊髓节段	保留的运动功能	分级		表现
C_5	肱二头肌 臂肌	A		肱肌（−）
		B		肱桡骨肌（−）
C_6	长 / 短桡侧腕伸肌	A	手腕可以伸展	
		B	用力伸展	①旋内肌（−），桡侧腕屈肌（−），肱三头肌（−） ②旋内肌（+），桡侧腕屈肌（−），肱三头肌（−） ③旋内肌（+），桡侧腕屈肌（+），肱三头肌（+）
C_7	指总伸肌 小指伸肌 尺骨腕侧伸肌	A		尺侧手指完全伸展，桡侧和拇指瘫痪
		B		所有手指完全伸展，拇指可轻微伸展
C_8	指深屈肌 示指固有伸肌 拇长伸肌 尺侧腕屈肌	A		尺侧完全屈曲，桡侧和拇指不完全屈曲，拇指可以伸展
		B	所有手指完 全屈曲 固有肌瘫痪	①指浅屈肌（−） ②指浅屈肌（+）

动作分析

根据损伤程度判断是否能完成动作

完全性损伤时，损伤部位以下的运动功能会瘫痪。C_4 水平为斜方肌或横膈膜，C_5 水平为三角肌、肱二头肌，C_6 水平为胸大肌、桡侧腕伸肌，必须确认残余肌肉是否能进行动作。颈髓损伤时，可推测为四肢瘫痪。另外，由于 T_12 支配腹肌和腰背部肌群，受损时会出现截瘫。

各损伤脊髓节段的运动分析项目（表 2.3.10）

- C_4 水平残存状态是指仍保持有斜方肌和横膈膜功能的状态。对于 C_4 水平以上的损伤，有必要考虑在护理人员完全辅助下，患者在坐位或卧位时可以做什么。特别是高位颈髓损伤患者，自主活动高度受限，ADL 受到极大限制。因此，需要考虑患者心理方面的情况。

- C_5 水平残存状态指三角肌和肱二头肌仍残存功能，因此，患者可以使用自助设备刷牙，并使用操纵杆操作电动轮椅。也可以考虑使用弹簧平衡器来进食。需与评估全部生活状况的 OT 一起进行评估。

- C_6 水平残存是指，患者可以进行睡觉翻身等活动（图 2.3.26），并使用床栏或绳

表 2.3.10　就损伤水平分析主要动作

损伤水平	保留的主要肌肉	进行分析的代表性动作
C_4	斜方肌、横膈膜	斜躺轮椅
C_5	三角肌、肱二头肌	刷牙、进食、操控电动轮椅
C_6	胸大肌、桡侧腕伸肌	翻身、起身、向前移乘
C_7	肱三头肌、桡侧腕屈肌	横向移动、开车
C_8~T_1	手指屈指、手部肌肉	操作轮椅、对指
T_6	上部肋间肌、上部背部肌群	通过佩戴带骨盆带的下肢长支具并拄拐步行
T_12	腹肌、胸椎部背肌	通过佩戴下肢长支具并拄拐步行，站立
L_4	股四头肌	通过佩戴下肢短支具并使用 T 形拐杖步行

索辅助起床。在这种情况下，通常将其定义为有条件独立性，与完全独立区分开。尽管可以不使用任何东西练习站立，但需注意，由于患者**肱三头肌瘫痪**，不能通过肘关节伸展进行俯卧撑。另外，**转移到轮椅上时可选择前方转移**。可以自主驱动轮椅，但难以转移到马桶座位上，男性如果可以进行自主导尿动作，则可以对其进行评估。

- 在 C_7 水平残存是指，肱三头肌功能得以残存，因此使用肘部伸展从轮椅到床的**横向移动动作**是一个分析点。可以通过修改部分汽车驾驶系统来达到回归社会生活。

- C_8 水平残存是指，可以使用**轮椅进行所有运动**。如果前轮抬起（脚刹抬起），则

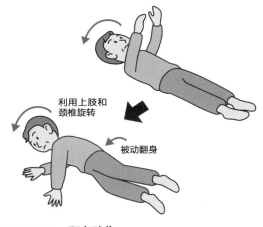

利用上肢和颈椎旋转

被动翻身

图 2.3.26　翻身动作

　临床建议

临床动作分析实践

　　对于脊髓损伤患者，应注意其残存功能，并理性构建该残存功能的作用。

　　尤其是高位损伤，虽然有残余肌肉，但这部分的肌肉是部分瘫痪还是正常的肌肉，则须通过握力或抓力的强弱及是否出现代偿动作来判断。

损伤程度可能低于此水平。可将室外生活中自行跨越有高低差的路段作为评估项目。$C_8 \sim C_1$ 水平的损伤，手指的屈肌群和手掌肌肉功能通常得以保留。一般来说，T_1 支配手指的内收、外展和对指动作，因此可与 T_2 及以下水平的截瘫相区分。T_5 水平以上的运动分析中应注意独立性低血压。

- 在 T_6 水平残存是指，上部肋间肌和背部上部肌群的功能得以保留，因此可以维持躯干的稳定性，可以使用**拐杖辅助步行**。基于观察来进行步行分析。在 T_6 水平，腹肌和胸髓部背部肌肉都处于瘫痪状态，因此可以评估患者在坐姿时使用双杠和扶手的站立运动，使用骨盆带矫正器维持站立的姿势（图 2.3.27）及步行情况。

- 在 T_{12} 水平残存是指，腹肌和胸背部肌群

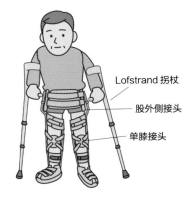

Lofstrand 拐杖

股外侧接头

单膝接头

图 2.3.27　带骨盆带的下肢长矫形器

看似相同但略有差异的分级　学习要点

　　Zancolli 分级和美国脊髓损伤协会（ASIA）评估表之间的肱三头肌分级有所不同。在 Zancolli 分级中肱三头肌被分级为 C_6B3 级，在 ASIA 分级中被分为 C_7 级。通常，如果未在 Zancolli 分级中列出，则参照 ASIA 分级。

功能得以保留。即使不使用骨盆带，也可使用长腿矫形器和拐杖行走，行走分析非常实用。

- 在 L_4 水平股四头肌功能得以保留，膝关节可以伸展。是否可以使用短腿矫形器代替长腿矫形器是区分的重点，可以考虑使用拐杖辅助步行。

6　物理治疗

POINT

- 急性期的物理治疗。
- 恢复期的物理治疗。
- 恢复期的基础动作练习。
- 改善生活功能并参加社会活动。
- 不完全性损伤的物理治疗。
- 脊髓损伤并发症。
- 电刺激疗法。
- 矫形器、辅助工具的适用范围。

急性期的物理治疗

全身管理和早期离床

　　脊髓损伤急性期物理治疗最重要的点在于尽早获得 ADL，**预防并发症**，在充分进行风险管理的前提下进行**早期离床、早期康复**。

　　但是，如果发生骨折或脱位，将优先进行侵入性内固定术，并且在确保脊柱稳定后才能离床。在防止继发性损伤扩大的同时，促进早期离床，积极进行自主运动和被动运动可以缩短卧床时间（图 2.3.28）。

　　离床时，有必要注意患者生命体征的变化，例如血压、心电图和 SpO_2。尤其注意**脊休克**（指当引起严重的脊髓损伤时所有脊髓反射都暂时丧失的状态），并且注意心动过缓、低血压和体温过低等。通常持续 24 小时到几周，其易发生在高位颈髓损伤和严重脊髓损伤的患者中。此外，由于离开床时静脉回流量减少，可能会引发体位性低血压，并且在某些情况下，可能会出现晕厥，因此需要进行严格的风险管理。持续的低血压可能导致脊髓血流减少和灌注减少，从而可能引起继发性损伤。推荐将平均血压保持在 85～90 mmHg，应咨询医生有关使用升压药物的建议，并使用弹力袜和腹带以防止体位性低血压。徒手按压腹部以增加腹部压力也有效。

　　在 T_{5-6} 及以上的脊髓损伤中，离床时可能会发生自主神经过反射。交感神经系统

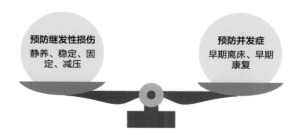

图 2.3.28　预防继发性损伤和预防并发症的平衡

异常反射是由低于损伤水平的刺激引起的（膀胱充满尿液、便秘、压疮等），会导致阵发性高血压、出汗、头痛、颜面潮红、心动过缓、鼻塞、恶心/呕吐、胸闷等。由于阵发性高血压有引发脑出血的风险，因此，如发生交感神经系统异常反射应停止离床、运动治疗，并尽快消除病因、触发因素（排尿/排便等）。

如果可以通过侵入性治疗使脊柱保持稳定，则患者不需要卧床，可以在密切监测循环系统的基础上开始离床。从高坐卧位、端坐位到轮椅坐位，逐步减少卧床时间。当循环系统不稳定时，使用躺式轮椅或倾斜轮椅可以更轻松地应对血压下降。并可以期待尽快改用普通轮椅。由于使用普通轮椅要求患者保有躯干功能、颈部功能、平衡功能等，因此早日习惯普通轮椅有助于增强身体功能。

人工呼吸机辅助呼吸，在颈髓损伤病例中并不少见，这并不影响患者离床。颈髓损伤的患者保持长坐位平衡以及进行俯卧撑运动会有助于 ADL 的恢复，因此需重点进行。患者使用配备电池的人工呼吸机，可以提早离开病房，前往大厅和室外等，有利于改善活动环境。

即使无法确保足够的坐姿，也可以开始站立练习。使用起立床、站立台或站立辅助设备进行站立位耐力锻炼时，必须注意低血压，并准备好在低血压时可以安全低头并保持安全姿势（图 2.3.29）。

鼓励患者积极离床，早期开始使用通讯设备。四肢瘫痪或气管切开辅助呼吸时，患者自我表达能力受到明显限制，并且可能会出现精神不稳定、谵妄等症状。建立一个可以最大限度利用上肢的轻微动作，利用呼吸和眨眼来交流的环境对急性期康复很重要。

良肢位摆放及体位转换

适宜的体位取决于不同目的。在受伤后的急性期，卧床时间长容易出现压疮。压疮的预防非常重要，因为一旦发生压疮，就会严重影响离床和锻炼身体。为了保持良肢位以防止压疮，应注意以下几点：①较大的接触面积；②稳定的姿势；③每 2 小时改变一次体位；④使用人体压力分散床垫；⑤注意压疮好发部位的减压。可以采用向左或向右30°的侧卧位，在各大关节中间放入垫子。如果抬起头部时，髋关节位置和床的弯曲位置发生偏移，会给骶骨一个摩擦力。因此，需确保身体充分移动到头侧，先抬高下肢，然后抬起头部（图 2.3.30）。衣服的褶皱和拉伸变形会使患者感觉不舒服，需用手检查确认。

在坐姿中，如果臀部出现感觉障碍，

临床建议

起立床

在患者由于瘫痪等而不能自助站立的情况下，可以使用起立床进行被动站立。使患者仰卧，将其小腿、大腿、躯干分别用安全带固定在床上后，设定倾斜角度。起立床在临床上应用广泛，既可以用于通过改变脚部角度利用自重进行踝关节背伸，又可以在改变左右脚的高度时单脚免负荷站立，还可以通过调整起立床的倾斜角度来详细调节下肢的负荷。在 T_{5-6} 水平以上的脊髓损伤中，交感神经障碍造成无法提高末梢血管阻力，进而使下肢至心脏的静脉回流量减少，其结果是容易发生低血压的症状。在用起立床练习站立时，需经常测量血压，并佩戴心率监护仪以监测心率变化并预防心律不齐。

则必须使用 ROHO 坐垫等人体压力分散坐垫。使用坐垫时臀部应坐得足够深，以免坐在骶骨中。使用软垫或类似物品支撑肘部可保持良好姿势。

近年来，医疗设备相关性压伤事件备受关注。弹力袜、侵入性空气压缩装置、导尿管、颈部矫形器和无创正压通气（NPPV）面罩等可能会压迫患者皮肤并造成创伤。必须密切观察患者。

姿势和皮肤状况，并考虑使用垫子之类

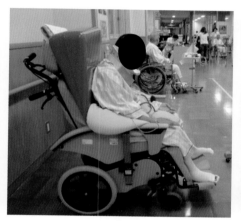
斜躺轮椅

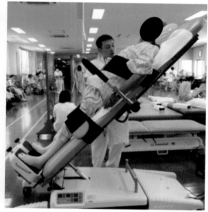
起立床

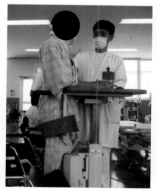
站立台

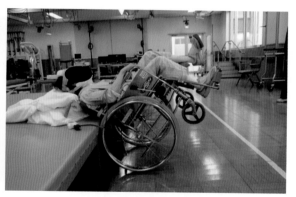
坐轮椅时体位性低血压的对应处理

图 2.3.29　**早期离床**

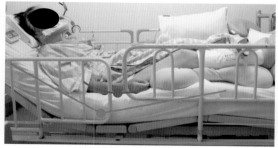
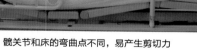
髋关节和床的弯曲点不同，易产生剪切力

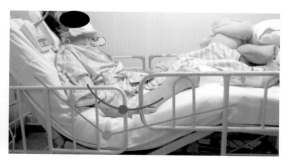
正确的抬头方法

图 2.3.30　**抬头方法**

的缓冲材料。

呼吸的物理治疗

在脊髓损伤中，呼吸肌麻痹取决于损伤的水平和程度。由于横膈膜（$C_3 \sim C_5$ 支配）承担安静吸气运动的 65%，因此，吸气肌麻痹发生在 C_5 或更高的脊髓损伤水平，强制导致肺活量下降。安静呼气是由肺的弹性回缩被动发生的，而咳嗽则需要腹直肌、腹内斜肌、腹外斜肌、腹横肌和肋间肌等肌肉的配合，这些肌肉主要由胸腰段脊髓节段支配。因此，当发生颈髓损伤时，咳嗽、咳痰会变困难。此外，由于交感神经与脊髓平行，因此 $T_{5 \sim 6}$ 以上水平的脊髓损伤会导致交感神经更易受损，相对的副交感神经则占优势，导致气管内分泌物增多。

在脊髓损伤后几天内的急性期，不仅会出现呼吸肌麻痹、疲劳、反常呼吸会导致患者用力呼吸、肺不张、气道分泌物增多和潴留等，进而导致呼吸功能障碍。此外，在受伤后数日内，由于脊髓水肿或出血，可能导致瘫痪的脊髓水平会上升一个节段。因此，尽管患者在受伤时仍保持呼吸功能，但呼吸状况在几天内可能会恶化，需要进行呼吸机辅助呼吸。开始早期康复时，必须特别注意患者呼吸状态的变化（图 2.3.31）。

急性脊髓损伤的三大呼吸并发症是肺不张（36.4%）、肺炎（31.4%）和换气障碍（22.6%）。特别是 Frankel 分级为 A、B、C 时，大概率与 $C_{1 \sim 4}$（84%）、$C_{5 \sim 8}$（60%）、$T_{1 \sim 12}$（65%）并发相关。为了预防出现这些情况，在急性期物理治疗中，应注意以下几点：①保持良好的肢体位置；②维持、改善胸廓顺应性；③辅助排痰；④呼吸肌训练。

- 保持良好体位和肢位：建议采用侧卧位和俯卧位，以纠正通气/灌注比的不平衡，改善体位排痰并预防肺不张（图 2.3.32）。但是，在颈髓损伤后使用颈椎保护器具

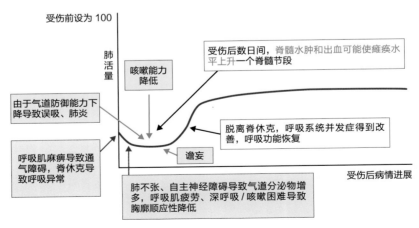

图 2.3.31　脊髓损伤后急性期呼吸状态的变化

名词解释　反常呼吸　正常人吸气时上部胸廓上升，颈髓损伤患者吸气时横膈膜收缩导致瘫痪的上部胸廓收缩，通气效率低下。

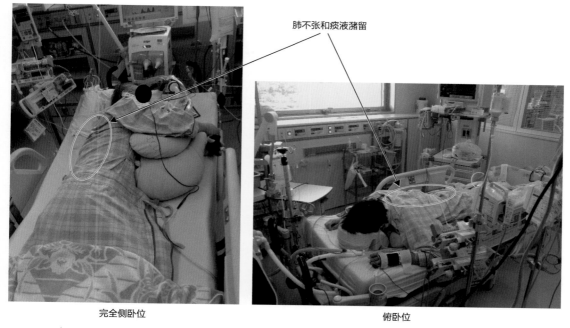

肺不张和痰液潴留

完全侧卧位　　　　　　　　　　　　　　俯卧位

图 2.3.32　**保持良好体位和肢位**

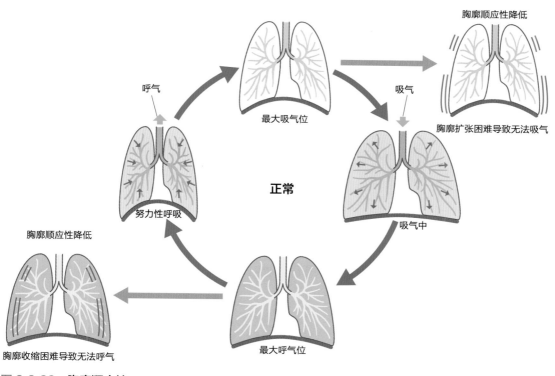

胸廓顺应性降低

呼气　　　　最大吸气位　　　吸气　　　胸廓扩张困难导致无法吸气

努力性呼吸　　　正常　　　吸气中

胸廓顺应性降低

胸廓收缩困难导致无法呼气　　　最大呼气位

图 2.3.33　**胸廓顺应性**

时，必须充分注意支架是否移位。患者佩戴人工呼吸机时，有引发呼吸机相关性肺炎（VAP）的风险，因此应避免使患者处于仰卧位（即使处于仰卧位，头部也应抬高30°~45°），建议将患者置于侧卧位。

相比仰卧位，健康的成年人在坐位时肺活量、用力肺活量和1秒用力呼气量会增加。但是，颈髓损伤患者在坐位时，内脏器官降低，横膈膜下拉，患者肺活量、用力肺活量下降。腹带可抑制内脏器官下降，因此，建议在坐位换气量减少的情况下使用腹带。

- 维持、改善胸廓顺应性：当脊髓损伤使呼吸肌麻痹而导致患者难以进行深呼吸和咳嗽时，胸廓活动度和顺应性就会大大降低。如果胸廓顺应性降低，则会导致肺部通气受限，因此，应徒手配合患者呼气被动压迫胸廓，直至最大程度，并促使吸气提升至最大吸气位置以维持和改善胸廓顺应性。以上操作可以增加PCF、维持肺顺应性、改善肺不张等。

- 辅助排痰（图2.3.34）：脊髓损伤患者无法充分进行深吸气和强制呼气，患者上呼

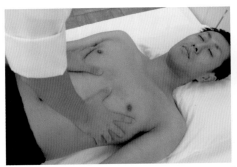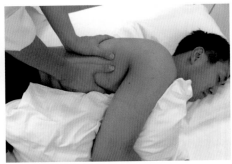

徒手辅助排痰（仰卧位、侧卧位）

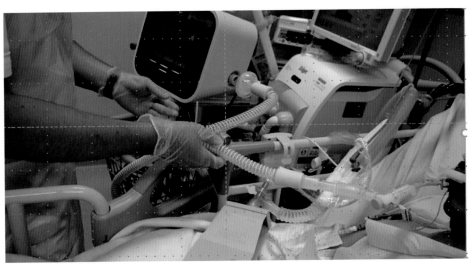

机器辅助排痰（MI-E）

图2.3.34　辅助排痰

吸道的清洁能力降低。痰液滞留会引发肺不张或肺炎，因此需徒手或使用器械辅助排痰。

在进行徒手辅助排痰（MAC）时，PT应将手放在患者的胸廓下部，配合患者呼气或咳嗽调整压力，提高呼气流速促进痰液排出。如果患者无法进行深呼吸，可利用紧急复苏袋使患者深吸气，直至达到最大强制吸气量，然后进行手动压迫。

在使用机械辅助排痰（MI-E）时，对患者的气道施加正压，然后切换到负压，使肺部大量呼气，进而辅助咳嗽和排出分泌物。机械辅助排痰适用于：①自身咳嗽困难；②最大流量（CPF）为 160 L/min 以下；③徒手辅助咳嗽时 CPF 为 270 L/min 以下；④患者有一定的理解力和可以完成指示的认知力。患者有囊泡性肺气肿、气胸、纵隔气肿等情况时，因 MI-E 会对呼吸道施加正压，应谨慎使用。自主咳痰困难的患者对MI-E 的接受度较高，并且使用效果良好，

因此应从早期开始使用。

- 呼吸肌训练：当全身情况得到缓解后，即可开始呼吸肌训练。可使用吸气肌增强设备等，通过改善呼吸功能及加强排痰能力来预防呼吸系统并发症。

ROM 练习

在脊髓损伤中，由于瘫痪或卧床导致关节不活动、肌肉力量失衡、痉挛等，以上症状极易引起关节挛缩。脊髓损伤患者通过最大限度地发挥其残余功能来进行 ADL，因此，如果发生上肢痉挛，患者用餐、整理仪容、更衣、驱动轮椅等会受到干扰；如果发生下肢痉挛，则会影响患者进行转移或移动等动作（表 2.3.11）。

在颈髓损伤中，易出现肩胛骨抬高位、三角肌收缩导致肩关节外展位，肱二头肌收缩导致肘关节屈曲，前臂旋后，手指屈曲挛缩，髋关节屈曲、内旋，膝关节屈曲，踝关节（尖足）跖屈挛缩。因此，需特意关注以上症状，尽早发现并开始坚持进行预防性

表 2.3.11　关节挛缩部位和 ADL 动作障碍

挛缩部位	用餐	整理仪容	更衣	驱动轮椅	坐位	移乘	其他
肩关节（内收位、内旋位、或伸展位）	△	△	△	△		×	难以进行俯卧位
肘关节（伸展位）	×	×	×	△			
肘关节（屈曲位）	△	△	△	△		×	
前臂（旋前位或旋后位）	△	△				△	
腕关节（屈掌位）	△	△		△		×	肌腱粘连导致无法进行抓握动作
手指（伸展位或屈曲位）	△	△				△	同上
髋关节及膝关节（伸展位）	△	△	△	△	×	×	
髋关节及膝关节（屈曲位）			△			△	卧床体位受限导致容易产生褥疮
髋关节（内收位）			△				难以保持阴部清洁，步行困难
踝关节（跖屈位）						△	站立、步行困难。下肢矫形器穿戴困难
足趾关节（屈曲位）							无法穿鞋

注：△表示自主动作明显受限；×表示自主动作部分受限。

ROM 练习尤为重要。

在进行 ROM 练习时，需注意以下几点。

①脱离脊休克期时痉挛加剧，因此务必时刻监测肌张力。

②鼓励在能自主运动的范围内进行自主运动，并在不能自主活动的范围内进行被动活动，以充分进行关节运动。

③掌握各块肌肉的走行、起止部位，积极牵拉双关节肌。

④完全瘫痪（感觉缺失、运动麻痹）的情况下，需注意不要过度拉伸。软组织损伤或关节周围损伤可能会引起异位骨化，需确认末端感觉，避免过度牵拉。

⑤胸腰椎受损时，髋关节弯曲约为95°。进一步弯曲可能会给骨折处施加压力。

⑥如果有血栓，禁止进行该部位的直接按摩。

肌力的维持、强化练习

强化肌力时有超量恢复的原则，通常有 Delome 渐进抗阻练习等。但是，脊髓损伤者的情况有所不同，因为他们日常生活中的肌肉收缩量已经减少，并且当 MMT 小于3 时，他们需要他人的帮助进行运动。临床上，低负荷、高频度、长期的肌肉锻炼适用于脊髓损伤的病例。由于可以进行肌肉收缩的程度应随受伤部位变化而变化，因此运动的内容根据患者的情况而不同。卧位进行运动练习时，可以利用重力和拉环等。

为维持并提高全身体力，进行有氧运动与强化肌力同样重要。如果上肢功能仍然存在，应积极使用上肢测力计等。通常，多根据心率来设置运动强度。但是，对于 T_5 水平以上的脊髓损伤患者，由于心脏交感神经受损，完全瘫痪患者的最大心率约为 100次 / 分。因此，除了心率，还可以同时利用 Borg 量表评测主观的运动强度。如果患者可以驱动轮椅，则可以将长距离驱动轮椅和负重驱动轮椅作为有氧运动，这对患者来说比较易于实施。对于不完全瘫痪的患者，可使用跑步机或自行车等来进行有氧运动。

恢复期的物理治疗

脊髓损伤后大约 3~6 个月为恢复期。在该时期应继续进行在急性期开始的物理治疗，例如，保持良好姿势、变换姿势，预防关节挛缩和畸形，变为扩大 ROM 和维持、强化肌力。本节将讲解恢复期间的 ROM 练习和肌肉锻炼。

恢复期的 ROM 练习

在进行瘫痪侧上下肢运动时，易引起软组织过度拉伸和关节损伤。进行四肢 ROM 练习之前，需要与主治医生确认骨折部位的稳定性。

在恢复期中，很可能会发生关节挛缩，关节挛缩的肢位在上肢体现为肩关节屈曲或外展、肘关节屈曲，并且前臂旋后。在躯干，肩胛骨提高，脊柱易处于过度伸展位。同样，在下肢，踝关节往往背屈。对于在日

临床建议

躯干 ROM 练习的技巧

通过躯干 ROM 练习，可以扩大胸椎、腰椎与骨盆间的可活动范围，使胸廓和骨盆连动，改善可活动范围。

通过肩胛骨 ROM 练习，可以改善下降肌群功能。此外，由于菱形肌缩短易导致肩胛骨上移及内旋位，因此肩胛骨 ROM 练习对肩胛骨外旋运动也有效。

常生活特别重要的 ROM 练习，肩胛骨的下压和躯干弯曲，对于在床上或地板上保持长坐位或进行俯卧撑运动很重要。此外，肩关节外展和外旋的 ROM，对坐位时支撑身体是必不可少的（图 2.3.35）。

　　需要强调的是，ROM 练习中，为了避免加剧痉挛或引起异位骨化（图 2.3.36），应该缓慢地进行被动运动（图 2.3.37、2.3.38）。

恢复期间的肌力强化练习

　　长期卧床会导致废用性肌萎缩，因此，应当尽早进行肌力强化训练。在脊髓损伤中，了解残余脊髓节段的水平尤其重要，因为其水平不仅会影响肌力，还会影响 ADL 的预后。此外，还需考虑残余肌肉起到的代偿作用（图 2.3.39、2.3.40）。

　　即使在针对残余肌肉进行抗阻运动，也有可能由于肌肉过度参与运动或肌肉负荷而加重瘫痪肌肉的痉挛。不要增加不必要的负荷，清楚了解目标肌肉及其对 ADL 的影响，并进行肌力强化和维持练习。此外，应在确定了全身整体情况和受损部位的稳定性之后，进行伴有水疗的运动或负荷增加的阻力运动。

　　在强化残余肌肉的肌力练习中，有必要明确设定期望获得和改善的 ADL。此外，如图 2.3.39、2.3.40 所示，还需考虑有可能获得如"残余功能的使用方法"，其是通过残余肌肉的代偿作用来补偿瘫痪肌肉的功能。

　　下面介绍对于 ADL 的起居、移动动作至关重要的肌肉及其优点。

　　斜方肌：俯卧撑时固定上肢。

　　三角肌：保持坐姿和维持移动过程中肩关节的稳定。

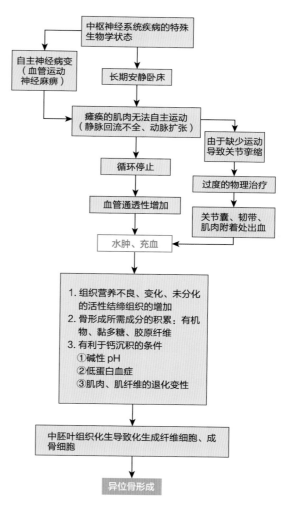

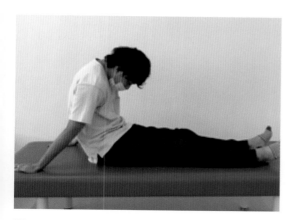

图 2.3.35　脊髓损伤患者可以进行的长坐位

图 2.3.36　异位骨化机制

回旋肌腱：使肩关节外旋（可以保持肘关节伸展姿势，图 2.3.35）。

肱二头肌：用上臂牵拉物体。

肱三头肌：通过肘关节固定伸展位（保持坐姿、俯卧撑）来支撑上肢和躯干。

前锯肌：俯卧撑时固定肩胛骨，驱动轮椅。

背阔肌：支撑脊柱，抬高骨盆。

恢复期的基础动作练习：翻身、起坐

目的

最大限度发挥残存功能，来获得翻身动作和起坐动作。正常人翻身起坐的动作主要使用躯干肌肉和下肢肌肉。颈髓损伤不仅会导致下肢、躯干运动麻痹，还会导致上肢麻痹，实现动作并不容易。需结合残存功能来选择方法，但也要学习至今为止未进行过的动作模式，不仅是使用残余肌肉的方法，还必须学习如何使力量尽可能传递到瘫痪部位以使其运动的方法。

实现翻身的动作要尽可能主动变换体位，并且尽可能解除瘫痪部分的压力。翻身引起躯干旋转动作可以促进肩关节和胸廓运动，有助于维持和改善呼吸功能。起坐动作对于实现 ADL 能力非常重要。

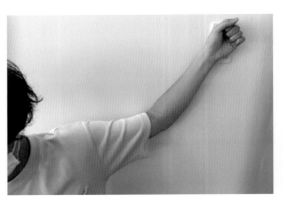

在肘关节无法伸展时，随着肩关节的水平外展，可以将前臂视作"杠杆"进行处理，就可以完成波及性的肘关节伸展动作

图 2.3.39　残余肌肉的肌力练习（一）

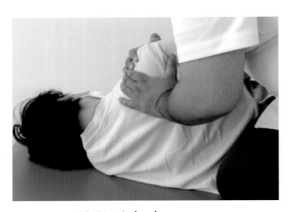

图 2.3.37　被动运动（一）

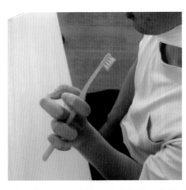

即使是在手指屈肌群功能无法改善时，也可以通过手关节背屈的肌肉固定作用拿住牙刷

图 2.3.40　残余肌肉的肌力练习（二）

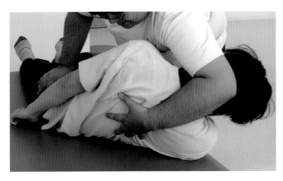

图 2.3.38　被动运动（二）

量和频率

获得为达目的动作所需的必要功能，同时也要分阶段学习动作。在床上柔软的床垫和被子会影响动作，所以应先在治疗垫上学习动作。为了获得新的动作模式应尽可能每天进行练习，但重复次数和练习时间应根据患者身体状况进行调整。

方法

■翻身动作

- 被迫卧床静养时，因身体固定，背部尚存肌肉持续紧张，加之呼吸肌麻痹及伴随肺活量降低引起肋骨（胸廓）活动性减少，易导致躯体旋转障碍。Zancolli 四肢瘫痪上肢功能分级的 C_6B1 级可保持多数基本动作，但报告表明 C_5A 级很难实现动作。获得动作主要需要颈部、躯干部、肩关节部的活动区域的关节柔软性，特别是躯干部的胸椎的旋转活动的维持、扩大对有效移动重心非常重要。

- 翻身动作主要有上肢反向运动法和利用床围栏法两种。

①上肢反向运动法：通过上肢的反向运动进行翻身（图 2.3.41）。为了上肢在空中与肩保持水平内外翻转，必须强化三角肌和胸大肌。练习初期将两腿交叉以便练习翻身。双手佩戴 1 kg 左右的沙袋更易获得上肢反向运动的感觉（图 2.3.41d、e）。肘关节伸展需要肱三头肌的力量，肌肉力量不足时为防止反向运动肘关节屈曲、前臂外翻、肩外展，要靠施加在前臂的重力来保持肘部伸展（图 2.3.41f）。

②利用床围栏法：在床上可应用目标翻身侧的栏杆。如因手指麻痹无法把握床栏杆，可用保持背屈的手背部或将前臂挂在栏杆上以屈肘肌固定。利用对侧上肢的反向运动以及胸大肌、三角肌的反作用进行翻身（图 2.3.42a、b）。可通过单侧前臂佩戴沙袋对上肢的摇摆反向运动感觉进行强化（图 2.3.42c、d）。

■起坐

上半身保持平衡从仰卧位坐起，对于躯干肌、髋关节周围肌肉麻痹的脊髓损伤患者来讲是非常困难的动作。Zancolli 分级 C_6B1 级的患者可做到多数基本动作，但报道表明 C_5B 级的患者很难做到这些基本动作。应首先以坐位练习躯干前后重心移动开始，伸展肩部，背侧伸肘保持体位，由伸肘位到起坐可以尝试阶段性降低重心位置。获得动作所必须的关节柔软性与翻身一样，有颈部、躯干部、肩关节部的 ROM，但起坐时躯干部胸椎的可屈曲性、肩部的伸展、水平外展的 ROM 尤为重要。肘部伸展肌力不充分的时候需要固定肘于伸展位，因此需要

临床建议

肩关节的保护

由于颈髓损伤患者的肩关节周围肌肉之间的平衡被破坏，常因为过分用力而导致肩部疼痛的出现，因而难以进行各种动作。胸大肌和背阔肌对于进行翻身、坐起、转移这一系列动作起着非常重要的作用。这些肌肉全部属于内旋肌，因此需要通过加强外旋肌肉的力量和矫正肩胛骨的位置来维持肌肉之间的平衡。首先，从无须过量肌肉活动的动作开始，然后，阶段性地增加运动范围和负荷，来达到预防肩部疼痛的目的。

名词解释 Zancolli 四肢瘫痪上肢功能分级 该分类系统最初是为了确定颈髓损伤患者手部功能重建的适应证和所有方法而开发的。它现已被改良为是否具有 MMT 第三阶段的判断依据。

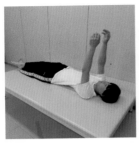
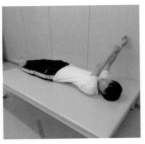
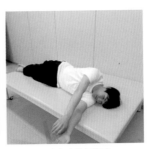

a. 上肢保持关节伸展，肩关节前屈

b. 利用上肢的运动，向翻身的相反方向摆动上肢

c. 用力摆动上肢进行翻身

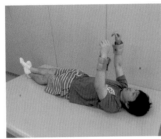
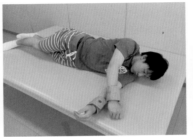

d、e. 在双上肢缠上沙袋，使患者感受上肢的运动

f. 如果肘部伸展无力，应将肩关节外旋以减少前屈的角度，并利用前臂的重量来保持肘部伸展

图 2.3.41　上肢反向运动法翻身

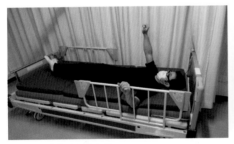
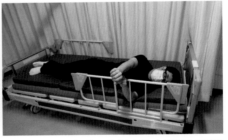

a. 用左手或前臂勾住床栏

b. 右侧上肢大幅摆动，同时左侧胸大肌和三角肌用力，使躯干旋转。随后右手抓住床栏，牵拉身体，完成翻身

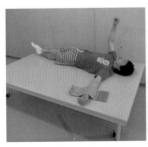
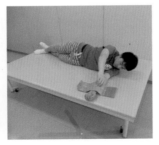

c、d. 在治疗垫上，将一侧前臂挂上沙袋进行训练，反复摆动对侧上肢以强化对利用该动作翻身的感觉

图 2.3.42　床围栏法翻身

肘部伸展和肩外翻的 ROM。

* 起坐的方法有很多种。应对尚存的肌力和
ROM 选择合适的方法。

①翻身起坐法（图 2.3.43）：躯干部和

髋关节的柔软性保持较好的时候，由翻身的
姿势屈曲呈"弓"字形起坐，适用于上肢伸
展肌力较弱但仍可翻身的患者。

②展肩起坐法（图 2.3.44）：截瘫患

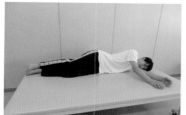

a. 从仰卧位到侧卧位

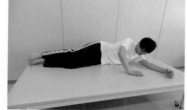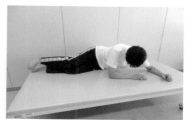

b、c. 头颈部进行运动，在左肩水平外展的姿势下利用肘部撑起身体

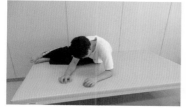

d. 用双肘使躯干靠近下肢，呈"空心"状

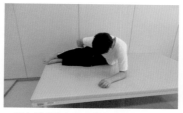

e. 将右前臂放在腿后并向后用力，从而拉
起躯干

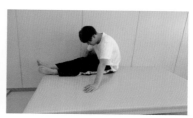

f. 拉起躯干，采取长坐位姿势

图 2.3.43　翻身起坐法

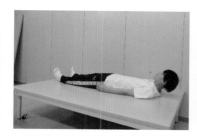

a. 在仰卧位下前屈颈部将头部抬起

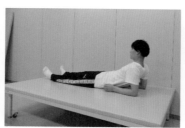

b. 颈部保持前屈，将肩部后伸、内收（水
平外展）从而利用肘部将上身撑起

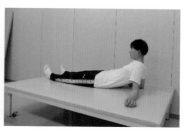

c. 肩部尽可能地进行内收（水平外展）和
外旋，并将双手尽可能置于后方

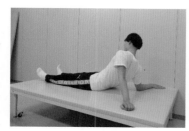

d. 将体重转移到一侧肘部，同时伸展对
侧部

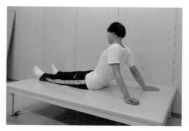

e. 将头部移到伸肘的一侧，利用反冲力使
另一侧肘部伸展

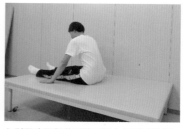

f. 利用头颈部前屈的反冲力使躯干前倾，
然后将双手伸向前方

图 2.3.44　展肩起坐法

者采用的一般方法，躯干屈曲肌群功能尚存则更易完成动作。为完成肘部支撑位须在屈曲头颈部的同时有足够肌力伸展肩部，内翻（水平外展）使上半身抬起。由肘支撑位的单侧或双侧同时伸展肘关节起坐。颈髓损伤患者的肱三头肌肌力不足时，可利用头颈部的反作用和胸大肌辅助伸展。为后续更易固定肘关节，需要肩外展 ROM。

③其他起坐法：双上肢牵引起坐法（图 2.3.45）和绑带起坐法（图 2.3.46）。

恢复期的基础动作练习：坐位平衡、支撑

坐位平衡

对于脊髓损伤患者，坐位平衡的稳定对 ADL 的扩大和连接其他应用动作起到至关重要的作用。不仅是躯干及下肢肌肉失去作用，深感觉和触觉消失也使得身体缺乏自我认知，导致很难保持坐位。而且，在开始练习的初期还会有体位性低血压的问题。坐位

基础知识

转换运动

由于肌肉短缩，通常肌肉终止部的四肢能够产生运动，如果将四肢固定，肌肉起始部的四肢也能够进行运动了。

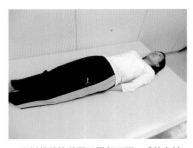 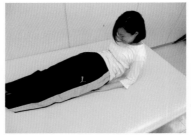 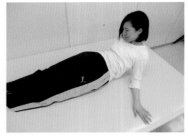

a. 两侧前臂旋前置于臀部下面，或放在裤兜里

b. 用自身骨盆的重量固定手，前屈颈部的同时屈曲肘关节，用肘部将身体撑起

c. 肩部尽可能地后伸、内收（水平外展）和外旋，利用躯干的旋转分别将两侧的肘部伸展，从而坐起

图 2.3.45　双上肢牵引起坐法

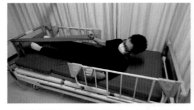 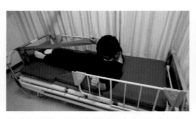 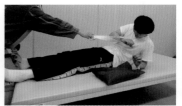

a. 在床脚系上一条环形皮带，右腕关节上皮带套另一侧，保持背屈姿势固定住皮带。左腕关节也同样被固定在床栏上

b. 右肘屈曲，同时左前臂用力将躯干拉起

c. 在治疗垫上使用沙袋代替床栏练习

图 2.3.46　绑带起坐法

练习多从在床上的半坐位开始，然后是轮椅坐位、长坐位、端坐位。

四肢瘫痪

- 通过在病房床上频繁重复进行半坐位训练以耐受体位性低血压。轮椅坐位练习也应先从可倾斜靠背轮椅开始，之后过渡到一般轮椅。如出现体位性低血压症状，陪护人员应从后方抬起前轮来对应。为预防压疮可使用压力分散性能较好的坐垫。

- 在轮椅坐位由倾倒的姿势恢复躯干是非常有效且重要的减压动作。练习向前后左右倾倒躯干后用肩胛带和肘屈曲的力量恢复躯体。

- 长坐位因重心低、支撑面积广，所以被作为床上动作的基础。通过腘绳肌收缩，上肢支撑，肩胛带、头部的位置关系调节可保持平衡。维持长坐位姿势需 SLR 约90° 可动。但对于躯干无法移动四肢瘫痪的患者，为维持躯干"C"型屈曲位、骨盆微微后倾位，需要腘绳肌能够一定程度收缩。因此，需注意不能让腘绳肌过分伸展。这个姿势可使上肢有效长度增加，易于实现支撑。长坐位时通过利用闭链运动（CKC），即使肱三头肌瘫痪也能够维持体位。保持长坐位由躯干前倾姿势到肩关节屈曲、内翻来进行伸展肘关节支起躯干的练习（图 2.3.47）。

截瘫

- T_5 水平损伤会导致维持躯干的竖脊肌和腹肌失去功能。T_6 水平以下也可通过使骨盆后倾，靠左右坐骨和骶骨来维持稳定。一般认为正确的坐姿并不一定适用于脊髓损伤的患者。

- 轮椅坐位稳定之后可开始在垫子上练习长坐位。初期双手放在地上维持平衡，进行重心位置向前后左右方向移动后，再恢复原来位置的练习。之后进行无双手支撑的维持练习，并逐步增加长坐位扔接球等运动平衡练习。由简单动作逐步转变为复杂动作（图 2.3.48）。

> **补充**
>
> **坐位平衡的评估**
>
> Stoke Mandeville 方法在 MMT 的对于抵抗推力的反应的基础上，将其分为了 6 级：N（normal）、G（good）、F（fair）、P（poor）、T（trace）、Z（zero）。F 级是指在双手上举并保持坐位的同时，当给予外界的推力时身体产生晃动，而在外界推力的作用下仍然可以保持稳定的状态即可判定为 N 级或 G 级。

支撑

支撑动作作为减压和移动、转移乘的手段，是利用上肢和躯干的力量将臀部上抬的动作。与肌力和躯干、上肢长度、柔软性有关。

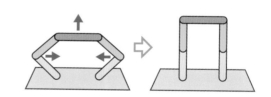

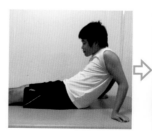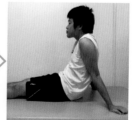

利用肩关节屈曲肌群使肘关节伸展

图 2.3.47 利用 CKC 的肘伸展

名词解释 闭链运动（CKC） 在四肢远端部位固定于床或者墙壁等的状态下进行的多关节运动，与之相对应的是开链运动（OKC）。

支撑动作分为 4 步（图 2.3.49）。学习包含肩胛骨的肩胛带的运动方法对支撑动作尤为重要，多用俯卧位肘部支撑进行练习（图 2.3.50）。

■四肢瘫痪

- 肩胛带周围肌肉中，将躯干上提的斜方肌和支持躯干前倾的三角肌是非常重要的。
- 因 C_6 水平受损时肱三头肌功能丧失，需外旋肩关节与前臂来锁定肘关节。前锯肌（肩胛骨外旋和前伸）使躯干上抬，三角肌前部纤维（肩关节屈曲）使躯干前倾并使臀部向后上方上抬，背阔肌提拉骨盆使骨盆上升。在地上移动时，多数患者不需

临床建议

支撑动作的体验

实习期间请进行支撑动作的体验。如支撑台的有无、改变手摆放的位置等，通过体验不同情况下上抬臀部的难易度，来为患者提出有效的指导建议。体验时应尽可能地使躯干和双下肢放松不用力。

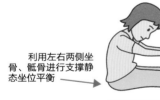
利用左右两侧坐骨、骶骨进行支撑静态坐位平衡

静态坐位平衡

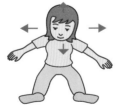

前后左右的重心移动

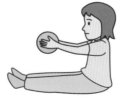
接球训练

动态坐位平衡

图 2.3.48　长坐位平衡练习

第 1 步：将体重转移至上肢

将压在臀部的体重转移到上肢进行支撑

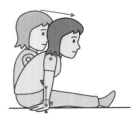

第 2 步：臀部离床

向垂直方向（前下方）移动身体

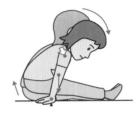

第 3 步：臀部上抬

将臀部向后上方移动。当臀部达到最高点时，重心处于手与足部之间的位置

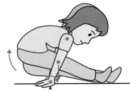

第 4 步：臀部下降

进行支撑动作的肌肉发生离心性收缩，可以防止臀部的急速下降

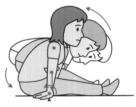

图 2.3.49　支撑动作

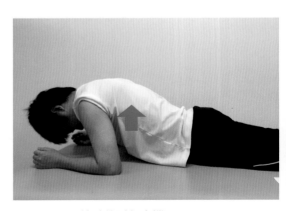

图 2.3.50　俯卧位肘部支撑

要将骨盆抬起而选择拖行。C₇水平受损时肱三头肌加上胸大肌、前锯肌等可使肩胛带外展更容易。

■截瘫

• 若以肩胛带为首的上肢肌力，以及背阔肌和躯干肌群的功能尚存时，易于利用反作用力实现**骨盆上抬**。此时，为防止腘绳肌紧张影响动作，应在早期进行充分伸展。

• 初始时为增加上肢有效长度可使用**支撑台**。此外，利用滑板等可有效减少下肢的摩擦。若练习初始时运动方向不明确，则不易有效发挥残存肌力。利用支撑台时，PT应从后方辅助臀部完成动作。

• 习得上述动作之后，即可进行将**臀部抬至后方平台上**的练习。分阶段地上升到

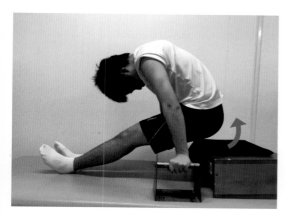

图2.3.51 将臀部抬至后方平台上的练习

10~30 cm台的最高点。此时，臀部容易撞到平台边缘受伤，因此可以添加缓冲垫加以保护（图2.3.51）。

恢复期的基础动作练习：移乘

四肢瘫痪

移乘动作是地面动作、支撑动作的应用，四肢瘫痪患者的转移动作主要有**直角（前方）移乘**和**侧向移乘**。直角移乘较易习得，但侧向移乘实用性更高。C₆水平受损患者多可获得直角移乘，C₇水平受损患者多可获得侧向移乘。

■直角移乘

• 将轮椅垂直顶在床边或乘降台边，在床上前后移动以移乘。移乘时轮椅要和床等保持相同高度，尽量没有间隙。为填补间隙有时也可使用**转移板**等。

• 顺序与技巧（图2.3.52）

　　①使轮椅靠近床：停在床前的时候，

脊髓损伤节段与ADL（表2.3.12）
由于脊髓损伤的节段不同，主要的主动肌和运动功能的障碍也不相同，应该制订有效改善ADL的手段以及设定患者的自理能力目标。要特别关注支撑动作、转移、轮椅的操作，以及步行能力的相关要素及动作。

表2.3.12 脊髓损伤节段与ADL

损伤节段	主动肌	运动功能	转移能力
C₅	三角肌、肱二头肌	肩关节屈曲、外展、伸展、内旋、外旋、肘关节屈曲、旋后	平地进行轮椅转移
C₆	胸大肌、桡侧腕伸肌	肩关节内旋、手背屈	轮椅前方转移、实用性轮椅驱动
C₇	肱三头肌、桡侧腕屈肌	肘关节伸展、手背屈	轮椅侧方转移、轮椅通过高低差异路面
C₈~T₁	指屈肌群	手指屈曲	轮椅抬前轮

应确保足够空间可将下肢抬上床。

②将下肢抬上床：轮椅靠近之后，背部靠于轮椅靠背，臀部向前。此时躯干易向一侧倾倒，因此要单手握住轮椅扶手，将下肢抬上床。躯干前倾，另一侧的手放在腘窝处，躯体后仰即可抬起下肢。

③进一步将轮椅靠近床边：与床之间尽量不留空隙。

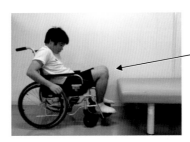

在床和轮椅之间留出一定空间以便抬起小腿

① 轮椅靠近床

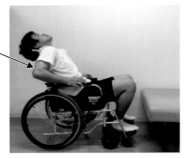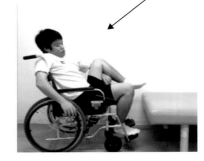

背部靠于轮椅靠背，臀部向前

伸出一侧手保持躯干平衡，另一侧手抬起下肢

② 将下肢抬上床

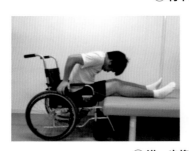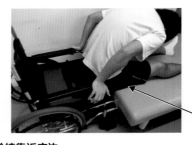

摆出脚踏板或者插入转移板，以便尽可能地减少床与轮椅的间隙

③ 进一步将轮椅靠近床边

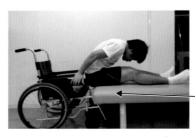

将手置于扶手或者床上等易于用力的地方

④ 向前移动

图 2.3.52　直角移乘的顺序

④向前移动：髋关节外展外旋位时可用绑带将膝关节固定。对于肱三头肌功能丧失的患者，可以靠臀部左右相互交替向前挪动。

■ 侧向移乘

- 侧向移乘的好处在于轮椅更易靠近床边等移动目的地，短时间即可完成。虽然对颈髓损伤患者难度较高，但是这是上下汽车的必须动作，建议尽早练习。

- 首先在乘降台取端坐位，由通过支撑动作进行侧向移动的练习开始。接下来，练习向 90° 方向移动，同时不断改变座面的高度。

- 侧向移乘时，由于双手着地位置非对称，

临床建议

进行移乘训练时看护人员的位置（图 2.3.53）

在患者的训练过程中，PT 要进行看护，应站在患者前方以防止患者跌落轮椅。若还有一名看护人员在场，则其应站在患者身后支持其臀部或腋下，辅导患者感受向前推动和臀部移动的感觉。

要求有较高的支撑能力。臀部抬起的瞬间，若头部向移乘方向相反的方向侧屈，可使臀部向移乘侧旋转。如果下肢外展、外旋，可使用绑带固定膝关节。

- 轮椅的扶手最好是有弹性或可拆卸式的。如支撑的高度不够，有时会蹭到床单和床垫，因此需要注意周围环境的细节。

截瘫

■ 侧向移乘（图 2.3.54）

将轮椅斜靠床，此时，轮椅的扶手会变成阻碍，因此臀部要向前方移动浅坐。一只手支撑在床上，另一只手握住轮椅扶手，支撑躯干旋转移乘。下肢和躯干如略有适当程度的痉挛也有可能提高支撑度，但松弛性瘫痪和腘绳肌等屈肌群痉挛较强时容易摔倒，因此需要注意。

■ 升降（垂直）移乘

- 轮椅向地面的转移（图 2.3.55）：将轮椅直角停在目的地旁。为防止轮椅向前倾倒，将轮椅稍向后撤，使前轮（辅助轮）朝向正前方。将臀部前移到座位前半部，

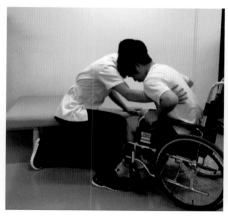

一名看护人员位于若患者从前方倒下就能将其支撑的位置

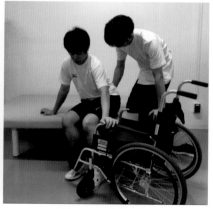

另一名看护人员站在患者身后，辅导患者抬起臀部

图 2.3.53　看护人员在转移训练中的站立位置

半坐。将双脚放至地面，单手握住扶手，另一只手支撑地面。下肢进行侧向滑动，旋转臀部并下降。

- 从地面向轮椅的转移（图 2.3.56）：从地面转移到轮椅时，需要用支撑动作将臀部高抬。练习时可用支撑台或 20~40 cm 的

平台。可以横向靠近轮椅，双手利用扶手和地面将臀部抬起；也可以垂直靠近轮椅，先将臀部放在脚踏板上，再调整双手位置将臀部抬到座位上。

■ 从轮椅向汽车座位转移（图 2.3.57）

车门开到最大，将轮椅靠近汽车，使辅

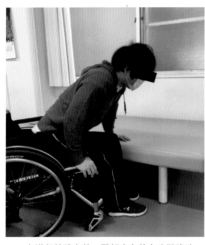 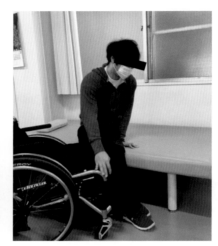

在进行转移之前，臀部应向前方略微移动　　　　臀部抬起后，在旋转身体的同时拉向床边，然后慢慢坐下

图 2.3.54　侧向移乘

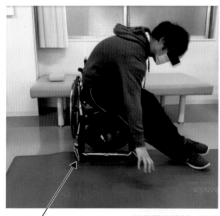 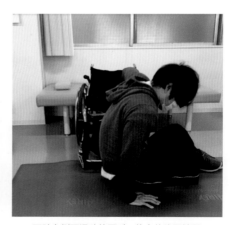

脚轮必须朝前，这样可以防止轮椅向前方倾倒

双脚置于地板，双手分别置于扶手和地板上　　　　下肢向侧面滑动的同时，将身体降至地面

图 2.3.55　从轮椅向地面的转移

助轮反向并锁住。双手放在轮椅扶手上或单手抓住汽车顶扶手。将脚从踏板放到地面以保持稳定，如汽车座椅较高则可直接踩在踏板上进行转移。通过支撑将臀部移动到汽车座椅上，再将双脚放入车中。可根据残存功能、体型及汽车类型找出适于患者的方式。

基础知识

痉挛

所谓痉挛，是指因牵张反射兴奋性增高所致的以速度依赖性肌肉张力增高为特征的感觉运动控制障碍。呈现间歇性或连续性的肌肉不随意激活，且伴随有腱反射亢进。由于痉挛对随意运动造成了一定的影响，因此是动作的阻碍因素，但有时也会提高瘫痪侧上下肢的支持性，有利于基本动作的完成。治疗方法包括牵伸等运动疗法、温热疗法、假肢矫形、药物治疗、外科手术等。

垂直靠近轮椅，先将臀部放在脚踏板上，再调整双手位置将臀部抬到座位上

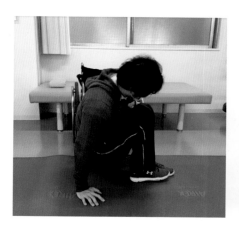
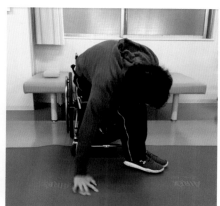

图 2.3.56　从地面向轮椅转移

抓住车门把手和车体框架的方法

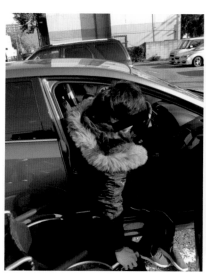
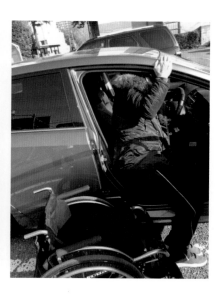

图 2.3.57　从轮椅向汽车座位转移

四肢瘫痪

■驱动轮椅的准备工作和技巧

为确保抓地力，可将手轮圈用塑料或橡胶包裹，佩戴橡胶手套并用手掌推动手轮圈。例如，C_8 水平以下功能尚存者手指可屈曲，因此多数不需要手套（图 2.3.58）。此外，应通过调节轮椅座位和靠背的角度、高度使躯干稳定。有时也需要使用安全带来固定。

■驱动

使用残存肌肉转动手轮圈（图 2.3.59）。掌握驱动和休息的节奏，熟悉肩部力量放松的感觉。头部和躯干可以进行向前运动的情况下，可利用其反作用来提高驱动效率（图 2.3.60）。

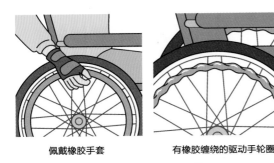

佩戴橡胶手套　　　有橡胶缠绕的驱动手轮圈

图 2.3.58　使轮椅更容易驱动的装置

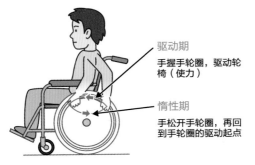

驱动期
手握手轮圈，驱动轮椅（使力）

惰性期
手松开手轮圈，再回到手轮圈的驱动起点

图 2.3.59　驱动

■驱动方法因损伤部位（残存肌肉）不同而不同

- C_5：由于肩部内收肌和肘伸展肌的瘫痪导致肩部外展，肘部呈屈曲位。三角肌、肱二头肌作为主要运动肌肉，使肩关节与肘关节同时屈曲来驱动轮椅。由于驱动力较弱，虽然可以在平地驱动，但要跨越台阶等高度有时很困难。

- C_6：胸大肌和桡侧腕伸肌共同作用，可更实用地进行轮椅驱动。

- C_7：肱三头肌和桡侧腕伸肌共同作用，伸展肘部，固定腕关节，可跨越 3~5 cm 的障碍。

- C_8 以下：通过手指屈曲肌群的作用，可保持抬起辅助轮的状态。

截瘫

轮椅是截瘫患者最重要的移动手段。不仅是平地，要想象日常生活中各种情况进行练习。

■强化肌力、耐力

为强化上坡所需的驱动力和耐力应进行负重练习。通过不断变换重量，进行负重上坡练习，来习得有效的躯干反作用方法（图 2.3.61）。

■上抬辅助轮（前轮）（图 2.3.62）

上抬辅助轮是上台阶等跨越障碍物时必

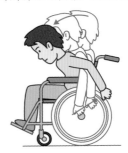

图 2.3.60　躯干的反作用

不可少的动作。

①略向后拉手轮圈，之后迅速前转可使辅助轮上抬。

②练习保持辅助轮上抬的状态。看护人员在轮椅后方拉着保险带，以防翻倒，并使练习者在安全的环境下习得平衡感。

③可保持辅助轮上抬的状态后，进行原地旋转和前后移动的练习。

■上下台阶

• 上台阶（图 2.3.63）

①抬起辅助轮放在上位台阶上。

②后轮接触到台阶边缘。

③配合颈部和躯干前屈的时机，一鼓作

气向前转动轮子，登上台阶。

• 下台阶（倒退）（图 2.3.64）

①躯干充分前倾，缓慢制动使驱动轮下降。

轮椅的调节

对于脊髓损伤患者，在轮椅上度过的时间是最长的。对于轮椅的调节，不仅是为了预防压疮，也关系到保持座位的稳定和驱动的效率，以及在轮椅上变换姿势、能否进行轮椅转移等，所以合适的轮椅调节是十分必要的。对于轮椅的选择，要结合患者的身体状况、使用环境、与其他辅助设备的相适宜性、看护者的能力、费用等因素进行考虑。

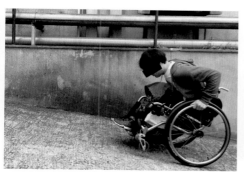

图 2.3.61　斜坡或沙袋负重练习

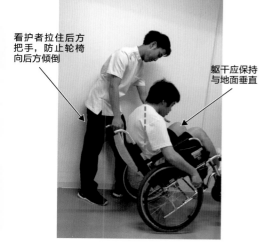

看护者拉住后方把手，防止轮椅向后方倾倒

躯干应保持与地面垂直

图 2.3.62　上抬辅助轮

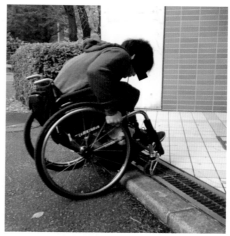

使后轮与台阶的前端接触，躯干前屈的同时用力，抬上台阶

图 2.3.63　上台阶

②躯干适当抬起，抬起辅助轮，后退。

③降下辅助轮。

- 下台阶（前进）（图 2.3.65）

①抬起辅助轮，轮椅后倾，降下驱动轮。此方法需注意左右两轮必须同时降下，

否则易失去平衡。

②缓慢降下辅助轮。

恢复期的基础动作练习：站立、步行

站立、步行的意义

不完全性损伤的患者或腰髓水平以下损伤的残存功能，可以用拐杖或支具辅助步行。但从安全、速度及耗能等方面考虑，拐杖或支具均比轮椅移动的实用性低。

> **补充**
>
> **根据重心位置的远近抬前轮的难易程度有所不同**
> 重心位置距离后轮（驱动轮）越远则抬前轮就越难，与后轮的轴相距越近则抬前轮就越轻松。后轮越大，位于前方的轮椅座位则越容易抬前轮。（图 2.3.66）

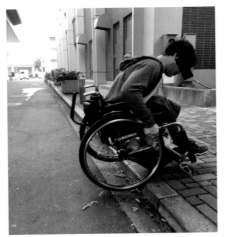

在前轮抬起时，将后轮移下台阶，然后向后移动，慢慢将前轮放下

图 2.3.64　下台阶（倒退）

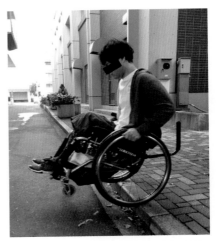

在前轮抬起时，将左右两侧后轮同时移下台阶

图 2.3.65　下台阶（前进）

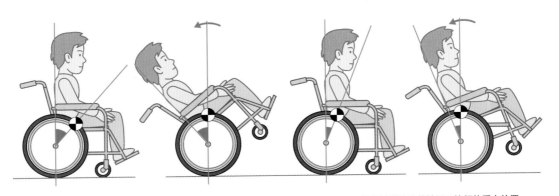

通过远离后轮的轴线处使前轮难以抬起的重心位置　　　通过接近后轮的轴线处使前轮易于抬起的重心位置

图 2.3.66　由于重心位置的不同，辅助轮上抬的难易程度不同

为了适应社会，是以步行还是以轮椅作为实际的移动手段要患者本人选择。

即使不作为实际的移动手段，而仅作为练习方式进行站立和步行的练习，也可以起到强化残存功能、预防和改善并发症、调整生理功能等作用。具体为改善心肺功能，预防下肢肌肉、骨萎缩，预防挛缩，控制抽搐，预防尿路感染等。

辅助工具、矫形器

- 步行辅助工具：练习从上肢支撑稳定的双杠开始。根据稳定性可逐步过渡到助行器、腋下拐杖、肘拐杖。

- 下肢矫形器（图 2.3.67）：根据下肢肌力和痉挛程度，选用长下肢矫形器或短下肢矫形器。长下肢矫形器有骨盆保护带和髋关节。左右一侧装备长下肢矫形器，也有另一侧装备短下肢矫形器的情况。

站立位练习

- 四肢瘫痪的患者，初期应使用起立床练习调整血压。肘关节固定伸展位后便可用上肢支撑，装备长下肢矫形器（带骨盆护带）利用双杠练习站立。

- 截瘫患者可用长下肢矫形器或短下肢矫形器进行练习。髂骨韧带将髋关节固定为过伸位（C-posture）。注意不要使腰椎形成过度前倾姿势（图 2.3.68）。

- 双手紧握双杠支撑身体。最初可使用镜子，利用视觉调整姿势进行练习。

- 折刀练习：由站立位逐渐过渡到躯干前倾位，通过上肢的支撑恢复站立位姿势（图 2.3.69）。

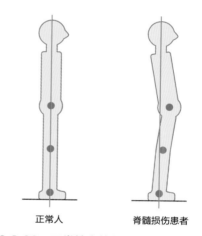

| 正常人 | 脊髓损伤患者 |

图 2.3.68　正常站立位与髋关节过伸位

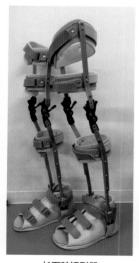

长下肢矫形器

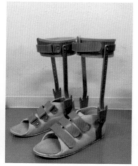

短下肢矫形器

图 2.3.67

基础知识

自主神经过反射与体位性低血压

不论是脊休克期还是脊髓损伤亚急性期，都是很容易发生自主神经功能障碍的。与 $T_{5~6}$ 的脊髓损伤患者相比，自主神经过反射大部分会出现在脊髓高位损伤的患者中。膀胱和直肠的过度充盈是最常见的原因，其他症状包括面色潮红、头痛、血压升高、出汗、脉搏缓慢、呼吸困难、心悸、鸡皮疙瘩等。由于存在发生脑出血的风险，所以直接解除病因（导尿、排便等）是很重要的。

体位性低血压是由于脊髓损伤引起的交感神经活动低下，导致末梢神经收缩能力下降，站立位 3 分钟以内收缩压下降 20 mmHg 或者舒张压下降 10 mmHg 所引起的现象。解决办法是穿戴腹部和下肢弹力带，进行下肢的运动（包括被动运动）也是有效的。

- 将上肢向前、侧方上举进行运动平衡训练。

步行模式

- 拖拽步行：双上肢向前方伸出，身体重心整体前倾。在双手向上撑起躯干的同时，使背肌、骨盆上抬肌群运动，将双下肢交替或同时向前方拖拽移动。

- 小幅摆动步行（图2.3.70）：与拖拽步行相同，双手支撑后双下肢同时向前抬起

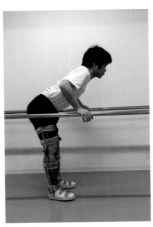

在立位下使躯干前倾，从骨盆位于后方的状态下撑起身体，然后回到立位状态

图2.3.69　折刀练习

并摆动。下肢在双手位置较前面着地。腰方肌无法使用时利用背阔肌也可完成。T$_1$水平损伤也可从双杠开始练习。

- 大幅摆动步行（图2.3.71）：与小幅摆动步行同样，将双手支撑后，双下肢在双手支撑位置前方着地。因使用带有骨盆护带的长下肢矫形器进行，所以至少需要T$_6$水平尚存。

- 四点步行（图2.3.72）：单手向前伸出，对侧骨盆上抬肌群随重心移动将下肢抬起并向前迈出。随后重复另一侧上肢与对侧下肢动作。

- 两点步行（图2.3.73）：单手与对侧下肢同时前进的方法。髋关节屈肌失去功能也可依靠腰方肌上提骨盆，通过旋转躯干向前摆出。

利用器械练习

　脊髓神经通路对于反复刺激有学习能力，特别是不完全瘫痪患者多数有再次获得行走功能的可能性。

- 减重步行训练（BWSTT）：在跑步机上方

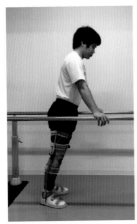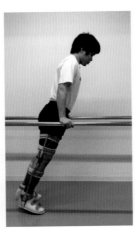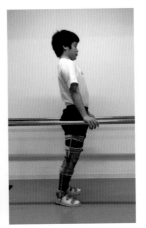

按照先伸出双手再伸出双脚的顺序，并且双脚的位置应当落在双手所抓位置的后方

图2.3.70　小幅摆动步行

用弹力悬挂向上牵引的状态练习步行。部分减重可减轻身体负担，可以实现长时间行走。激活脊髓中枢模式发生器（CPG），使脊髓重塑。

- 功能电刺激：贴上表面电极，在步行时配合节奏对股四头肌、臀部肌群、腓总神经等进行刺激。利用足底开关来配合足底与地面接触和分开的时间，在手杖或步行器上设置按钮来切换刺激开关。
- 机器人：近年来，许多步行辅助机器人被开发出来，有设备型、穿戴型等。患者通过辅助机器人提供的动力可以反复辅助进行正确步行运动，学习步行模式。

第二章 各论

中心性颈髓损伤 学习要点

由于颈椎急速过伸以及脊髓动脉缺血，脊髓中心部的灰质受到损伤。与下肢相比，上肢障碍则更加严重，手指灵活性下降及手指麻木等运动障碍、感觉障碍均会出现。下肢麻痹程度较轻的患者有可能进行步行。

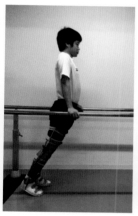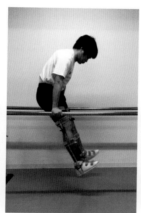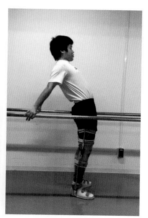

按照先伸出双手再伸出双脚的顺序，并且双脚的位置应当落在双手所抓位置的前方

图 2.3.71 大幅摆动步行

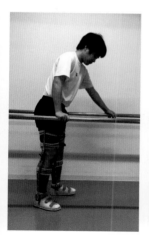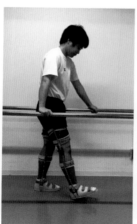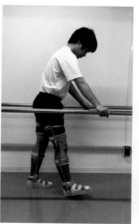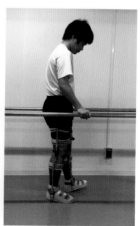

四肢的伸出顺序为左手→右脚→右手→左脚

图 2.3.72 四点步行

CPG

所谓 CPG 是指，没有脊髓上位的中枢神经及来自末梢感受器的周期性信号，而发生的屈曲或伸展的周期性运动，这样的脊髓神经回路。换言之，即使没有上位中枢神经的神经传达运动命令，只通过脊髓以下的神经作用也可以使步行动作产生。激活 CPG，通过反复进行步行样的肌肉活动，可以从脊髓开始进行中枢系统的重塑。

恢复期的 ADL 练习：进食、梳妆、更衣、排泄、沐浴

进食，梳妆动作

■目的

不同患者的四肢瘫痪与截瘫的具体情况不同，选择方法也不同。对于四肢瘫痪者，进食和梳妆动作应根据工具、设备、物品类别的使用能力和环境设定的相关因素进行考虑，截瘫主要是需要引入环境设定。

四肢瘫痪的情况下，需要患者有上肢功能、代偿动作、耐力以保持某些姿势，对损伤部位和残存功能、ROM、有无挛缩等身体功能进行综合评定后选择装备和自助工具。是否存在进食所必需的前臂旋后和肘伸

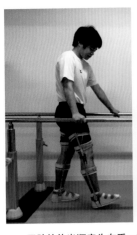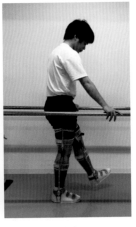

四肢的伸出顺序为左手→右脚→右手→左脚

图 2.3.73　两点步行

展等上肢的 ROM 或感觉障碍，这些对于获得有节奏的动作至关重要。此外，对残存功能的左右差异与惯用手的关系综合判断，尽早决定惯用手。动作练习在初始阶段最好参考正常模式进行反复练习。应从难易度较低的动作开始，有成功的体验和经验也非常重要。

四肢瘫痪和截瘫的环境设定均应考虑到，由于从住院生活转为居家，故环境会随时间和身体功能的变化而变化。不仅是操作物品的能力，应确认家居环境和生活状态，将目标设定为获得能够适应生活环境的实用动作。

■量与频率（损伤分级）

- C_4 水平：虽然胸锁乳突肌、斜方肌功能尚存，头颈部动作和上抬肩胛骨也可，但进食动作需完全辅助。用较长的吸管或软管等固定，可卧床饮水。可借助平衡前臂矫形器（BFO）。

- C_5 水平：因三角肌、肱二头肌、外旋肌功能尚存，可实现肩关节外展和肘关节屈曲，但腕关节的自主运动困难。因此，用腕关节固定装备将腕关节固定为背屈位，戴上万能绑带（图 2.3.74），套上勺子或叉子可以把食物送达口中。肩关节外展和肘关节屈曲的肌力较弱时，可借助平衡器或滑轮进食、刷牙。装备矫形器辅助动作需进行一定的练习。

- C_6 水平：手指虽无功能，但腕关节背屈肌功能尚存，利用肌腱固定效应（tenodesis action），也可实现不借助装备或自助工具的持握。但万能绑带可有效实现较强的持握。此外，也可利用肌腱固

定效应双手持握水杯。

- C_7 水平：肘、腕关节虽有完整功能，但多数情况拇指和其他手指不能充分屈曲。因此，持握困难时，可将勺子或叉子的手柄插入橡胶泡沫，使持握部分增粗以便持握。持握餐具时，利用腕关节掌屈，手指屈曲功能，可以在桌上扶持饭碗，可利用肌腱固定效应持握水杯。

- C_8 水平：因伸指肌群及指浅屈肌、指深屈肌、拇指功能尚存，手指屈肌有实用功能，不使用自助工具也可使用勺子或叉子进食。但因手内侧肌麻痹，较难实现拇指的掌指、指间关节屈曲与内收，尚存一定障碍，有时也难以使用筷子。

更衣

■目的

更衣动作不仅需要肌力和 ROM，还需要获得坐位平衡与翻身、起床等动作。结合残存功能水平和身体功能，综合考虑床榻环境和衣服等进行动作指导。

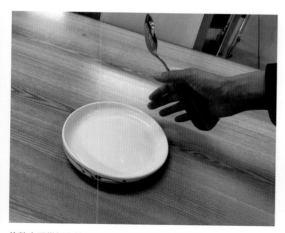

将整个手掌插入特制的万能绑带使用勺子或叉子

图 2.3.74　万能绑带

穿外衣时，为了将双上肢、颈部、躯干穿进衣服，需要有肩关节外展肌和肩关节周围肌的肌力和 ROM。即使是 C_6 水平损伤，也因为胸大肌是否尚存功能而采用不同的动作方法。不仅是上下肢功能，使用嘴或者牙齿也能提高自主率。

穿裤子时，双腿交叉需要髋关节有充分的屈曲、外展 ROM 和双上肢可进行作业程度的坐位平衡。脱衣时需要体重支撑侧的肩胛带的支撑性，以及操作衣服一侧的腕关节背屈肌力。

■量和频率

- 外衣：四肢瘫痪时，穿脱外衣应在椅子（轮椅）坐位进行。C_6 水平患者可在轮椅上穿脱外衣，但因残存肌力不同方法也不同。胸大肌的肌力较弱时，可用嘴和牙齿

临床建议

环境设定和物品选择的重要性

虽然我们希望叉子和勺子的重量越轻越好，但是适当的重量也很重要。作为餐具，由于用勺子舀起食物很容易，选择比较深且边缘接近垂直的勺子会更好。此外，虽然稳定器等辅助装置在训练开始阶段会比较有效，但是需要安排使用装置的时间和场所，所以实际使用起来也有一定的困难。也要考虑居家环境和有无看护者进行动作指导的因素，这是很重要的。

基础知识

肌腱固定效应（tedonesis action）

指的是一个关节运动引起多关节的伸展，进而引起其他关节的他动作用。伴随腕关节背屈的手外侧伸肌被动伸长，所以手指会出现自主的屈曲。对于颈髓损伤患者，是否可以有效使用肌腱固定效应对于动作的获得有较大的影响。

咬住衣服，如此可使穿衣时更容易穿外衣袖、脱衣时更容易拿出一侧上肢。开始时衣服尽量选择较大号码且有伸缩性材料，之后再根据练习情况逐渐改变材料。

- 内衣：以在床上实现脱穿内衣为前提，首先需能够完成床与轮椅之间移动、翻身、起坐等动作。床垫的材质会影响动作，短裤比长裤更容易开始练习。C_6 水平以下损伤，因腕关节背伸运动和肩关节内收运动功能尚存，所以可独立完成一部分穿衣动作。穿裤子时采取长坐位，单手将脚后跟抬离床面后套进裤腿。之后因不能撑起可左右交互采用侧卧位，并用手背或拇指勾住裤子上提（图 2.3.75）。腕关节背伸肌肌力较弱的情况下可在裤子上加上套环，或将手伸入较易通过的腰带，利用手套的橡胶部分的摩擦力等方法来操作

衣服。C_7 水平受损患者可以进行撑起动作，因此可以自行完成在床与轮椅间的移动，以及在床上脱穿裤子。胸髓水平损伤可以在轮椅上脱穿内衣。

排泄

■目的

自主排泄是进行正常生活的重要因素之一。因需要一定的身体功能，如在床上的起床动作能力、移乘动作能力、更衣动作能力，所以要进行充分评估，并结合环境设定进行判断。此外，为了进行用手排尿（按压、拍打）、集尿器的脱装、自主导尿器的操作等各种排泄方法，需要用到手的操作能力。

■量和频率

自主导尿需要夹捏动作，C_7 水平患者即可实现，但男女操作方法不同。C_6 水平

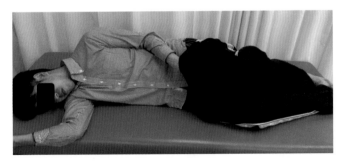

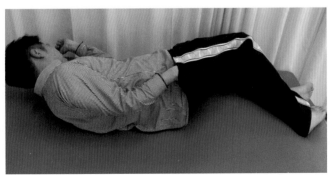

图 2.3.75　腕关节背屈勾住裤子，采用侧卧位左右交互提裤子

男性因可利用肌腱固定效应实现持握，所以可以利用自助器具进行自我导尿。女性因需要精细动作，要进行自主导尿须手指屈肌群在内的手内在肌，因此 C_8 水平患者才可以实现。关于排便，C_7 水平患者无法实现夹捏动作，因此需要万能绑带或肛门扩张器。通过不断练习如厕等动作也可以使用坐便。

沐浴

■目的

沐浴动作在脊髓损伤患者的 ADL 属于高难度，必须在充分考虑安全的前提下进行。此外，还要考虑在洗漱间地面和平台铺设垫子等。自主沐浴动作与起居移动动作的自主性有关，获得实现移乘所需的抬举动作尤为重要。且沐浴时室温较高，动作时间过长易产生疲劳，因此也要注意沐浴时间。

■量和频率

C_5、C_6 水平患者要自主进出浴缸较为困难，因此需要使用升降台或直接乘坐淋浴轮椅在淋浴区沐浴。C_6、C_7 水平患者多数情况可进出浴缸，C_8 水平患者则可以在洗漱位置和轮椅之间移乘且可以进出半嵌入式浴缸。

- 环境条件：多数浴室的入口和淋浴区之间有台阶，因此常有入浴用的轮椅无法顺利进出的情况。使用淋浴轮椅时需要消除浴室周边的台阶（如将淋浴区的地面抬高到入口水平、走廊侧的台阶铺上缓台等）。此外，入口的门向内侧开，轮椅无法使用时，可将门卸下来换用防水门帘。

- 沐浴动作的方法：洗身、洗头时，如手指功能不全则应选择带扳手的水龙头、带绑带的淋浴头、身体刷，带挂环的毛巾等。以弯腰保持长坐位的姿势固定身体进行洗身、洗头。

- 进出浴室、浴盆：C_4~C_6 水平患者可利用升降台或升降浴盆。但如果浴室空间有限或看护人员负担较重，可使用淋浴来清洗身体。可进行前方移乘或侧方移乘时应将入浴用的椅子座位面和浴盆内椅子设定为同样高度。C_7 水平因肘关节伸展、指关节掌屈、指伸展尚存，因此可实现轮椅和浴缸之间的移乘动作。

改善生活功能并参加社会活动（驾驶、残疾人运动等）

驾驶机动车

在脊髓损伤患者参与的社会活动中，驾驶机动车是非常重要的一环。特别是在长距离移动和转运货物时，开车的重要性都是不

自主导尿和排尿训练 学习要点

自主导尿是指，对于排尿困难的患者，自主将排尿导管插入尿道，将多余的尿液排出的过程。对于颈髓损伤的患者，骶髓中的排尿中枢并没有受损，所以可以通过叩击、按摩等手法进行排尿训练。对于骶髓受损的患者（核、核下型），患者没有膀胱的自主收缩，所以需要进行压力排尿训练，这种训练不一定需要在坐位下完成。

沐浴环境 学习要点

对于出入浴缸时的环境设定，应将洗浴区域高度和外界设置一致，依靠浴缸的座椅位置设置为洗浴区，由于浴缸的边缘比较狭窄，所以从轮椅到洗浴区的转移面积比较宽敞，这样会减少跌倒的风险。

言而喻的。

　　一般来说，驾驶机动车大约需要残存功能等同于 C_6 或 C_7 水平，但近年来随着科技的发展，汽车的自动驾驶技术飞速发展，可以预见更高位的脊髓损伤患者也将能够驾驶机动车。

　　机动车产业各厂家近年来也对包括高龄老人等使用轮椅人士用车加大了研发力度，特别是对轮椅的装载相关功能投入了大量的研发费用。

　　其中包括添加方便移乘到驾驶席的转移板（图 2.3.76），以及装备可装载轮椅的升降吊具（图 2.3.77）。还有可直接乘坐轮椅进行驾驶的车也正在开发中（图 2.3.78）。

　　此外，在这些基础上，为了方便使用看护用的轮椅，使下肢无法弯曲的人更易乘车方面也有很多改进（图 2.3.79）。

　　旋转方向盘的把手和油门刹车的形状有花型、柱型、操控杆型等可供选择，虽然要有额外花费，但可以改造成自己需要的功能。

　　对于脊髓损伤患者用车的驾驶装备改造，必须要确认驾驶姿势，并确认油门、刹车操作（图 2.3.80）和旋转方向盘操作（图 2.3.81）。

　　随着公共交通服务的完善，公交、地铁等工作人员也充分掌握了应用轮椅的方法，相比以前，使用轮椅的残障人士的生活圈得到了飞跃式的拓展。

关于残障者运动

　　近年来，残障者运动借由残奥会明显得到了广泛发展。游泳一直以来都被认为是残障者比较容易进行的运动，众多体育俱乐部也都推崇游泳，偏瘫患者在 PT 等的辅助下进行该运动。

　　最近也开展了许多竞技性运动。轮椅马拉松（图 2.3.82）。

　　轮椅篮球（图 2.3.83）、轮椅网球（图 2.3.84）、轮椅橄榄球等已被广泛熟知。此

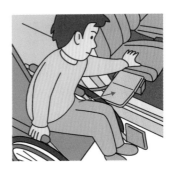

图 2.3.76　装有转移板的汽车

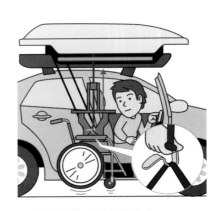

图 2.3.77　装有轮椅升降机的汽车

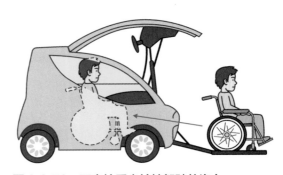

图 2.3.78　可直接乘坐轮椅驾驶的汽车

推荐游泳，偏瘫患者如果有 PT 辅助也可尝试游泳。希望以残奥会为契机让更多的轮椅运动被人们认识。

此外，冬季残奥会也让轮椅的冬季运动被大众所知晓。比如轮椅滑雪（图 2.3.85）、

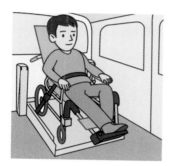

图 2.3.79　脚可以伸开的汽车

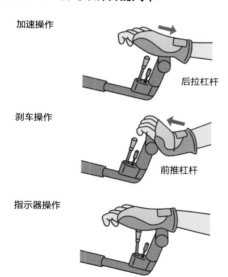

加速操作

后拉杠杆

刹车操作

前推杠杆

指示器操作

图 2.3.80　油门、刹车的操作

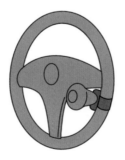

图 2.3.81　旋转方向盘

握把型

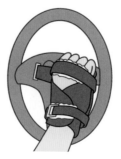

手掌横向型

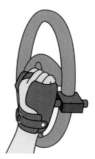

手掌纵向型

轮椅冰球（图 2.3.86）、轮椅冰壶等。

这些冬季运动虽还不能成为一般的轮椅使用者的运动，但一定会有长足的发展。

关于脊髓损伤者

残障者的地位在逐渐改善。特别是整个社会对于轮椅使用者的思考越来越多。在未来，诱导性多能干细胞（iPS cells）移植可能会改善瘫痪肢体，工业技术的革新也可能会使脊髓损伤患者重回社会。PT 在提供支撑的同时，也应当关注相关技术的发展。

不完全性损伤的物理治疗

与完全性损伤导致损伤水平以下的脊髓节段支配的神经功能完全丧失不同，不完全性损伤是脊髓部分损伤，神经功能的一部分降低。因此，完全性损伤可以通过损伤水平预测残存功能和可能获得的动作，但不完全性损伤却很难只根据损伤脊髓节段水平的信息去预测残存功能和可获得的动作。

根据脊髓神经的损伤部位有不同的特殊类型，可以理解脊髓的通路和各种特殊类型的特征。

脊髓通路（图 2.3.88）

· 锥体系是支配随意运动的神经通路，在延髓交叉，在脊髓沿脊髓皮质束下行

（图 2.3.88）。

- 感觉系有**本体感觉、精细触觉**，以及**痛温觉、粗触觉**2 个不同的通路。本体感觉、精细触觉由后根进入后角，沿同侧后索上行（图 2.3.88）。痛温觉、粗触觉由后根进入后角，在中间带前交叉，进入对侧脊髓丘脑束沿脊髓前侧索上行（图 2.3.88）。

损伤部位引起的特殊类型

- 中间带附近损伤（图 2.3.89）：痛温觉、粗触觉在中心带附近交叉走行，因此对称性消失，但深部感觉、精细触觉正常。
- 脊髓前角损伤（图 2.3.90）：脊髓前索和侧索损伤导致锥体系损伤，呈现损伤水平相应的弛缓性瘫痪、损伤水平支配区域内的痛温觉障碍。深部感觉和精细触觉

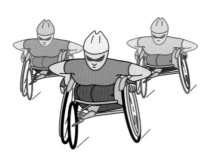

图 2.3.82　轮椅马拉松

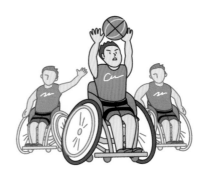

图 2.3.83　轮椅篮球

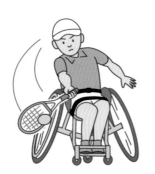

图 2.3.84　轮椅网球

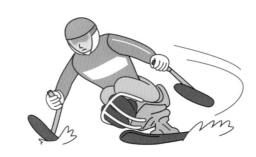

图 2.3.85　轮椅滑雪

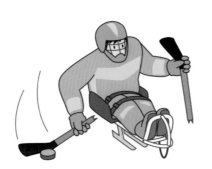

图 2.3.86　轮椅冰球

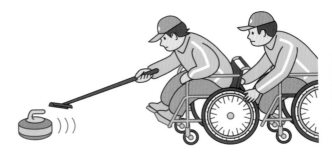

图 2.3.87　轮椅冰壶

临床建议

评估要点

对不完全性损伤的患者进行物理治疗时，一定要考虑到受伤开始后症状的变化情况。在发生损伤后，会进入到短暂的脊休克期（spinal shock），损伤平面以下的脊髓节段所支配肌肉的反射消失，呈现弛缓性麻痹，此时应评估残存功能以及维持 ROM。此外，要不断根据功能的恢复情况进行详细评估，找出功能损伤水平的问题点，预测患者可能完成的动作，并以此展开物理治疗。

正常。

- 脊髓后角（后索）损伤（图 2.3.91）：脊髓后索损伤导致表现为深部感觉、精细触觉缺失（Romberg 试验阳性），痛温觉、粗触觉正常。

- 单侧损伤：Brown-Séquard 综合征（图 2.3.92），损伤侧表现出损伤水平相应的知觉缺失和弛缓性麻痹，损伤水平以下的深感觉、精细触觉缺失，锥体系障碍（肌紧张亢进、深部腱反射亢进、出现病理反射、踝阵挛），对侧损伤水平以下的痛温觉、粗触觉缺失。

脊髓损伤并发症

T_5 水平以上损伤时，自主神经障碍较重，会阻碍康复训练的进行。理解伴随症状和并发症，切实进行预防和对应尤为重要。

自主神经反射亢进

对于 T_5 水平以上的脊髓损伤患者，因损伤部位以下的脏器受到刺激后，会表现出头痛、出汗、汗毛直立（鸡皮疙瘩）、一过性高血压、鼻塞、心动过缓等。常为膀胱充盈和便秘引起的直肠胀满等肠道相关的刺

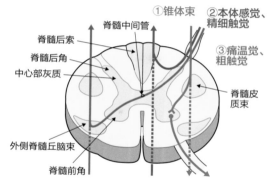

图 2.3.88　脊髓通路

激，因此除去这些因素即可恢复。一过性高血压有可能会引起脑出血，因此要适当进行血压测量及管理。

体位性低血压

引发原因主要有，多数 T_5 水平以上的脊髓损伤患者因交感神经障碍导致血管收缩功能降低，瘫痪导致肌肉动力作用降低进而引起损伤部位以下体液潴留，静脉回流量减少，长期卧床导致体液量减少，高龄患者营养不良等。解决以上问题的方法是尽早离床。患者利用起立床，间歇采取站立位即可得到改善。血压低时可采用低头、抬高下肢、腹式呼吸即可改善。佩戴腹带或下肢穿弹力袜也有效。应充分摄取水分和蛋白质，以有效增加体液量。记录饮水量和排尿量也非常重要。

压疮

多由于长期卧床或移乘时产生摩擦而引起，需要随时观察。初期有时并非由体表开始，而是从骨骼附近的软骨受损开始，Kanno 等也阐述了应用 B 超进行早期评估的重要性。

下半身骨骼突起部位是好发部位，尤其是**耻骨联合、坐骨、大转子、足跟、外**

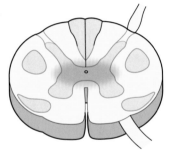

损伤的主要部位
为脊髓中心

图 2.3.89　中间带附近损伤

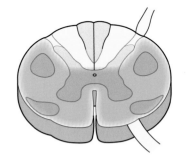

损伤部位为脊
髓前部的前索、侧
索和前角

图 2.3.90　脊髓前角损伤

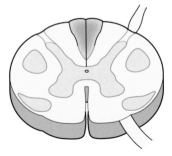

损伤部位为脊
髓后部的后索

图 2.3.91　脊髓后角（后索）损伤

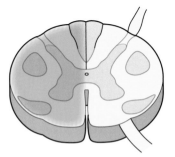

损伤部位为脊髓
左右任一侧

图 2.3.92　Brown-Séquard 综合征

踝、小趾头部多发（图 2.3.93）。急性期的脊休克期的发病率较高，因此观察和调整垫子、褥子等尤为重要。检查皮肤状态时也应同时评估潮湿度。应在进行康复训练的同时注意血液检查中白细胞数和 C 反应蛋白（CRP）、血清白蛋白（表 2.3.13）。对于有关饮食量、牙齿咬合和口腔功能的检查也要与营养师、牙医、病房护士互相沟通配合。

异位骨化

在解剖学上本不应该有骨骼存在的关节周围肌腱、韧带、关节囊、肌膜、肌肉等处形成新骨，不同于单纯的钙化沉着，拥有与正常骨组织相同的 Havers 管与骨髓腔。据报道，约 18%~86% 的脊髓损伤患者可出现异位骨化，多发生于大关节，最常发生于髋关节和膝关节，其次发生于肩关节、肘关节。血液检查可见血清碱性磷酸酶（ALP）、肌酸激酶（CPK）、红细胞沉降率升高（表 2.3.13）。关节周围可见炎症。没有进行细心护理的 ROM 练习常成为发病的重要因素。

挛缩

因会对预后的功能造成很大影响，所以必须严格干预。易受损伤高位影响，因此

基础知识

精细触觉与粗触觉

精细触觉是指能够识别所触摸物体的性状、部位的精密触觉。粗触觉是指能够识别所触摸物体，但是却不知道物体的具体部位等性状的粗略触觉。

Romberg 试验

用来评估脊髓后索是否出现损伤。若睁眼状态下能够保持直立姿势，但是闭眼状态却无法保持，则结果为阳性。

需在一定程度上进行预判并每天确认（表 2.3.14）。

C6 水平 B2 级的颈椎损伤可以利用肌腱固定作用实现持握动作，此时手指屈曲挛缩变得有利，但需注意手指屈肌过度拉伸会引起松弛导致反效果。此外，颈髓损伤或胸髓损伤导致的髋关节的屈曲可动范围不充分会影响移乘动作，因此须直腿抬高（SLR）在 120° 以上，但也必须注意异位骨化情况。

深部静脉血栓

据报道约 90% 的患者在受伤后 1 个月以内发病，如发展至肺栓塞则会致命。因此，从急性期开始就应该间歇进行气压压迫等预防措施。血液检查需检查 D-二聚体、凝血酶原时间等凝血因子类项目。如下肢静脉超声等检查见疑似影像则必须进行确认。

电刺激疗法

脊髓损伤进行电刺激疗法的目的

脊髓损伤是运动功能、感觉功能、自主神经功能等消失或低下的一类疾病。对脊髓损伤进行电刺激疗法使用功能性电刺激（FES）（图 2.3.94）。FES 通过对损伤水平下的神经和肌肉进行刺激来活化神经活动，

表 2.3.13　血液检查指标的正常值

检查指标	正常值
ALP	106~322 IU/L
CPK	男性：59~248 IU/L
	女性：41~153 IU/L
Alb	4.1~5.1 g/dL
WBC	（3.3~8.6）×10^9 个/L
CRP	0.3 mg/dl 以下
红细胞沉降率	男性：2~10 mm/h
	女性：3~15 mm/h

表 2.3.14　关节挛缩

损伤节段	挛缩肢位
C4	肩胛带上举位
C5、C6	肩关节外展位、肘关节屈曲位、前臂旋后位
C6	肩关节外旋位、腕关节背屈位、手指屈曲位
C7	手指伸展位
下肢	髋关节屈曲位、髋关节外旋位 膝关节屈曲位 踝关节跖屈内翻位

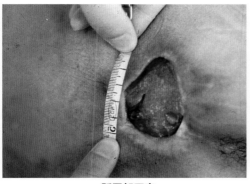
骶尾部压疮

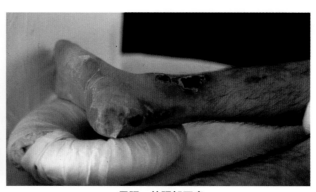
足跟、外踝部压疮

图 2.3.93　压疮

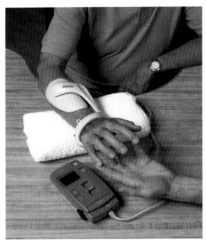

上肢功能的 FES

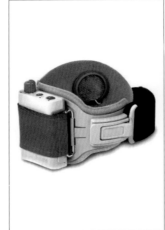

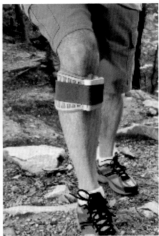

下肢功能的 FES

图 2.3.94 **FES**

以此实现补偿完全损失的功能和维持、改善残存功能的目的。

功能补偿的电刺激疗法

刺激损伤水平以下的神经，促进运动功能，从而辅助 ADL 和维持生命的相关功能。适应证包括上肢、下肢、躯干功能，呼吸功能，排尿、排便功能及性功能等。

■上肢功能的 FES（对象：颈髓损伤患者）

· 辅助 C4 水平以上的颈髓损伤患者的**肩关节稳定性和肘关节屈曲及伸展运动**。

· 辅助 C5~C7 水平的颈髓损伤患者的持握动作。

■下肢功能的 FES（对象：胸髓损伤患者）

· 辅助 T4~T12 水平的胸髓损伤患者的起立、站立位、移乘、踏步、步行。

· 对良好的上半部躯干且有功能、可保持站立位或为了安全而使用步行器的患者都可以实施。

· 以无心肺功能和骨骼肌系统动作障碍的患者为实施对象。

■躯干功能的 FES（对象：胸髓损伤患者）

· 刺激 T4~T12 水平的胸髓损伤患者的竖脊肌，辅助保持姿势。

· 刺激腹肌群，辅助咳嗽。

■呼吸功能的 FES（对象：颈髓损伤患者）

· 刺激 C4 水平及以上的颈髓损伤患者的横膈神经，辅助呼吸。

■排尿、排便功能和性功能的 FES

· 刺激脊髓圆锥、骶骨神经根、骨盆神经，辅助相应的功能。

> **补充**
>
> 在实施 FES 时，需要保持神经稳定、无下位运动神经损害、无痉挛导致动作难以完成、无明显的关节挛缩、患者有较高的治疗意愿，以及家属的支持。

维持和改善功能的电刺激疗法

通过对支配各个肌肉的神经进行 FES，诱发肌肉活动，使运动变为可能，因此可用来维持和改善肌肉功能（表 2.3.15）。此外，对下肢进行 FES 并利用有靠背的自行车测力计在坐位进行实施，可进行更有效的

表 2.3.15 以维持、改善功能为主的电刺激疗法的作用

肌肉功能	• 防止肌肉萎缩 • 维持、改善肌力和肌肉耐力 • 抑制脂肪增加 • 预防、改善糖尿病（改善胰岛素抵抗）
循环功能	• 改善末梢循环 • 预防、改善肿胀 • 预防深静脉血栓 • 预防、改善压疮
其他功能	• 预防骨质疏松症 • 预防和改善抑郁症 • 预防和改善神经损伤导致的异常神经可塑性

运动，且安全性与实用性更高，因此多用于预防和改善发病后因不活动而导致的废用综合征。另外，高位脊髓损伤患者（T_5 以上）因自主神经功能障碍、心率和每搏输出量、心排出量增加而受到运动限制，因此要谨慎使用。

矫形器、辅助工具的适用范围

脊髓损伤的情况下，保留残存功能的同时补充已丧失功能的替代疗法，需要使用矫形器和辅助工具。可以从损伤开始到推测恢复这一时期可进行练习时使用，症状稳定后可为回归社会做准备。正确采用以下装备和步行辅助工具可实现目标动作和步行。

矫形器

■上肢矫形器

• **抓握矫形器**：利用肌腱固定效果来进行抓握动作的矫形器（恩根型等）（图 2.3.95a）

• **长对掌矫形器**：目的是将腕关节固定在背伸位，拇指固定为与其他手指对掌位的矫形器（交互型、兰乔型等）（图 2.3.95b）

• **短对掌矫形器**：不固定腕关节，将拇指固定于其他手指对掌位的矫形器（贝内特型、兰乔型等）（图 2.3.95c）

■下肢矫形器：骨盆固定带长下肢矫形器

• **长下肢矫形器**：脑卒中也可应用的促进早期站立的矫形器（图 2.3.96a）。

• **短下肢矫形器**：膝关节以下，小腿处有绑带成为支撑踝关节的延伸。有金属和塑料的产品（图 2.3.96b）。

辅助工具、介护用具

• **万能绑带**：用于进食动作（图 2.3.97a）。

• **弹力平衡器**：可用于全面的桌上动作（图 2.3.97b）。

• **平衡前臂矫形器（BFO）**：特征是能够保持肘关节位置（图 2.3.97c）。

• **转移板**：连接轮椅和床可以滑动移乘。因不需要上抬所以较易使用（图 2.3.97d）。

• **排泄辅助工具**：排便辅助器、医用尿壶等可根据手指功能进行选择（图 2.3.97e）。

用于环境的辅助器械

• **悬吊架**：是将患者吊起，从床上移乘到轮椅或厕所使用的工具，可通过改造房屋来设置（图 2.3.98a）。

• **可移动悬吊架**：是可移动的一种悬吊架，也有电动悬吊架，用较少的力量即可吊起患者（图 2.3.98b）。

步行辅助器

• **双拐**：利用腋窝、手、地面3点支撑来辅助步行的工具（图 2.3.99a）。

• **助行器**：助行器本身有4点支撑，是稳定性较高的步行辅助器械（图 2.3.99b）。

• **双杠**：广义的步行辅助器械的一种。可推、可拉，左右上下均有稳定性（图 2.3.99c）。

轮椅

- 可躺式轮椅：轮椅的靠背可以完全放平（图 2.3.100a）。

- 可倾斜式轮椅：靠背可以放倒座椅也可以倾斜，可较高的减轻臀部负担（图 2.3.100b）。

- 电动式轮椅：由电瓶驱动，可用操作杆或按钮来操作（图 2.3.100c）。

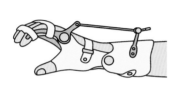
a. 抓握矫形器

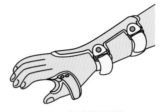
b. 长对掌矫形器

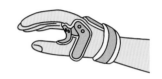
c. 短对掌矫形器

图 2.3.95　上肢矫形器

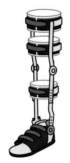
a. 长下肢矫形器，用于瘫痪患者早期站立。有时也可以作为短下肢支具使用

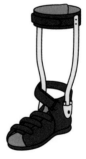
b. 短下肢矫形器，辅助踝关节制动，塑料制，支架为金属材质，踝关节轴需要根据患者情况选择

图 2.3.96　下肢矫形器

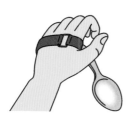

a. 万能绑带，便于各种物品的使用

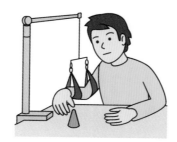

b. 弹力平衡器，辅助手臂进行空间上的抬起动作，通过调节弹簧强度进行主动辅助运动

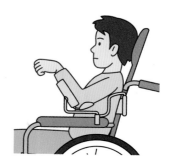

c. BFO，应结合实际生活使用

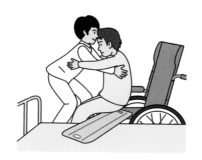

d. 转移板，在转移板上易于滑动。不仅看护人员可以使用，很多情况下患者自己也可以使用

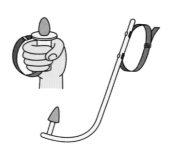

e. 排泄辅助工具，应根据手指功能的情况选择使用

图 2.3.97　辅助工具、介护用具

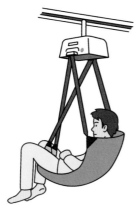

a. 悬吊架，根据生活移动轨迹设置，在房顶悬挂

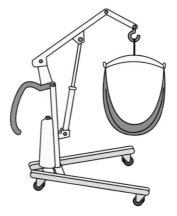

b. 可移动悬吊架，与悬吊架功能一样，无须改造房屋，可以根据目的灵活使用

图 2.3.98　用于环境的辅助器械

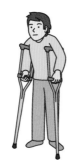

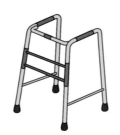

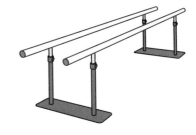

a. 拐杖，可以双手或单手
使用的腋窝支撑型离合
器，对于扩大支持面和
承重有良好效果

b. 步行器，分为升
降型和交替型

c. 平行杠，有2种类型，握把式和
平台式，具体选择取决于患者功
能和锻炼目的

图 2.3.99　**步行辅助器**

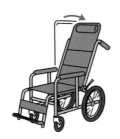

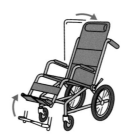

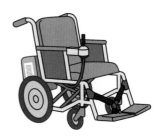

a. 可躺式轮椅，背部向
后倾斜，部分轮椅可
以完全平躺

b. 可倾斜式轮椅，除背
部能够倾斜之外，座
位也可以倾斜

c. 电动轮椅，有一较大
电池安装于背部

图 2.3.100　**轮椅**

临床建议

要考虑"什么才是有用的"
　　临床上用到的器具多种多样。虽然逐一进行
记忆很重要，但是将其当作辅助补充作用的工具
即可。在临床实践中，应首先通过对患者的评估
以明确功能障碍，然后再来认真思考应用什么工
具进行辅助。

总结

【参考文献】

[1] 田島文博，ほか：脊髄損傷者に対するリハビリテーション．脊髄外科，30（1）：58-67，2016.

[2] 岩崎　洋，脊髄損傷理学療法マニュアル．p9-28，p51-69，文光堂．2011.

[3] 日本リハビリテーション医学会　編：神経筋疾患・脊髄損傷の呼吸リハビリテーションガイドライン，114-117，金原出版，2014.

[4] 土岐明子：脊髄損傷の呼吸リハビリテーション．難病と在宅ケア，22（6）：33-37，2016.

[5] 尾山陽平，菅野敦哉：頸髄損傷患者の呼吸リハビリテーションプログラム，呼吸器ケア，9（11）：107-111，2011.

[6] 辻　哲也，ほか：脳血管障害片麻痺患者における痙縮評価— Modified Ashworth Scale（MAS）の評価者間信頼性の検討—．リハ医学，39（7）：409-415，2002.

[7] 竹内伸行，ほか：Modified Ashworth Scaleと Modified Tardieu Scaleの関連性の検討—脳血管障害片麻痺患者における足関節底屈筋の評価．総合リハ，34（2）：169-173，2006.

[8] 肥塚二美子：理学療法の評価．：脊髄損傷理学療法マニュアル　第2版（岩崎　洋　編），38-53，文光堂，2014.

[9] Bähr M, Frotscher M 著，花北順哉　訳：神経局在診断—その解剖，生理，臨床— 改訂第6版，24-26，文光堂，2016.

[10] 田崎義昭，斎藤佳雄　著，坂井文彦　改訂：ベッドサイドの神経の診かた 改訂18版，326-331，南山堂，2016.

[11] 植村　修：chapter 7 リハビリテーション医学各論 6 脊髄損傷・二分脊椎．現代リハビリテーション医学（千野直一　監修，椿原彰夫，ほか　編），金原出版，2017.

[12] 池田篤志，德弘昭博：第4章　疾患とリハビリテーション 5 脊髄損傷．最新リハビリテーション医学（江藤文夫，里宇明元　監修，安保雅博，ほか　編），医歯薬出版，2017.

[13] 德弘昭博：脊髄損傷者の社会復帰〈総論1〉．脊髄損傷者の社会参加マニュアル（住田幹男，ほか　編），NPO法人日本せきずい基金，2008.

[14] 問川博之，ほか：脊髄損傷者のための新しいADL評価尺度— SCIM．臨床リハ，15（10）：952-957，2006.

[15] Catz A, et al.: SCIM- spinal cord independence measure: a new disability scale for patients with spinal cord lesions. Spinal Cord, 35（12）: 850-856, 1997.

[16] ASIA（http://asia-spinalinjury.org/）（2018年12月末日時点）

[17] 千野直一　編：現代リハビリテーション医学 改訂第3版，382，384，金原出版，2009.

[18] 米本恭三，ほか　監：JOURNAL OF CLINICAL REHABILITATION 別冊 リハビリテーション診察 Decision Making，100，医歯薬出版，2008.

[19] Vale FL, et al.: Combined medical and surgical treatment after acute spinal cord injury: results of a prospective pilot study to assess the merits of aggressive medical resuscitation and blood pressure management. J Neurosurg, 87（2）:239-246, 1997.

[20] Jackson AB, Groomes TE.: Incidence of respiratory complications following spinal cord injury. Arch Phys Med Rehabil, 75（3）:270-275, 1994.

[21] Berney S et al.: The acute respiratory management of cervical spinal cord injury in the first 6 weeks after injury: a systematic review. Spinal Cord, 49（1）: 17–29, 2011.

[22] 日本リハビリテーション医学会：神経筋疾患・脊髄損傷の呼吸リハビリテーションガイドライン，金原出版，6，2014.

[23] 土岐明子：呼吸障害への対応．J Clin Rehabil, 26（5）：440-445，2017.

[24] 日本集中治療医学会 早期リハビリテーション検討委員会：集中治療室における早期リハビリテーション．〜早期離床やベッドサイドからの積極的運動に関する根拠に基づくエキスパートコンセンサス〜，2017.

[25] Garstang SV, et al.: Patient preference for in-exsufflation for secretion management with spinal cord injury. J Spinal Cord Med, 23: 80-85, 2000.

[26] Pillastrini P, et al.: Study of the effectiveness of bronchial clearance in subjects with upper spinal cord injuries: examination of a rehabilitation programme involving mechanical insufflation and exsufflation. Spinal Cord, 44: 614–616, 2006.

[27] NPO 法人 日本せきずい基金: 脊損ヘルスケア・Q&A 編, 75, 2006.

[28] 細田多穂, 柳澤　健 編: 理学療法ハンドブック 改訂第 3 版 第 3 巻 疾患別・理学療法プログラム, 協同医書出版社, 425-426, 448, 461-472, 2000.

[29] 水上昌文: 頸髄損傷四肢麻痺における機能レベルと移動・移乗能力との関係. 理学療法ジャーナル, 25 (5): 359-364, 1991.

[30] 安田孝司, ほか: 胸・腰髄損傷の動作障害に対する理学療法アプローチ. 理学療法, 27: 130-138, 2010.

[31] 奈良　勲 編: 理学療法のとらえかた, 294-301, 文光堂, 2001.

[32] 障害者（特に脊髄損傷者）の自動車免許保有実態の推定（日本せきずい基金ホームページ）(http://www.jscf.org/SIRYOU/KURUMA.htm)（2018 年 12 月 3 日時点）

[33] Kanno N, et al : Low-echoic lesions underneath the skin in subjects with spinal cord injury. Spinal cord, 47 (3): 225-229, 2009.

[34] 岩崎　洋 編: 脊髄損傷理学療法マニュアル, 第 2 版, 31-35, 文光堂, 2015.

[35] 松村讓兒, ほか: 病気がみえるvol.11 運動器・整形外科, 第 1 版, 249-253, メディックメディア, 2017.

[36] 日本排尿学会, 日本脊髄損傷医学会 編: 脊髄損傷における排尿障害のガイドライン. 36, リッチヒルメディカル, 2011.

[37] 高倉　基, ほか: 急性期の診断と全身管理—脊髄ショックと予後予測—. 脊椎脊髄ジャーナル, 16: 328-331, 2003.

[38] 石田博厚（訳）: 胸部理学療法— ICUにおける理論と実際—, 226-231, 総合医学社, 1991.

[39] 田島文博, 上條義一郎, 西村行秀: 脊髄損傷者に対するリハビリテーション. 脊髄外科, 30 (1): 58-67, 2016.

[40] 高橋　功, ほか: 急性頸髄損傷に対するMRI 診断— T2 強調画像の重要性について—. 日救急医会誌, 10 (7): 402-206, 1999.

[41] 森　英治, ほか: 急性期頸髄損傷のMRI 所見. 整形外科と災害外科, 40 (1): 161-164, 1991.

[42] 鈴木晋介: 脊髄・脊椎損傷の急性期治療. Spinal Surgery, 25 (1): 50-62, 2011.

[43] 松村讓兒, ほか: 病気がみえるvol.11 運動器・整形外科 第 1 版, 249-253, メディックメディア, 2017.

[44] 武田　功 編: 脊髄損傷の理学療法 第 2 版, 医歯薬出版, 105-128, 2006.

[45] 岩﨑　洋 編: 脊髄損傷理学療法マニュアル 第 2 版, 文光堂, 79-90, 2014.

[46] 神奈川リハビリテーション病院脊髄損傷マニュアル編集委員会: 脊髄損傷マニュアル リハビリテーション・マネジメント, 医学書院, 116, 1996.

[47] 武田　功 編: PTマニュアル 脊髄損傷の理学療法　第 3 版, 医歯薬出版, 2017.

[48] 岩崎　洋 編: 脊髄損傷理学療法マニュアル 第 2 版, 文光堂, 2014.

[49] 中山恭秀　編: 3 日間で行う理学療法臨床評価プランニング　第 1 版, 南江堂, 2013.

[50] 吉尾雅春 編: 標準理学療法学 専門分野 運動療法学 各論 第 4 版, 187-189, 医学書院, 2017.

[51] 横山　修: 脊髄損傷の合併症. 総合リハ, 40 (5): 551-555, 2012.

[52] Ragnarsson KT: Functional electrical stimulation after spinal cord injury current use, therapeutic effects and future directions, Spinal Cord, 46 (4): 255-274, 2008.

[53] Ho CH, et al.: Functional electrical stimulation and spinal cord injury, Phys Med Rehabil Clin N Am, 25 (3): 631-654, 2014.

[54] Gater DR Jr, et al.: Functional electrical stimulation therapies after spinal cord injury, NeuroRehabilitation, 28 (3): 231-248, 2011.

病例集

脑血管疾病（一）

■脑梗死右侧瘫痪病例，如厕脱裤子时有向右后方跌倒的危险，安全性、稳定性低下。

　　患者为 70 多岁的女性。脑梗死发病，表现为右侧瘫痪。急性期入院，1 个月后转至康复病房。住院期间如厕时，左手可以脱下右侧的裤子，但是在脱左侧的裤子时有向右后方跌倒的危险。

初诊医生（康复师）处方

- 病例为患有脑梗死、右侧瘫痪的 70 多岁女性，在脑梗死发作后，急性期入院，1 个月后转入康复病房。

- 主治医生指示，通过运动治疗改善功能障碍、提高住院期间日常生活活动（ADL），并且尽早出院。

物理治疗评估

- 在恢复期康复病房时，患者可以独立使用轮椅在医院内移动。患者需要中等程度的帮助才能完成沐浴、更衣、整理仪容和如厕等日常动作。其中，如厕时，患者需要使用扶手从轮椅移至坐便，保持站立时也需要使用扶手，但由于瘫痪的右上肢无法自由活动，因此脱离扶手站立时需要用左手脱裤子。但是，在脱左侧的裤子时会有向右后方摔倒的危险，患者动作的安全性和稳定性很低。

- 考虑到患者如厕的频率较高，并且患者的主诉中提到"一个人无法去卫生间"，因此须提高患者用左手脱左侧裤子动作的安全性和稳定性。另外，病历显示的患者可以在站立时将裤子脱到臀部下端，然后坐下后继续脱裤子，因此目标是使患者可以在站立时用左手将裤子脱到臀部下端。

■观察患者脱裤子的动作

- 患者脱裤子动作的开始姿势为站立姿势，随着胸腰椎左侧弯、两侧髋关节屈曲呈躯干前倾姿势，右髋关节外旋、左髋关节内旋、右膝关节屈曲后，呈骨盆右侧降低的姿势，右髋关节内旋、左髋关节外旋后呈骨盆右转位。

- 使用 2 台体重计测量患者站立时的下肢重量，右侧为 20 kg，左侧为 30 kg，左下肢较重。

- 从上述的站立姿势到用左手抓住左侧裤子向下脱时，患者由于胸腰椎左侧弯程度不足，无法将裤子脱至臀部下端。同时，右脚内旋导致右侧小腿向外侧倾斜，左脚外旋导致左侧小腿向内侧倾斜，与此同时右侧髋关节内旋、左侧髋关节外旋，导致重心向右侧移动，此时，左髋关节弯曲引起的躯干前倾、右髋关节内旋和左髋关节外旋导致骨盆右旋，以及右踝关节背屈位的右膝关节弯曲，引起右侧臀部向后方移动，出现向右后方跌倒的危险。

■问题整理

　　患者从开始的站立姿势到用左手抓住裤子左侧，左手随胸腰椎左侧弯到达左下方，在患者将左侧的裤子脱至臀部下端时，为了使身体的重心停留在足底支撑面内，身体需要向右侧移动。在将身体重心向右侧移动时，伴随右髋关节内旋，出现骨盆无法右旋，右臀部向后方位移。因此，可判断患者有骨盆外旋作用的右臀大肌及右臀中肌后部纤维的肌张力低下，右髋关节深层感觉障碍。

此外，患者右髋关节屈曲导致身体前倾，其主要原因为右臀大肌下部纤维无法控制右髋关节屈曲，右腿肌张力低下，右髂骨肌无法保持右髋关节屈伸中位，右髂腰肌及右大腿股直肌的肌张力低下。由于这些问题导致患者难以稳定地将身体重心向右侧移动，这是患者在脱左侧裤子时，左手难以到达左下方的主要原因。另外，具有腰椎右侧弯作用的右腹外斜肌、右侧髂肋肌的肌张力低下导致胸腰椎无法向左侧弯曲，这是造成患者在脱左侧裤子时胸腰椎难以向左侧弯曲的主要原因。

■ 物理治疗检查

• 肌张力检查

肌张力低下：右腹外斜肌、右臀大肌下部纤维、右臀中肌后部纤维。

• 感觉检查：右髋关节深层感觉正常。

• 为评估无法控制腰椎左屈的右腹外斜肌肌张力低下对脱裤子动作的影响，应对受下肢功能障碍影响较小的坐位时左手到达左下方的动作进行评估，而不评估患者站立姿势。评估结果为，由于患者无法控制胸腰椎左侧弯，有向左侧跌倒的可能。同时通过触诊确认患者右腹外斜肌纤维的收缩不足。

• 根据检查结果，为改善患者的脱裤子动作，须改善造成躯干前倾和向右后倾的右

臀中肌后部纤维和右臀大肌下部纤维的肌张力低下的问题。而且，在脱左侧裤子时，为了控制胸腰椎左屈，必须改善患者右腹外斜肌的肌张力低下的问题。

国际生活功能分类（ICF）

• 见图 3.1.1。

物理治疗计划

■ 练习站立时身体重心向右侧方移动

站立时可以使右臀大肌下部纤维向心性收缩，到达右髋关节屈伸中位和内外旋中位后，诱导身体的重心随右髋关节内旋而向右侧移动，继而使右臀中肌后部纤维离心性收缩。

■ 练习坐位时随胸腰椎左侧弯左手到达左下方

确认肌张力低下的右腹外斜肌肌肉收缩，同时促进离心性收缩，以控制胸腰椎左屈。

结果

• 1 周后，静止时的肌张力检查结果显示，作为主要问题的右腹外斜肌、右臀中肌后部纤维、右臀大肌下部纤维的肌张力低下得到了改善。

• 进行物理治疗后，患者站立时，两髋关节屈曲减轻，躯干前倾位得以改善；接近直立位置，由右髋关节外旋或内旋引起的骨盆倾斜程度得以减轻；站立时接近左右对称。检测下肢重量，右侧下肢 25 kg，左侧下肢 25 kg，双下肢重量均等。

• 在患者进行脱左侧裤子的动作时，胸腰椎可以左侧弯，裤子可以脱至臀部下端，目标达成。另外，伴随右髋关节内旋，右侧身体重心移动时产生的右髋关节内旋引起

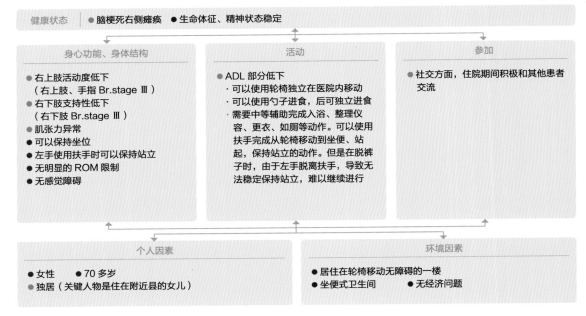

图 3.1.1　ICF

的骨盆右旋，伴随右膝关节弯曲右臀部的向后变化得以控制。因此，患者可以在不跌倒的情况下完成脱裤子的动作。

总结

· 患者在进行脱左侧裤子动作时，控制胸腰椎左侧弯的右腹外斜肌，以及控制体重向右侧移动的右臀中肌后部纤维、右臀大肌下部纤维的作用不足。

· 在用非瘫痪侧上肢进行脱非瘫痪侧裤子的动作时，需要向非瘫痪侧胸腰椎侧弯、向瘫痪侧重心移动相关的躯干及下肢肌肉活动。

脑血管疾病（二）

■脑梗死后左脑瘫痪的病例，出现高级脑功能障碍，难以介入物理治疗时。

患者为 70 岁的男性。被诊断为脑梗死及高级脑功能障碍。目前，正在恢复期，于康复病房住院。住院期间，ADL 需要护工帮助。脑梗死引起左脑瘫痪，患者难以进行口头指示，并且执行功能有障碍，因此，很难介入物理治疗。

初诊医生（康复医师）处方

- 住院期间，患者的 ADL 都需护工帮助。另外，瘫痪侧上下肢基本都无法动，患者无法自由运动。目标是通过进行康复训练以改善患者 ADL，使患者可以尽早出院。

物理治疗评估

■经过

- 在物理治疗中，医生没有进行口头指示，而患者突然进行其他动作，或难以维持、固定、终止动作等情况，即可判断为执行功能障碍。
- 特别是在物理治疗中，患者出现强烈的"想漱口"的欲望，导致治疗难以继续的情况很常见。
- 该患者的漱口动作的实用性、安全性和稳定性低，护理量也很大。在治疗中考虑利用漱口动作进行介入。
- 为了提高漱口动作的实用性，须提高漱口动作所需的保持患者坐位的姿势、提高动作的实用性，以及提高从坐位姿势到躯干前倾动作（以下均称"躯干前倾动作"）的实用性。
- 需求：提高保持坐位姿势及躯干前倾动作的实用性。

■观察轮椅坐位姿势及躯干前倾动作

患者在坐位姿势时，由于左髋关节外旋位屈曲不足，导致骨盆向左下方后倾。由于向左后方的不稳定性，出现了患者紧紧靠在靠背上的情况。与骨盆向左下方后倾相比，胸腰椎部位呈向右侧屈的屈曲位。

为了将患者从该状态向躯干前倾动作引导，需使患者躯干从靠背离开，但这样会导致患者骨盆向左下方增加，出现向左侧跌倒的风险。

■问题预测

通过观察上述姿势、动作，可以发现患者左髋关节的问题与骨盆、躯干的不稳定性有关。也就是说，骨盆向左下方后倾等现象是由左髋关节外旋位屈曲不足所致。左髋关节呈外旋位的主要原因是左臀中肌后部纤维的肌张力下降。另外，左髋关节屈曲不足的主要原因是左髂骨肌、左臀大肌下部纤维、左大腿股直肌的肌张力低下，左腿腘绳肌肌张力亢奋，左髋关节屈曲受限。

■物理治疗检查

- 肌张力检查

低位肌：左臀中肌后部纤维、髂骨肌、臀大肌下部纤维。

正常区域：左大腿股直肌、腘绳肌。

- 关节活动度（ROM）检查：左髋关节屈曲 120°。
- 高级脑功能检查：因不能收到 PT 指示而

243

难以进行检查。

■问题整理

检查结果显示，患者主要问题为左臀中肌后部纤维、髂骨肌、臀大肌下部纤维的肌张力低下。患者在坐位姿势时，由于左臀中肌后部纤维的肌张力低下，导致左髋关节呈外旋位、骨盆呈左下位，而左髂骨肌和臀大肌下部纤维肌张力低下，导致患者左髋关节的屈曲不足，骨盆后倾呈左回旋位。由于患者在坐位时骨盆和躯干向左后侧移动不稳定，进而导致左后方紧紧地靠在靠背上。若使患者从该状态向躯干前倾动作变化，躯干离开靠背，那么患者左胸背部的支撑面就会消失，导致患者有向左侧倾倒的风险。

ICF

见图 3.2.1。

物理治疗计划

■肌张力的改善和姿势动作练习

- 以改善主要问题为目的，患者处于坐位时将左髋关节引导至内旋方向，保持骨盆水平，促进左臀中肌后部纤维活动。

- 将患者左髋关节引导至弯曲方向，使处于左回旋位的骨盆保持在中间位置，以此促进左髂骨肌、臀大肌下部纤维的活动。

- 将患者从保持对称的坐位姿势状态，引导至两髋关节弯曲的躯干前倾动作，实现左臀大肌下部纤维的离心性收缩。

- 最后向起身动作和移乘动作展开物理治疗。

■对高级脑功能障碍的考虑

- 在实施物理治疗的过程中，在无法抑制欲求和情绪的状态下，患者出现"想漱口"的欲求时，利用实际漱口的动作继续介入物理治疗。

- 患者比较容易接受家人（妻子）的指示，因此在护理中家人应予以适当的看护和呼唤。

结果

- 3 周后，主要问题的左臀中肌后部纤维、髂骨肌、臀大肌下部纤维的肌张力低下得

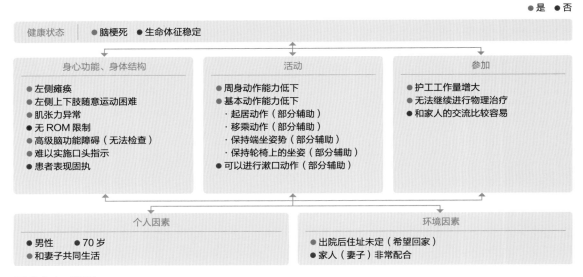

图 3.2.1　ICF

到改善。

- 在没有靠背的情况下也能保持约 5 分钟的对称坐位姿势，提高了实用性。

- 在进行漱口动作时，躯干前倾动作可以是对称的躯干前倾，因此降低了向左跌倒的风险，提高了实用性。

- 除了漱口动作之外，患者进行日常动作时，护理量得以减轻。在整理仪容、饮食、更衣、如厕、洗澡的动作中保持坐位姿势，在移动、移乘动作中，患者需进行起立动作，在屈曲状态的躯干前倾动作时，护理量均得以减轻。

总结

- 分析漱口动作所必需的姿势、动作，明确了主要问题后实施物理治疗。

- 提高保持坐位姿势和躯干前倾动作的实用性，除漱口动作以外，起立、移乘动作也有所改善。

- 高级脑功能障碍的影响导致物理治疗难以介入，但通过满足患者的需求，以及获得家人的帮助，可以顺利展开物理治疗。

脑外伤（一）

■脑挫伤的病例，从高处跌落，头部受到强烈撞击。

　　患者为 50 岁的男性。高处作业时不慎跌落，头部受到撞击。紧急送入医院，CT 显示为从左颞叶到额叶的脑挫伤。

初诊医生处方

- 主诉：想一个人步行去卫生间，想回去工作。
- 需求：独自进行如厕动作，复工。
- 职业：园艺师。
- 性格：固执。
- ADL：可独立完成翻身和起床动作，但由于起立时动作比较急，需要看护。可能的 ADL 移动是，使用助行器走路，但从卫生间或餐厅回卧室时，有时会找不到房间。目前的 ADL 移动需使用轮椅，但有时患者会忘记使用刹车，需要特别注意。如厕时，进行移乘动作时发生过忘记刹车的情况，回房间时曾忘记自己的房间，需要看护。患者有时也会承认自己的欲求下降，也曾拒绝进行康复治疗。

物理治疗评估

- 改量长谷川痴呆量表：15 分。
- Wechsler 记忆量表修订版（WMS-R）：因患者拒绝而无法实施。
- Rivermead 行动记忆测试（RBMT）：标准简介 9 分（最高 24 分），筛选 4 分（最高 12 分）。
- 功能独立性评估量表（FIM）：运动项目 46 分，认知项目 19 分。
- 肌张力：右腹斜肌横向纤维低下，右髂肋肌亢进。
- 问题：运动功能方面，在步行中因右腹内

斜肌横纤维的肌张力下降，从右脚初始着地开始，随着右髋关节内旋导致骨盆向左侧倾斜，从而出现了侧向的不稳定性。这一侧向的不稳定性，导致了右髂肋肌肉过度紧张，从而产生胸腰椎向右弯曲的代偿运动。高级脑功能方面存在的问题为，在生活场景中，忘记自己房间、忘记使用轮椅的刹车、想不起医院工作人员的名字等。由于患者性格倔强，强烈希望可以步行去卫生间，因此把提高使用助行器步行时的稳定性和独立如厕作为短期目标，把复工作为长期目标来进行物理治疗。

ICF

　　见图 3.3.1。

物理治疗计划

- 因为患者是园艺师，所以设定了修剪高枝的爬梯动作，在爬梯训练中进行将重心向右下肢移动的训练，以尝试改善右腹斜肌纤维的肌张力。
- 进行步行训练时，治疗师在患者后方加以辅助，同时配合从患者房间到洗手间的路线进行步行练习。

　　在物理治疗中，按照患者的意愿进行治疗，其中包括主诉"想一个人步行去卫生间""想回去工作"等要素。对于高级脑功能障碍的记忆障碍，在从房间到卫生间的路线上加以标记，从患者的角度拍摄患者走的实际路线并观看视频，在患者似乎要停下来

思考时进行辅助措施，给予患者视觉和听觉上的帮助。

结果

- 改良长谷川痴呆量表：20 分。
- WMS-R：因患者拒绝，无法实施。
- RBMT：标准简介 12 分（最高 24 分），筛选 5 分（最高 12 分）。
- FIM：运动项目 59 分，认知项目 23 分。
- 肌张力、右腹斜肌横纤维、右髂肋部均恢复正常。

步行时，通过改善右腹斜肌的肌张力，右足支撑初期的右髋关节内旋引起的骨盆左侧倾斜得以减轻，提高了稳定性。如厕时，移动工具从轮椅变为助行器，回房间时忘记自己房间的次数减少，ADL 修正后自理。此外，需继续在房间到卫生间的路线上加以标记。

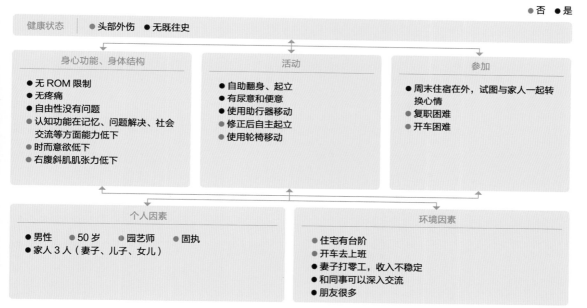

●否　●是

| 健康状态 | ●头部外伤　●无既往史 |

身心功能、身体结构
- ●无 ROM 限制
- ●无疼痛
- ●自由性没有问题
- ●认知功能在记忆、问题解决、社会交流等方面能力低下
- ●时而意欲低下
- ●右腹斜肌肌张力低下

活动
- ●自助翻身、起立
- ●有尿意和便意
- ●使用助行器移动
- ●修正后自主起立
- ●使用轮椅移动

参加
- ●周末住宿在外，试图与家人一起转换心情
- ●复职困难
- ●开车困难

个人因素
- ●男性　●50 岁　●园艺师　●固执
- ●家人 3 人（妻子、儿子、女儿）

环境因素
- ●住宅有台阶
- ●开车去上班
- ●妻子打零工，收入不稳定
- ●和同事可以深入交流
- ●朋友很多

图 3.3.1　**ICF**

脑外伤（二）

■ 外伤性蛛网膜下腔出血及第 2 腰椎骨折的病例，因走路时与摩托车接触，跌倒造成。

患者为 80 岁的男性。在室外使用拐杖行走过程中，与摩托车接触，跌倒时左前脑部和腰部遭到撞击。入院时患者的生命体征：血压 139/75 mmHg，SPO_2 97%，心率 68 次 / 分，体温 36.8℃。诊断为外伤性蛛网膜下腔出血及第 2 腰椎骨折。

初诊医生（康复医师）的处方

- 主诉：无法独自去卫生间。
- 需求：在床和轮椅之间可自主移乘，在室外可自主使用"T"形拐杖步行。
- 既往史：被诊断为变形性右髋关节炎，半年前接受了全人工骨关节置换手术。
- 家族史：妻子去世后，独居生活，关键人物是住在附近的儿子。
- 住院前的 ADL：ADL、IADL 均自理，在室内可以独立行走，在室外可以使用"T"形拐杖移动。
- 兴趣：吟诗（每月去 3 次左右的吟诗教室）。
- 目标设定：院内 ADL 自理（短期目标），回归家庭（长期目标）。

物理治疗评估（住院时评估）

- 意识水平：康复介入时的意识水平通过日本昏迷量表（JCS）评估，不存在大的问题，有识别能力。虽然可以沟通，也能很好地理解指示，但是检查时可以发现患者多语，无法集中注意力完成检查，总试图说出毫无关系的话。另外，患者时刻关注周围，注意力不集中。
- 住院初期 ADL：FIM 为 45 分（运动项目 23 分，认知项目 22 分）。受第 2 腰椎骨折影响，患者身体活动时腰部疼痛，起居

动作需中度辅助，轮椅移乘需重度辅助，在病房内使用轮椅移动。另外，患者进食时需要在床上进行，可以使用勺子。如厕需使用尿不湿，穿脱衣服和擦拭臀部全需要帮助。

- 认知功能：简易精神状态检查表（MMSE）为 22/30 分，连线测验 A 部分（TMT-A）为 152 秒。根据以上内容，可以判断患者是轻度的注意功能障碍，特别是在持续性、选择性上可能会出现问题。
- 运动功能：Brunnstrom 恢复阶段检查（BRS）在上肢、下肢、手指全部都是Ⅵ级，无运动麻痹。关节活动度（ROM）测定结果为，躯干伸展 –20°、右髋关节屈曲 100°、伸展 0°、内旋 15°，踝关节背伸为倾斜 5°。在徒手肌力检查（MMT）中，右髋关节屈曲、伸展、外旋等为阶段 3，以及右髋关节周围肌肉肌力低下。

ICF

见图 3.4.1。

物理治疗计划

为进行右髋关节屈曲、伸展、外旋肌肉强化训练并减轻腰部疼痛，实施放松疗法。另外，作为 ADL 训练，首先进行在床和轮椅之间的移乘训练。为使患者忽略脚踏板和刹车，然后进行移乘，还细分了抬起脚踏板

和刹车等动作，并分阶段进行指导。通过反复练习来促进运动学习，以实现在日常生活中的广泛应用。另外，高级脑功能训练中还包括了数字消除测试和带封皮的图形消除测试等直接注意功能的测试。此时，为将来自周围的刺激控制在最低，使患者可以集中注意力，选择了单独房间作为治疗场所。但是，患者对上述方法没有兴趣，无法集中精力解决问题。因此，将患者发病前更感兴趣的吟诗作为治疗方法之一。通过患者自主集中精力吟诗来改善注意力。该康复治疗持续了2周。

结果

开始康复治疗2周后，运动功能的MMT结果示右髋关节屈曲、伸展、外旋等阶段提高到了4级。而且移动身体时的腰痛也消失了。认知功能的TMT-A注意功能提高到128秒。另外，ADL的状况为FIM 76分（运动项目50分、认知项目26分），起居动作独立，在床和轮椅之间移乘时，也不再出现危险动作，患者可以利用轮椅独自前往病房卫生间。而且康复治疗中已经达到用"T"形拐杖行走的水平。

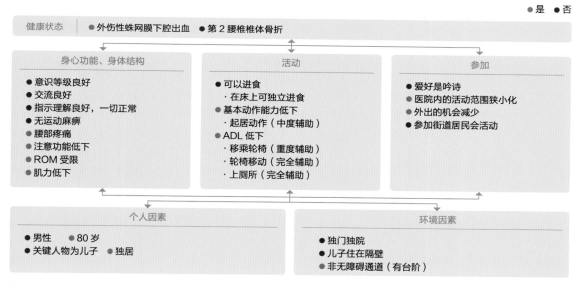

图3.4.1 **ICF**

脊髓损伤

■腰椎不完全性损伤的病例，在受伤 4 年后，仍以提高步行能力为目标。

　　患者为 20 岁的男性，公司职员。4 年前腰部受伤后，经过急性期和恢复期的住院治疗，在受伤约半年后出院。当时，患者双下肢使用塑料的短下肢矫形器可以在平行杠内行走，此后在本院进行门诊康复训练时，开始使用前臂支撑拐进行步行训练。同一时期患者回到原来的公司，开始独居。受伤 1 年多后，患者开始参加残疾人体育活动，在专业轮椅竞技运动中取得较好成绩。目前，他兼顾工作和每周 5 次的比赛训练，每周坚持进行 1 次门诊康复治疗。通过使用短下肢矫形器和双手前臂支撑拐，患者在家里可以独立移动，主要使用轮椅和带有手动驾驶辅助装置的汽车广泛参与社会活动。

初诊医生（康复医师）处方

- 半年前在滑雪中受伤的腰髓损伤患者（损伤高度 L_1 水平）。T_{12}/L_1 的脱臼骨折、L_1 破裂骨折，在受伤当天，在 A 医院接受了 $T_{11} \sim L_2$ 后侧固定术、L_1 椎体形成术。
- 经过 A 医院住院期间的治疗，以 ADL 自理为目的，继续在 B 康复医院进行恢复期治疗，上个月出院回家。
- 受伤后，ASIA 功能障碍评估 A 级完全性损伤；但是目前患者肛门括约肌的收缩和肛门周围的感觉有所提高，ASIA 恢复到 C 级不完全性损伤。
- 已经 ADL 自理，计划近期复职和独居。步行能力是可以在平行杠内行走的水平，可以使用助行器短距离行走。由于患者较年轻，所以有必要继续进行康复治疗。
- 今后以提高步行能力为目标，每周进行一次门诊康复治疗。患者期望在家中可使用双手前臂支撑拐独立行走。

物理治疗评估

■初诊时的物理治疗评估

- 生命体征：正常。
- 疼痛：无。
- 周径（右/左）：大腿周径（髌骨上缘 35.0 cm/35.0 cm、髌骨上缘 5 cm 处 34.0 cm/33.0 cm、髌骨上缘 10 cm 处 38.0 cm/34.5 cm）；小腿周径最大 25.5 cm/25.0 cm、最小 21.0 cm/21.0 cm。
- 深部腱反射：双下肢均是膝腱反射过度，跟腱反射消失。
- 感觉：触觉、温痛感都处于 T_{12} 以上，状态正常。L_{1-3} 轻度钝麻，L_{4-5} 中度钝麻。S_1 以下重度钝麻至无力。左右有差异（左侧重于右侧）。深感觉双下肢轻度钝麻。
- 肌肉力量

　　MMT（右/左）：上肢 5，躯干 5，髋关节屈曲（4/4）、伸展（1/1）、外展（1/1）、内旋（2/2），膝关节屈曲（2-/2-）、伸展（4/2），踝关节背伸（1/0）、跖屈（1/1），足趾（0/0）。

　　握力（左/右）：50.0 kg/47.0 kg。

- ASIA 脊髓损伤神经学检查：运动分数（67/100 分），知觉评分（94/112 分）。
- ROM：没有明显的限制，SLR 90° 可能。
- MAS（右/左）：髋关节（0/0）、膝关节（0/0）、踝关节（0/0）。
- Frankel 分级：C 级。
- 基本动作 – 保持姿势

翻身自理，起立自理，端坐位、长坐位－保持坐位均自理，起立－修正自理，站立位－保持和修正自理，移乘－从床上到轮椅，从地上到轮椅均修正自理。

ABMS：28/30 分。

- 平衡：可以在轮椅坐位进行从地上捡东西、驱动轮椅抬起前轮、上下台阶，虽可以长坐位、端坐、重心移动和站立，但是动态动作不稳定，可保持俯卧撑 5 秒，使用双鞋拔式短下肢矫形器（SHB）在平行杠内可保持站立位 1 分钟。用双侧肘拐杖很难保持站立位。
- 步行能力：双 SHB 平行杠内往返 1 次中 4 步动作自理，使用手推车式助行器可步行 5 m 左右，使用手臂式肘拐杖行走困难。

- Barthel 指数（BI）：80/100 分（移动时使用轮椅，因上下楼梯困难而减分）。
- FIM：115/126 分（排泄、移乘、台阶项目减分）。

ICF

见图 3.5.1。

物理治疗计划

门诊康复的目标设定为：患者使用双手前臂式支撑拐、SHB，在室内独立行走。为此，我们制订了一个优先计划。

- 提高步行能力。
- 提高站立位平衡。
- 提高耐力。
- 维持、提高剩余肌肉力量。
- ROM，维持、提高柔韧性。
- 计划

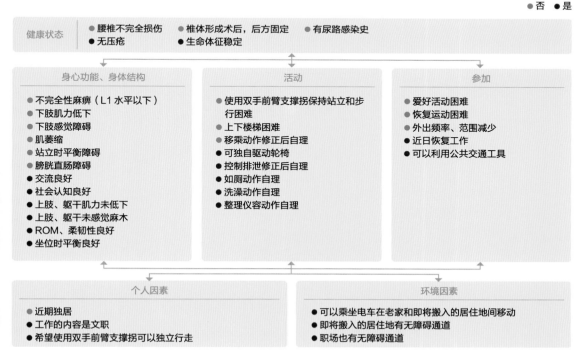

图 3.5.1　ICF

①躯干、下肢伸展运动。

②躯干肌肉训练（球类训练，俯卧撑）。

③下肢肌肉训练（徒手阻力）。

④机械训练（脚伸展运动）。

⑤用手前臂支撑拐保持站位、辅助步行训练（平行杠、助行器）。

⑥减重跑台训练（BWSTT）：减重30%，速度1.0 km/h。

结果

BWSTT根据患者步行速度和耐力的变化，调整设定的速度和减重量。为推进走的步伐，使患者加快步行速度，增加站立时下肢肌肉的活动，在接近实际抗重力位置的环境中，为提高步行耐力，将减重量逐渐减少。3年半后，患者无需减重就可以使用跑步机。患者从在护工帮助下使用手前臂支撑拐站立开始，逐渐在护工帮助下可以行走。患者开始门诊康复1年多后，在护工保护下可以步行10 m左右，从这一时期开始，可以在家里进行短距离步行。

使用双手前臂支撑拐和双SHB的步行能力及BWSTT设定的变化如图3.5.2所示。

门诊康复开始3年半后的物理治疗评估

以轮椅为主要移动工具，生活可以自理，可以使用公共交通工具上下班、外出，可以参与轮椅竞技、驾驶车辆等广泛的社会活动。坚持每周进行一次门诊康复，目前患者期望提高在家中使用双手前臂支撑拐行走时的稳定性。

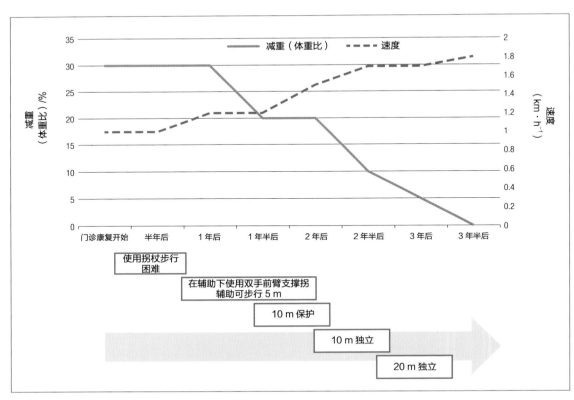

图 3.5.2　步行能力和BWSTT设定的变化

- 生命体征：正常。
- 疼痛：无。
- 周径（右/左）：大腿周径（膝盖上缘 35.0 cm/35.0 cm、膝盖上缘 5 cm 处 35.0 cm/33.0 cm、膝盖上缘 10 cm 处 39.0 cm/35.0 cm），小腿周径（最大 25.5 cm/25.0 cm、最小 21.0 cm/21.0 cm）。
- 深部腱反射：双下肢均膝反射亢进，跟腱反射消失。
- 感觉：麻痹程度无明显变化。患者主观感觉左右差距略有扩大。
- 肌肉力量

  MMT（右/左）：上肢 5，躯干 5，髋关节屈曲（5/5）、伸展（1/1）、外展（2–/2–）、内旋（2/2），膝关节屈曲（2/2）、伸展（5/4），踝关节背伸（1/0）、跖屈（1/1），足趾（0/0）。

  握力（右/左）55.0 kg/50.0 kg。
- ASIA 脊髓损伤神经学检查：运动分数（72/100 分），知觉评分（94/112 分）。
- ROM（右/左）：踝关节背弯限制（10°/10°），SLR 90° 可能。
- MAS（右/左）：髋关节屈肌群（1/0），内旋肌群（1/0）。
- Frankel 分级：C 级。
- 保持基本动作/姿势

  翻身–自立，起立–自立，保持坐位–端坐、长坐位均自立，起立–修正后自立，站立位保持–修正后自立，移乘–从床上到轮椅、从地上到轮椅均修正后自立。

  ABMS：28/30 分。

- 平衡：长坐位、端坐位的动态平衡改善，俯卧撑可以保持 60 秒，站立位使用双 SHB 可以在平行棒内保持 3 分钟以上。使用双手臂式肘拐杖可保持 1 分钟。
- 步行能力

  使用双 SHB，在平行杠内往返 5 次中 2 步动作自理，使用手推车式助行器可步行 30 m 左右，使用双手前臂支撑拐可步行 20 m 左右（此后需进行保护）。

  5 m 步行：13 步/18.3 秒（步行速度 0.27 米/秒）。
- BI：85/100 分（移动项目有改善，住宅内可使用双手前臂支撑拐自理）
- FIM：115/126 分（无变化项目）。

目前物理治疗计划

室内可以使用双手前臂支撑拐杖短距离独立行走，但步行时的不稳定性仍然存在。目前，把提高步行稳定性和增加步行距离作为目标，继续进行门诊物理治疗。

目前的物理治疗计划如下。

- 提高步行动作能力（特别是左下肢支持的稳定性，左右支持位置的稳定性）。
- 提高耐力。
- 提高剩余肌肉力量（特别是臀肌群，以腘绳肌为中心）。
- ROM，柔软性的维持和提高。

  针对性的计划如下。
- 计划

  ①躯干、下肢伸展运动。

  ②躯干肌肉训练（背卧位以球运动为中心）。

  ③下肢肌肉训练（徒手+阻力）。

  ④机械训练。

⑤减重装置的情况下跑步机步行训练；速度为 1.8 km/h，每次 3 分钟，每天 7 次。

※ 在家主要使用双手前臂支撑拐的步行。定期评估行走能力。另外，需考虑门诊康复与每周进行 5 天的轮椅竞技训练内容之间的平衡，制订康复计划。

今后的发展

- 患者在受伤后的 4 年多时间里，恢复了工作、参与轮椅比赛等活动。患者对残疾的接受度、性格和身体功能情况、社会背景均对该情况有影响。

- 虽然每周只进行一次门诊康复，但患者在家中使用双手前臂支撑拐行走已达到了自理水平。虽然对不完全性损伤患者使用 BWSTT 步行训练有效的报道很多，但是研究对象的损伤水平和疾病分期等不同，其效果的证据并不成立。但在这个病例中，我们看到低频、长期实施 BWSTT 后，患者对双手前臂支撑拐的借助逐渐减少。虽然对这个病例来说，以 BWSTT 为中心的步行训练、单次训练的速度、减重量的设定等能够有多大的用处不得而知，但对维持本人步行模式等产生了不小的积极影响。

- 另外，通过使用手臂式肘拐步行在家里虽达到了自理等级，但由于安全问题、下肢矫形器穿戴麻烦、移动效率低等，轮椅成为主要移动工具，步行频率每天只有几次。随着步行能力的提高，患者的期望也发生了变化。通过进一步提高步行的稳定性，步行的频率可能会增加，但为了掌握患者期望达到哪种程度的稳定性，步行最终能否成为患者实用的移动方式，还需重新仔细设定现实的目标和达成时间。即使有所进步，康复期间恢复依然很缓慢，今后也很难提高步行能力。如果说在有限的康复机会中很难获得目标步行能力，对此，作为医生的判断资料，物理治疗师有必要客观地记录物理治疗的评估和注释。随着长时间的物理治疗介入，通常 1 周 1 次的门诊康复步行训练对维持身体功能和活动能力是必要的，步行训练的机会和习惯本身可能就是影响病例的活动或参与社会的一个环境因素。因此，先尊重患者本人的意愿制订计划，再进行康复训练的指导。